21世紀のオーソドンティックス

プロフィト・セミナー／シンポジウム

特別講演集

編著

高田　健治
（大阪大学大学院教授）

William R. Proffit
（ノースカロライナ大学Kenan教授）

クインテッセンス出版株式会社 2003

Tokyo, Berlin, Chicago, London, Paris, Barcelona, São Paulo, New Delhi, Moscow, Prague, Warsaw, and Istanbul

■執筆者一覧 (アルファベット順・五十音順)

James L. Ackerman
(ブリンモア，ペンシルバニア)

Hyoung Seon Baik
(ヨンセイ大学)

Robert J. Isaacson
(The Angle Orthodontist)

Sven Kreiborg
(コペンハーゲン大学)

Anne Marie Kuijpers - Jagtman
(ニーメゲン大学)

William R. Proffit
(ノースカロライナ大学)

E. Dianne Rekow
(ニューヨーク大学)

W. Eugene Roberts
(インディアナ大学)

Chris D. Stephens
(ブリストル大学)

川本　達雄
(大阪歯科大学)

小守　壽文
(大阪大学大学院)

柴田　直
(東京大学大学院)

相馬　邦道
(東京医科歯科大学大学院)

高田　健治
(大阪大学大学院)

保田　好隆
(大阪大学大学院)

山城　隆
(岡山大学大学院)

山本　照子
(岡山大学大学院)

序

　2001年11月18日から21日にかけて大阪国際会議場で21世紀の歯科矯正学を理解するうえで重要な二つの学術集会が開催された。ひとつはノースカロライナ大学のW.R.プロフィト教授による1日セミナーであり、もうひとつはシンポジウムOrthodontics 2001-Where are we now? Where are we going?である。前者は私ども大阪大学大学院歯学研究科顎顔面口腔矯正学教室の関係者で構成される研修組織である「山ぼうし会」の主催、クインテッセンス出版株式会社の後援で運営され、後者は教室同友会の主催によるものであった。本書はその二つのイベントの講演内容を日本語に翻訳しまとめたものである。

　二つのイベントを計画し、実施するにあたって、学術委員であるプロフィト教授と私は以下に記すような基本理念を共有した。すなわち(1)いわゆる顔見世的あるいは「しがらみ」による人選をしない、(2)将来の歯科矯正学を担うと考えられる若い人たちが現代歯科矯正学の「本物のインテリジェンス」に直接触れる機会をつくることで、彼らのもつ潜在的な可能性を大きく触発したい、(3)臨床における科学的態度の重要性を理解する場としたい、などである。詳しくはシンポジウムのプロシーディングOrthodontics in the 21st Century (eds. W.R. Proffit and K. Takada; Osaka University Press)をお読みいただければ幸いである。

　21世紀の歯科矯正学は大きな転換点に立っている。ひとつは古典的なアングルパラダイムからの決別と軟組織パラダイムの受容であり、「美をどのようにして科学するのか」という問題は臨床研究の重要な課題となっている。もうひとつは歯・顎顔面の形態形成の遺伝子レベルでの解明である。20世紀には歯科医師が独占的に担うと理解されてきた歯科矯正医療は今世紀には他の専門領域からのチャレンジを間違いなく受けるであろう。最後に歯科医療の場における「意思決定の最適化」を実現する上で医療を数学モデルとしてとらえることの重要性が理解されるようになるであろう。「数理歯科学」あるいは「数理歯科矯正学」といった学問分野が成立する可能性がある。

　以上のことは臨床医にとって今日ではもはや無縁のことではなくなりつつある。医学において既に見られるように、遺伝学など従来基礎領域で取り扱われるものと思われていた知識が今では臨床において必須の常識になりつつあるのである。矯正歯科医のおかれる立場とて例外では在り得ない。そういった意味で本書の出版はまことにタイムリーであり、臨床の最前線に立つ矯正歯科医が、「これまで自分たちにとって縁遠いと思っていた話題を理解することなしに明日の臨床は在り得ない」ということを認識する契機となることを切望するものである。私どもの企画に賛同いただき、またセミナーとシンポジウムの内容を1冊の本として出版する機会を与えていただいたクインテッセンス出版株式会社　佐々木一高社長ならびに編集作業に尽力いただいた小野克弘さんに深く感謝いたします。

2003年4月　ワシントンD.C.にて
高田健治

CNET

第Ⅰ部　W. R. プロフィット教授　現代矯正学1日セミナー
　　　　歯科矯正治療をめぐる最新の話題—問題点の整理と理解—
　　　　　　　　　　　　　　　　　　　　　　　　　　　　　William R. Proffit

1. 軟組織パラダイム ……………………………………………………………2
2. Ⅰ級叢生症例—「抜歯」か「拡大」か ……………………………………18
3. Ⅱ級症例における第Ⅰ期治療と第Ⅱ期治療 ………………………………31
4. Ⅲ級症例に対する治療方針 …………………………………………………45

第Ⅱ部　シンポジウム "Orthodontics 2001"

　○開会の挨拶（Orthodontics 2001）／和田清聰 ……………………………67

セッション1．歯科矯正学におけるパラダイムの変化

　○シンポジウム紹介 ……………………………………………………………68
　　　　　　　　　　　　　　　　　　　　　　　　　　　　　William R. Proffit
　○矯正歯科における臨床ツールとしてのデジタルビデオ：
　　診断と治療計画立案における笑顔の動態解析と設計 ……………………69
　　　　　　　　　　　　　　　　　　　James L. Ackerman, Marc B. Ackerman
　○科学的根拠に基づいた矯正歯科治療：チャレンジ ………………………76
　　　　　　　　　　　　　　　　　　　　　　　　　Anne Marie Kuijpers-Jagtman
　○ティッシュ・エンジニアリングの進歩と歯科矯正学への応用 …………81
　　　　　　　　　　　　　　　E. Dianne Rekow, Joshua Simon, John L. Ricci

セッション2．最新の診断と治療計画

　○矯正歯科治療におけるデジタルテクノロジーの変化 ……………………89
　　　　　　　　　　　　　　　　　　　　　　　　　　　　　　　　　保田好隆
　○3次元セファロ分析 …………………………………………………………94
　　　　　　　　　　　　　　　　　　　　　　　　　　　　　　Sven Kreiborg
　○右脳のように働くVLSIプロセッサ：
　　専門家の知識を生かした知的画像処理へのアプローチ …………………101
　　　　　　　　　　　　　　　　　　　　　　　　　　　　　　　　柴田　直
　○Ⅰ級不正咬合の早期治療について …………………………………………111
　　　　　　　　　　　　　　　　　　　　　　　　　　　　Chris D. Stephens
　○ジャークコストによる不正咬合の程度とその治療結果の予測 …………117
　　　　　　　　　　　　　　　　　　　　　　　高田健治，福田哲也，高木雅人

セッション3. 能率的な治療手法
- 効率的な治療法 ·· 128
　　　　　　　　　　　　　　　　　　　　　　　　　　　　　川本達雄
- eモデル―デジタル化された最新の矯正診断用資料 ·························· 135
　　　　　　　　　　　　　　　　　　　　　　　　　　　　　Robert J. Isaacson
- 手際のいい治療への取り組み―矯正用Ti-Ni合金ワイヤーの展望― ·········· 142
　　　　　　　　　　　　　　　　　　　　　　　　　　　　　相馬邦道

セッション4. 歯科矯正臨床に影響する基礎科学の発展
- 歯科矯正学に関する分子生物学の最近の見解 ································ 149
　　　　　　　　　　　　　　　　　　　　　　　　　　　　　山本照子
- 骨の生理学と歯科矯正へのインプラントの応用 ······························ 156
　　　　　　　　　　　　　　　　　　　　　　　　　　　　　W. Eugene Roberts
- 骨格形成に必須の転写因子Cbfa1/Runx2 ·· 162
　　　　　　　　　　　　　　　　　　　　　　　　　　　　　小守壽文
- 痛みと歯科矯正学 ·· 169
　　　　　　　　　　　　　　　　　　　　　　　　　　　　　山城 隆, 山本照子

セッション5. 成長の一時変異と骨格性の問題
- R. Isaacson教授によるセッション5の紹介 ·· 176
　　　　　　　　　　　　　　　　　　　　　　　　　　　　　Robert J. Isaacson
- 歯科矯正治療を行う適切な時期を決定するうえで情報技術の果たす役割 ······ 180
　　　　　　　　　　　　　　　　　　　　　　　　　　　　　Chris D. Stephens
- 骨格性Ⅲ級不正咬合における顎整形治療の限界と外科的矯正治療 ·········· 186
　　　　　　　　　　　　　　　　　　　　　　　　　　　　　Hyoung Seon Baik
- 顎顔面の仮骨延長術と従来の外科手術との比較―最新の展望― ············ 199
　　　　　　　　　　　　　　　　　　　　　　　　　　　　　William R. Proffit

スタッフ一覧 ·· 213

第 I 部 W.R. プロフィット教授 現代矯正学 1 日セミナー
歯科矯正治療をめぐる最新の話題 問題点の整理と理解

講演：William R. Proffit
訳：日高 修／高田健治

1．軟組織パラダイム
2．I 級叢生症例―「抜歯」か「拡大」か
3．II 級症例における第 I 期治療と第 II 期治療
4．III 級症例に対する治療方針

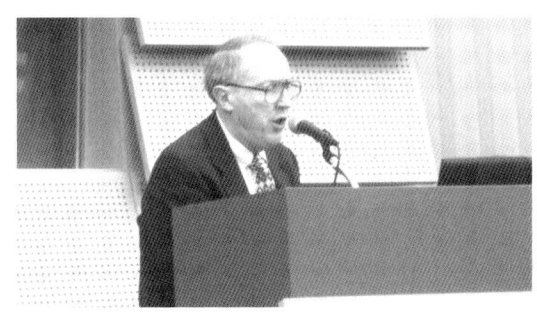

　2001年11月18日（日），大阪国際会議場において，大阪大学大学院顎顔面口腔矯正学教室生涯研修会「山ぼうし会」が主催し，「クインテッセンス出版株式会社」の後援により，North Carolina大学Kenan教授W.R. Proffit先生をお招きして「歯科矯正治療をめぐる最新の話題 ―問題点の整理と理解―」をテーマとする1日セミナーが開催された．
　21世紀を迎え，科学的根拠に基づく診断と治療方針を立て，正しいメカニカルあるいはバイオロジカルな効果を考慮した治療を行わなければならない．矯正歯科医のみが納得するのでなく，患者さんに対してきちんと正確に説明できなければならないという「説明責任」（アカウンタビリティ）が問われる時代である．近年，歯科矯正臨床は飛躍的な進歩を遂げてきた．多くの研究がなされ，科学的根拠に基づいた治療テクニックが採用されるようになった．しかし，多くの未解決の問題が残されていることも事実である．これらはまだ，経験則・推測の域に留まっており，見解の分かれる場合もある．今回，現代歯科矯正学の知的リーダーであるProffit先生をお招きし，臨床の現場で最も関心を集める話題について，アメリカにおける最新の研究と臨床の成果を中心に，講演をいただく機会に恵まれた．セミナーでは，歯科矯正学が現在どの程度のレベルに達しているのか，どの方向を向いているのかを全体的に俯瞰していただくと同時に，最新の矯正歯科医療の世界でわれわれが心得ておかねばならないこと，また近未来あるいは遠い将来において必須の知識，素養，そして科学的に物事を理解するためのノウハウについて講演いただいた．
　セミナーは「山ぼうし会」代表幹事 川村幸正 セミナー実行委員長ならびに高田教授の挨拶に引き続いてスタートし，午前・午後を通して長時間にわたったが，いずれのセッションにおいても活発な質疑応答が行われた．150名を超える参加者が集った21世紀の初頭を飾るにふさわしい本格的な矯正セミナーの熱気に包まれた1日は，和田清聰教室同友会会長の挨拶で幕を閉じた．

1. 軟組織パラダイム

「パラダイム・シフト」

　第一のテーマは「軟組織パラダイム」です．ここでパラダイムという言葉を定義しておきます．パラダイムとは，共有している信条あるいは思想という意味であり，科学あるいは臨床の分野における概念的な基礎を反映するものです．

　まず20世紀を振り返ってみますと，歯科矯正学では「Angleのパラダイム」が主流でした．「Angleのパラダイム」とは，Angleが述べた信条あるいは思想ということです．それが20世紀の主流でした．しかし，今日ではそれが急速に変化し，今までとは異なったパラダイムが主張されるようになりました．それが軟組織の問題です．そのことについて今日はお話したいと思います．軟組織のもつ意味，意義というものが，矯正歯科においていかに重要であるかということです．矯正治療の目的とその限界は，顔面および口腔周辺の軟組織によって決まるものであって，歯や骨によって決まるものではない，というのが「軟組織パラダイム」の重要なところです．

　このパラダイムは，「Angleのパラダイム」とはかなり異なります．このパラダイムの提唱にあたり，私の友人や同僚の先生方，たとえばDavid Sarver先生，J. Ackerman先生の貢献を忘れてはなりません．Ackerman先生は明日からのシンポジウムにいらっしゃることになっておりますので，期待しております．この２人と私をいれた３人がこの「軟組織パラダイム」をつくりあげてきたと言っていいかもしれません．私たちがこの軟組織の重要性について指摘してきました．

　「軟組織パラダイム」の重要性をもう少し考えてみましょう．歯科矯正治療の目標は，歯並びと容貌の美的改善を行うことであり，さらに，最適な咬合をつくりあげることです．そして，歯科矯正治療後の結果を維持することです．この３つが重要です．ところが，すべてのものが完璧であるということは実際にはあり得ません．例えば患者さんにベストの咬合を与えることができない．また，美的にも最良のものを与えることができない．そうすると，どちらを優先するべきかということになります．これに対する答えは，世代によって異なっています．近代歯科矯正学の始まった100年前頃を考えてみます．その当時は，治療目標は歯並びと容貌の美的改善であるとされていました．19世紀当時，アメリカにはNorman Kingsleyという彫刻家で，芸術家としても知られる有名な矯正歯科医がいました．彼は，美しさが何よりも重要だと考えたわけです．つまり，歯科矯正治療を行う最大の理由は美的改善にあると主張したのです．

　20世紀の初頭，Edward Angleが，ヒトの歯はどのように咬合するべきかという規則を決めました．咬合の重要性を提唱し，完璧な咬合を与えれば，当然の結果として歯並びと容貌の美しさは完璧になり，そして，咬合が完璧であれば，当然の結果として治療結果は安定すると主張しました．ところが，20世紀中頃になると他の意見が出てきました．Angleが主張したように上下歯列を拡大したところ，後戻りが生じたということで，20世紀の中頃には治療結果の安定性ということが極めて重要なテーマとなりました．治療結果の安定性を獲得するためには抜歯をしても仕方な

いといわれました.

21世紀になると，歯科界全体が美容という面をたいへん強調するようになりました．すなわち歯科治療の目的というのはとりもなおさず容貌の美的改善だというのです．ですから，21世紀初頭の矯正歯科においても，やはり歯と顔の美容という点に注意を払わなければなりません．

では，なぜ美容がそんなに重要なのでしょうか．そもそも歯科矯正治療の目的は何でしょうか．日本でもそうかもしれませんが，少なくともアメリカにおいては，矯正治療の最大の目的は，患者さんの社会的不利益を取り除くことです．例えば，前歯の前突や叢生があるために外観が悪いということであれば，それだけで不利益を被ることもあります．そういう状態では，社会的に成功するチャンスが失われることもあります．親はその点を認識しています．ですから，子供を矯正歯科医のところへ連れていきます．その目的は，歯をただきれいに並べて欲しいというだけではありません．将来，外見に起因する社会的不利益を受けることなく，社会において成功する可能性が高くなることを望んでいるのです．前歯が出ているとか，歯並びが悪いとか，そういうことで社会的に不利益を受けないようにと思って連れてくるわけです．

歯科矯正治療の別の目的として，機能の改善があります．顎口腔機能を改善することはたいへん重要なことです．また，患者さんの健康状態の改善ということがありますが，この健康増進についてははっきりと把握できません．生活の質の改善も目的のひとつと言ってよいかもしれません．医科においても歯科においても，ただ単に病気だけを治療する，つまり，単にケアをしてネガティブな要素を取り除くということだけでは足りません．現在の治療に対する考え方は，生活の質（クォリティ・オブ・ライフ）を根本的に改善することであり，矯正歯科も例外ではありません．

歯科矯正治療によって美的要求が満たされなければなりません．結果が美的に満足できなければ，歯科矯正治療そのものは失敗に終わったと言ってよいのかもしれません．テーブルの上に模型を単に置いてみただけでは何もわかりません．ただ歯だけが咬み合っているだけでは不十分なのです．外見からどう見えるか．患者さんが美容という面をどのようにとらえるかという点まで考慮した上で満足すべき結果が出なければ，治療が成功したとは言えないのです．

「2つのパラダイム」

では，「Angleのパラダイム」と「軟組織パラダイム」を比較してみます．これらは，治療目標を違った観点から見ています．まず「Angleのパラダイム」では，治療の第一の目的は理想的な咬合を確立することです．歯を排列し緊密な咬頭嵌合をつくれば，歯科矯正治療の主たる目標を達成したことになります．一方，「軟組織パラダイム」では，理想的な軟組織のプロポーションを確立し，さらに軟組織がその状態に適応することが主たる目的です．では，歯科矯正治療の第二の目的とは何でしょう．それは「Angleのパラダイム」では上下顎関係の改善という点にあります．骨格と歯の正しい関係を確立することです．一方，「軟組織パラダイム」の場合は，機能的な咬合を確立することです．

硬組織と軟組織の関係を2つのパラダイム間で比較してみます．「Angleのパラダイム」では，理想的な骨格および歯の関係をきちんとつくっておけば，理想的な軟組織の関係が自然に確立されます．一方，「軟組織パラダイム」ではそれを逆にとらえており，理想的な軟組織の関係をつくることによって初めて

理想的な骨格ならびに歯の関係が確立されるとみています．

診断上はこれらの2つのパラダイムではどのような点が強調されるでしょうか．「Angleのパラダイム」では，口腔模型とセファロ写真が最も重視されます．一方，「軟組織パラダイム」では，臨床診査が最も重要とみなされます．軟組織について臨床的に細かく診査することが重要です．模型やセファロ写真が不要と言っているのではなく，臨床的な診査のほうが重要だと主張しているのです．

「機能」と「安定性」

歯科矯正治療の目標と限界は軟組織によって決まること，そして美容がいかに重要であるかを述べてきました．しかし，美容という点のみを重視しているわけではありません．「軟組織パラダイム」は機能と安定性についても考慮しています．単に見かけの美しさだけではなく，機能も重要です．

機能的な側面を解析します．口，顎，そして歯にはどういう機能が期待されているのでしょうか．第一の機能は呼吸，第二の機能は咀嚼，第三の機能はコミュニケーションです．コミュニケーションには言語によるものと言語によらないものとの2種類があります．言語によらないコミュニケーションというのは，言葉を使わず身振りなどで行うコミュニケーションです．

呼吸から説明しますと，まず，頭，顎および舌の位置はすべて呼吸と関連して決まっています．呼吸によって舌や頭の位置が決まるので，顎位や咬合も呼吸によって決まると言えるかもしれません．かつて気づいたのですが，ある矯正歯科医は，呼吸がうまくできないような不適切な位置へ舌を位置づけるように歯を排列していました．そういう場合，予後が安定することはありません．つまり，そ れでは患者さんは我慢できないのです．呼吸機能が正常に維持されるような位置に顎や舌を位置づけなければなりません．

次に，咀嚼機能です．咀嚼というのは，適正な咬合とはとくに関係ないと言えるかもしれません．咬合が良好であれば，咀嚼効率も良好であると考えがちですが，そうとも言いきれません．咬合状態と咀嚼効率との相関性を確認することは困難です．咀嚼時に上下の歯が完全に接触することはほとんどありませんから，咬合は咀嚼にはあまり関与していないと言えるかもしれません．患者さんは，治療後のほうが噛みやすくなったとか，よく食べられるようになったとかしばしば言います．しかし，それを数値で計測することはとても難しく，現時点では評価できません．将来的には，咀嚼効率を数量評価して，治療効果を証明できなければなりません．

咬合と顎関節機能との関係についてはどうでしょうか．咀嚼時には上下の歯はほとんど接触しません．咬合することはないのです．数年前に図書館で顎関節症（TMD）についての本を読み，たいへん感銘を受けました．その本の序文に，「患者さんが"歯については気にしないでおきなさい"というごく簡単な助言を受け入れるならば，もうこの本は読む必要ありません」と書いてありました．つまり，クレンチングや歯ぎしりを行うことによってTMDは起こり得ると説明しているわけです．歯科矯正治療では，クレンチングや歯ぎしり（ブラキシズム）を行っても，なるべく損傷が少なくなるように歯を排列しなければなりません．現時点ではAngleのベストオクルージョンが回答かどうかはわかりません．そうであろうとは思いますが，証拠はありません．

次に発音機能です．発音は上下顎関係や咬合による影響をあまり受けません．不正咬合が重度であっても，ほとんどの場合，普通に

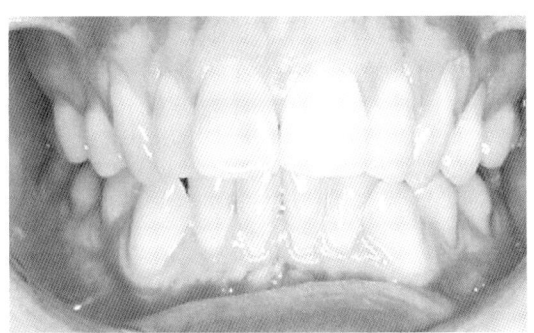

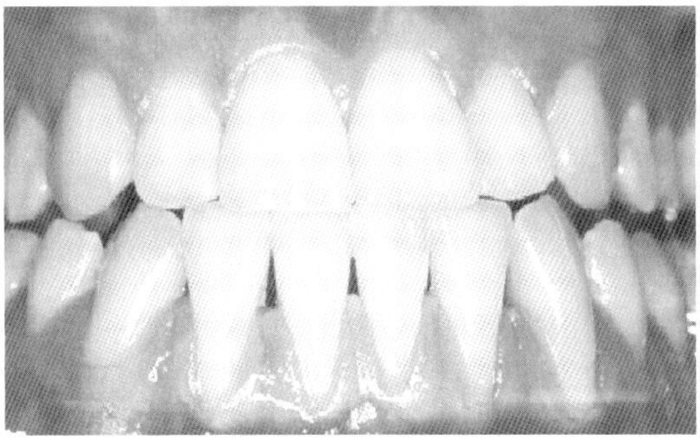

図1 軟組織パラダイム：安定性．アメリカでの訴訟では，顎関節に対するよりも歯周組織への配慮が不十分であることに原因があることが多い．Ⅲ級不正咬合の治療後，前歯は唇側へ移動し付着歯肉が変化．

話すことができます．また，矯正治療（あるいは外科矯正）による大きな環境変化に対しても，発音機能は簡単に適応していきます．

言語によらないコミュニケーションについてはどうでしょうか．これは言葉によるコミュニケーションよりも重要である場合があります．どのような言葉を使ったかということより，どのような言い方であったかが重要になります．つまり，顔つきがコミュニケーションに重要であり，それによって人はいろいろな印象を受けます．

安定性についてはどうでしょうか．安定性について考える場合，平衡状態に対する考慮と歯周組織に対する考慮が必要です．それぞれのトピックでひとつの講演ができるぐらい重要です．

平衡状態について知っていることを簡単に振り返ってみます．軟組織が骨形態に及ぼす影響についてですが，顎骨の形態，とくに下顎角，筋突起のような筋付着部分の骨形態は筋の付着によって決まります．また，口唇や頬が与える圧力，とくに安静時に舌から与えられる圧力によって，歯の位置の安定性が決まります．舌位については，嚥下時が問題となるのではなく，睡眠時や安静時の舌位が咬合の安定性に大きく影響します．舌，顎骨および頭部の位置によって，軟組織からの圧力は変化しますから，神経筋機構の適応が歯の安定性に対して中心的役割を担うといえます．矯正治療後の安定性は，安静時の軟組織に影響されます．

歯周組織についても興味深い側面が明らかとなってきました．歯の位置の安定化は歯根膜によって活発に図られています．言い換えると，歯根膜の代謝活性で発生する力が，歯の位置を維持するのに重要な役割を担っていることがわかってきました．歯根膜の健康な状態が安定性に影響を及ぼすということはわかりやすいと思います．歯周疾患が発症して歯の支持組織が失われていくと，歯は動揺してきます．歯に加わる力の方向が変化したから動揺するのではなく，積極的に安定化を図っていた要素が消失することで動揺するのです．また，唇側あるいは頬側に歯を動かすと付着歯肉にストレスが加わりますが，それが歯科矯正治療による歯の移動の限界です．

図1に示す患者さんは，Ⅲ級不正咬合の治療を5年前に受けました．治療後，前歯は唇側へ移動して付着歯肉が変化しています．このような症例を先生方もご覧になったことがあると思いますが，歯を望ましい位置に移動できない原因がここにあります．オーバージェットは大きいのですが，この患者さんの場合に下顎切歯を前進させたいでしょうか？これらの切歯を唇側へ移動すれば治療後にどうなるかを考えなければなりません．歯列を

側方拡大する場合でも，軟組織あるいは歯周組織の限界について考慮しなければなりません．私はアメリカでの訴訟例をよく知っていますが，矯正歯科医が敗訴することは多くありません．アメリカでの訴訟を見てみますと，顎関節に関連して訴えられることも稀にありますが，歯周組織への配慮が足らないことが原因であることがたいへん多いのです．

「美容」の面からみた評価

「軟組織パラダイム」では，顔の軟組織をダイナミックに考慮すべきです．動いていない安静の状態，静止した状態だけを考えてはいけません．とくに患者さんが笑っているときの状態を動的に評価する必要があります．

美容について3つの点から考えてみます．

1番目として，軟組織および顔貌の加齢による変化についてですが，顔面部の軟組織の成長は，硬組織の成長と完全には一致しません．

口唇は，思春期までは骨格の成長を追いかけていきますが，思春期の成長スパート時に最も膨らんだ状態となり，その後は徐々に目立たなくなります．口唇の成長を顎顔面骨格の成長と対比してみます．アメリカの女性についてみた口唇の平均的な経年変化を示します（図2）．11歳9か月から成長スパートの間にどれだけの成長が起きたのかを見てください．歯の見える量が16歳まで減少していることに着目してください．口唇の離開量は子供のときに最大で，思春期には減少していきます．口唇の豊かな状態は，思春期の成長スパートでピークとなり，その後は徐々に減少していきます．

同じ女性で14歳8か月の写真です（図3）．成長スパートがあります．それから16歳11か月，口唇の豊かな状態は減少しています．18歳6か月，19歳7か月になり，さらに減少していきます．美容面で問題となる場合がありますので，歯科矯正治療終了時の口唇の状態は，その後，経年的に変化していくことを忘れてはなりません．

次は，鼻の成長についてです．鼻骨の成長は10歳ぐらいで完了しますが，軟組織や軟骨は思春期に成長します．とくに男子の場合，鼻翼は思春期に大きく成長します（図4）．

2番目として，軟組織は加齢に伴って硬組織よりも大きく変化します．

口唇について成熟および加齢による変化を見てみます．口唇は加齢によって垂れ下がり，上顎切歯の見える量は減少し，下顎切歯の見える量は増加します．また，口唇はだんだん薄くなります．歯の見え方と口唇の形を比べてください（図5）．上顎切歯の露出量は，15歳から24歳にかけて減少しています．この変化はスマイルに関する興味深い側面です．スマイル時に歯肉が少し見えるのは，若さの特徴といえます．

鼻も加齢に伴い大きくなっていきます．これは男子で顕著です．軟骨，軟組織は成長を続けます．

このような軟組織の変化は，矯正歯科医にとって，どのような意味をもつのでしょうか．10代の初めに口唇が豊かに膨らんでいても，将来，口唇部が陥凹した顔貌となる可能性があるのです．歯は変化しなくても，口唇が薄くなり，鼻が大きくなるために，顔貌は変化します．この点に注意が必要です．

500名の女性を対象とした横断的データから，興味深いことに気づきました．人中の高さと口角の位置について調べました．人中の高さは口角の高さよりも大きく増加し，その結果，口唇は加齢とともにフラットになります．30歳以上では安静時に切歯の見える量が減少して老けて見えます．このような情報をもとに，スマイルを評価します．スマイル時

1．軟組織パラダイム

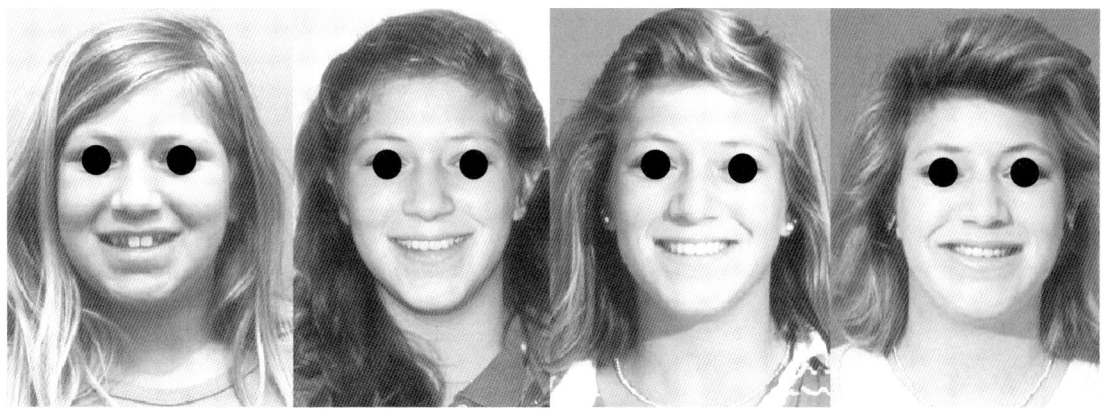

a：11歳9か月． *b*：14歳8か月． *c*：16歳11か月． *d*：18歳6か月．
図2　口唇の平均的な経年変化．口唇の離開量は子供のとき最大で，思春期には減少．口唇の豊かな状態は，思春期の成長スパートでピークとなり，その後は徐々に減少．

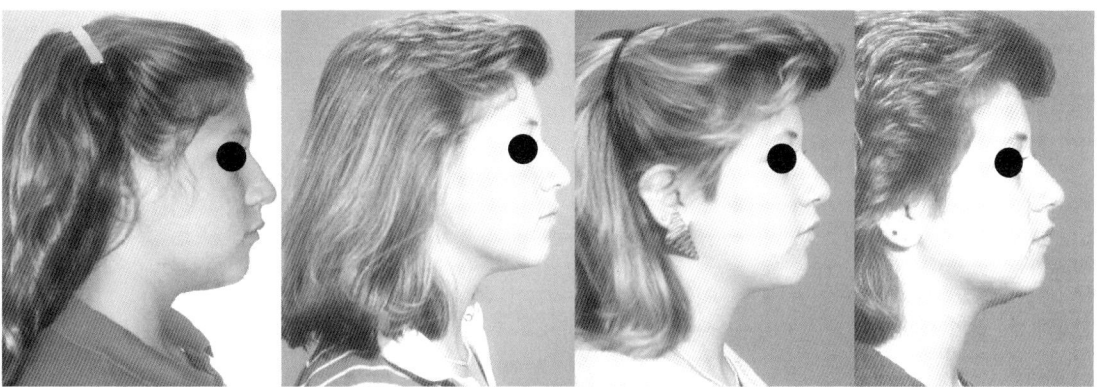

a：14歳8か月． *b*：16歳11か月． *c*：18歳6か月． *d*：19歳7か月．
図3　口唇の変化．口唇の豊かな状態は20歳までに減少．歯科矯正治療終了後，口唇の状態が，経年的に変化．

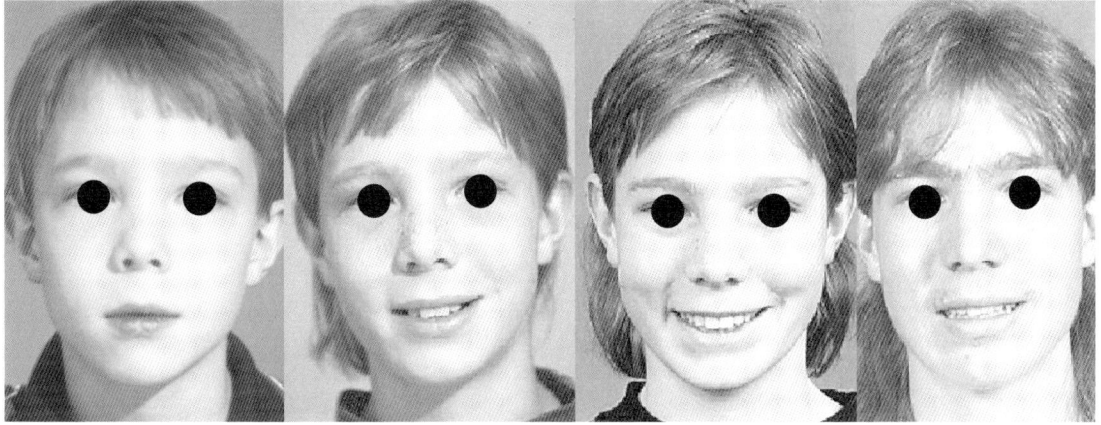

a：7歳0か月． *b*：10歳8か月． *c*：14歳8か月． *d*：17歳8か月．
図4　鼻の成長．鼻骨の成長は10歳で完了．軟組織や軟骨は思春期に成長．とくに男子の場合，鼻翼は思春期に大きく成長．

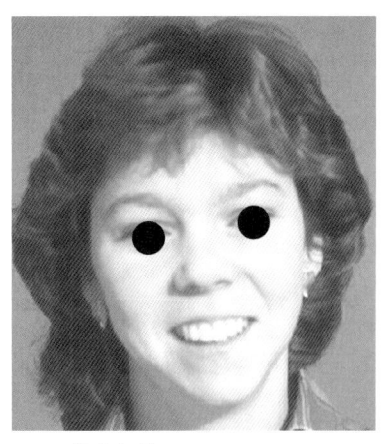 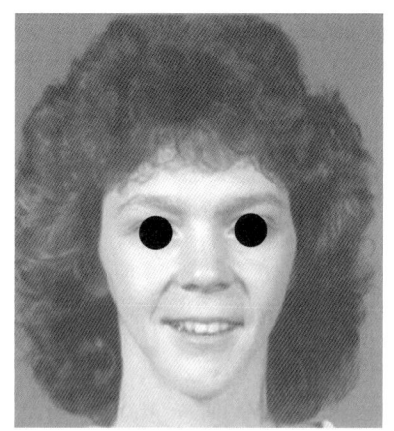

a：15歳4か月．　　　　　　　　　　　　*b*：24歳6か月．

図5　口唇の加齢変化．加齢により口唇は下がり，上顎切歯の露出量は減少，下顎切歯の露出量は増加．スマイル時に歯肉が少し見えるのは，若さの特徴．

の軟組織の動的状態を見ることが不可欠です．歯科矯正治療でスタンダードとなってきているのは，デジタルカメラを利用して，笑顔のアニメーション・クリップを評価することです．静止画を見るのではなく，ビデオクリップに基づいて評価をすることが，将来ますます増えるでしょう．

患者さんのスマイルの評価には3つの主要な側面があります．第一の側面は，歯と歯肉の見える量です．スマイルのとき口角は上がりますが，口角が歯肉辺縁の近くに位置するのがたいへん美しいとされます．

歯科矯正治療を最近終了した人です．口唇が，ほぼ理想的に歯肉辺縁部で止まっており，少しだけ歯肉が見えている状態です(図6)．歯肉が少し見えるのは美容上むしろ好ましく，若々しく見える場合があります．スマイル時に口唇を引き上げた状態で切歯の歯冠部が100％見えないのは，あまり魅力的ではありません．

私の見た患者さんのひとりですが，スマイル時に歯冠部分がもう少し見えるほうが魅力的だと思います(図7)．彼女の場合，咬合状態はたいへんよいのですが，美容の点では完璧とはいえません．歯冠部分が75％以下しか

見えないのは，美容上は好ましくありません．彼女の年齢を考えると歯冠部分が十分に見えないのは，美容の面からは問題といえます．

歯の見える量は加齢的に減ってきます．これは女性で顕著です．切歯が広く見えているほうが若々しく，女性らしく見えます．この女性は，大学生のときにⅢ級開咬の治療を受けました(図8)．上顎を前進させ前下方に回転させて顔貌の美的改善を行いました．上顎切歯の見える量が増え，さらに美しくなりました．美的改善には，スマイル時の歯冠露出量が大きく関与します．

第二の側面はバッカルコリダー(口角部のすき間)のサイズです．笑ったときバッカルコリダーが広いと美しくありません．これは「ネガティブ・スペース」と呼ばれることもあります．歯列の幅とスマイル時の口の幅がほぼ等しいと，バッカルコリダーは適度になります．

バッカルコリダーの幅が不適切な場合，それを改善する方法には2つあります．上顎を側方拡大する方法と上顎を前進させる方法です．この女性は外科矯正で上顎を前進させました(図9)．上歯列の幅は変えていませんが，バッカルコリダーの幅は減少し，スマイルは

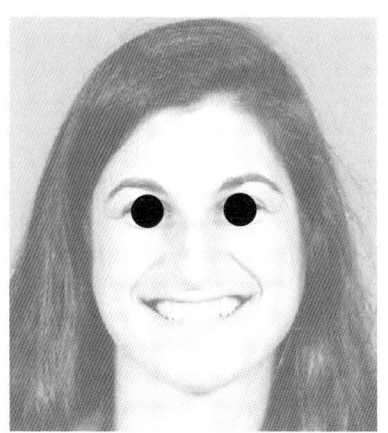
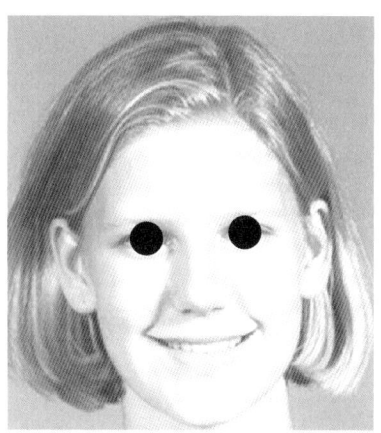

図6　歯と歯肉の見える量．スマイル時，口唇は歯肉辺縁部で止まり，歯肉がわずかに露出．歯肉が少し見えるのは美容上むしろ好ましく，若々しい．

図7　歯と歯肉の見える量．歯冠部分が75％以下しか見えないのは，美容上好ましくない．スマイル時には，歯冠部分がもう少し見えるほうが魅力的．

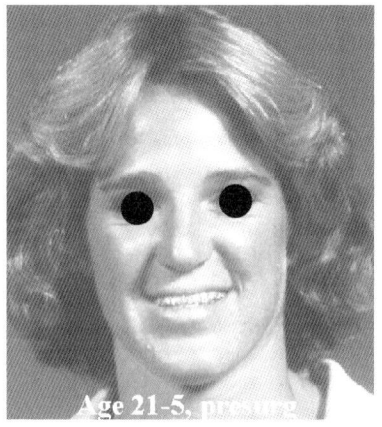
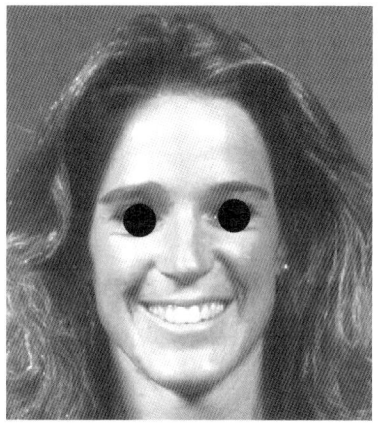

a：21歳5か月．　　　　　　　　　　　　　　*b*：22歳1か月．

図8　歯と歯肉の見える量．歯の見える量は加齢とともに減少（とくに女性で顕著）．切歯が広く見えるほうが若々しく女性らしい．この女性では，上顎を前下方に回転させた結果，スマイル時の歯冠露出量は増大し，顔貌は美的に改善された．

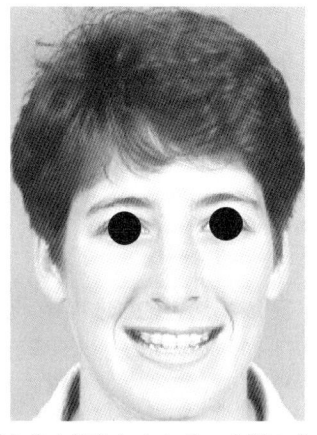
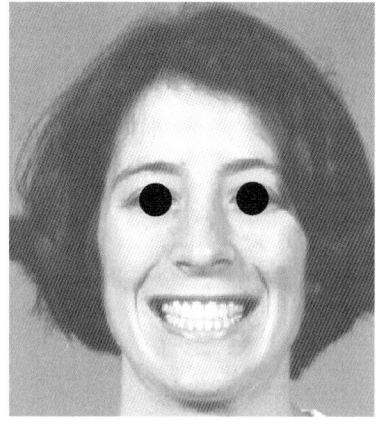

図9　外科矯正で上顎を前方移動した女性．上顎の前方移動により，バッカルコリダーの幅は減少し，スマイルはより美しくなった．

より美しくなりました．また，頬骨弓と歯列の幅とのバランスも重要です．顔の幅が広ければ，歯列の幅は広くてもバランスがとれます．

アメリカで懸念されていることは，おそらく日本でもそうかもしれませんが，患者さんを非抜歯で治療するために，歯列を過度に側方拡大することです．それはあまり良策ではないと思います．

歯列の拡大を行った患者さんを見ていただきたいと思います（図10）．治療により美的改善がなされたと言っています．20歳で上顎を外科的に拡大しました．大臼歯部で6 mm，それから犬歯部で3 mm拡大しています．また，オトガイ結合部で骨延長術を行い，下顎正中部を5 mm拡大しました．これはやりすぎた例だと思います．あまりにも歯列を拡大しすぎており，顔貌に悪い影響を及ぼしています．

第三の側面として，スマイルの円弧，スマイルアークがあります．これについては，Ackerman先生が指摘されるまで私はよくわかりませんでした．スマイルアークとは，笑ったときの下唇のカーブと上顎切歯の切縁を連ねた曲線（カントゥア）との関係を意味しています．下唇のカーブは上顎の歯のカントゥアと合致させる必要があります（図11）．矯正治療を行うときに，十分に注意しないとスマイルアークをフラットにしてしまいます．スマイルアークが調和していないと，美しくありません（図12）．下唇のカントゥアを見て歯がどのようなアークになるべきかを決定します．

歯科矯正治療でスマイルアークをフラットにしてしまう理由のひとつに，ブラケット装着によるものがあります．ほとんどの場合，ブラケットは上顎切歯の切端のところから測定するように教わります．しかし，このスマイルアークを考慮すると，下唇のカントゥアをガイドにしてブラケットのポジショニングをすべきであることがわかります．咬合干渉を防ぐために下顎切歯のブラケットを歯頸側寄りに位置づけると，下顎切歯が挺出してスマイルアークをフラットにしてしまうリスクが生じます．スマイルアークがフラットになる別の理由として，犬歯誘導の獲得のために，アーチワイヤーで犬歯を挺出させる場合が考えられます．スマイルアークをフラットにするとスマイル時に歯肉の見える量が減少することがあります．

フラットなスマイルアークは個体の固有成長パターンにも関係しています．ショートフェイスの人で起こりがちです．スマイルアークのフラット化はAckerman先生がフォローアップしている未治療群では5％で観察されました．一方，歯科矯正治療群では3分の1の患者にスマイルアークのフラット化が見られるということです．

今度は，軟組織のプロポーションについて評価します．正面，側面，そして45度の斜位の写真を見ます．正面観では左右対称性をまずチェックします．顔の正中に線を入れますと簡単に見ることができます（図13）．Ⅲ級の場合少なくともアメリカの患者さんの40％に下顎の非対称が見られます．それから，オトガイへの影響が90％の人たちに認められます．少なくともオトガイが左右対称でない場合は，80％以上の確率で左へ偏位しています．

次に，顔の高さと幅の評価についてです．適切な顔の高さというのは，その幅によって決定されます．幅が広ければ，長くていいわけです．臨床的には頬骨の幅とナジオン-メントンの長さの比を見ます．その比は，男性で88％，女性で86％です．しかし，実際にこれを測定する必要はありません．単に見て，そして考えればいいのです．高さは幅と関連

1. 軟組織パラダイム

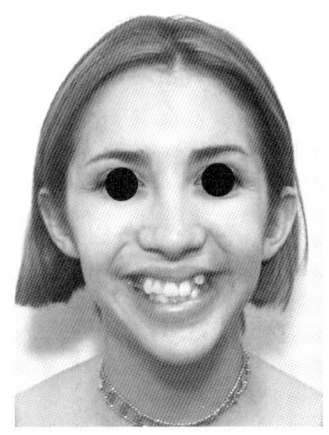 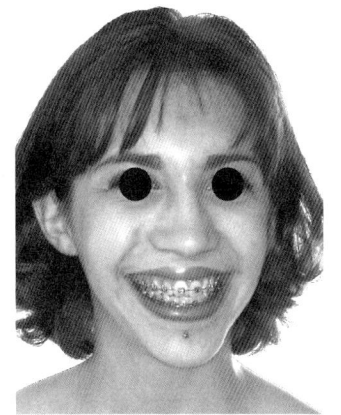

図10 歯列を過度に側方拡大した症例．上顎を大臼歯部で6mm，犬歯部で3mm外科的に拡大．骨延長術を行い，下顎正中部で5mm拡大．歯列を過度に拡大したため顔貌に悪影響が認められる．

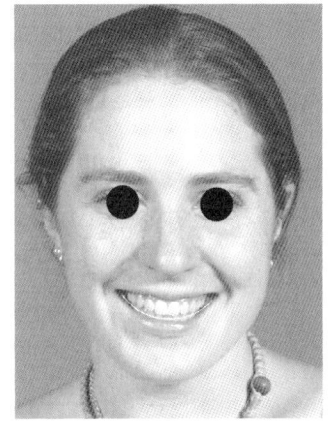 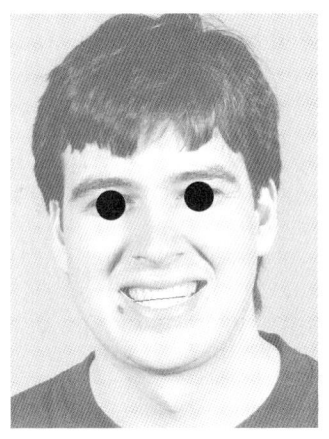

図11 スマイルアークのガイドライン．下唇のカーブは上顎の歯のカントゥアと合致．

図12 スマイルアークのガイドライン．矯正治療を行うときに，十分に注意しないとスマイルアークがフラット化．

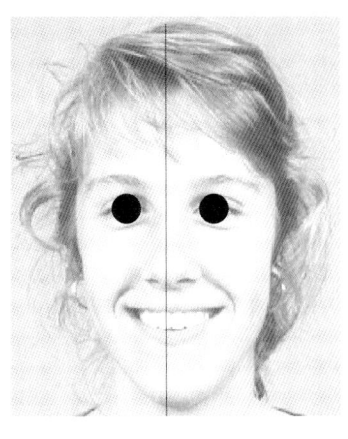

図13 顔貌の臨床的評価．左右対称性をまずチェック．Ⅲ級の顎変形症例においては40%で下顎に非対称．オトガイへの影響が90%．少なくともオトガイが左右対称でない場合は，80%以上の確率で左へ偏位．

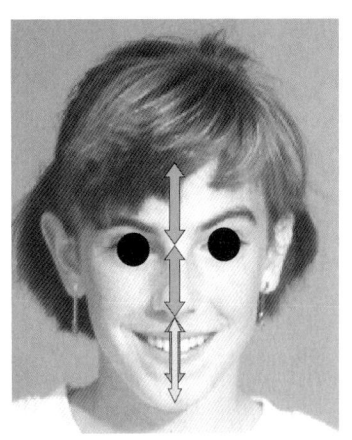
図14 顔貌の臨床的評価．上下的に均整のとれた顔では，髪の生え際から眉間まで，眉間から鼻下点まで，鼻下点からオトガイまでが同じ長さとなる．この女性の場合，顔の下3分の1がやや長い．

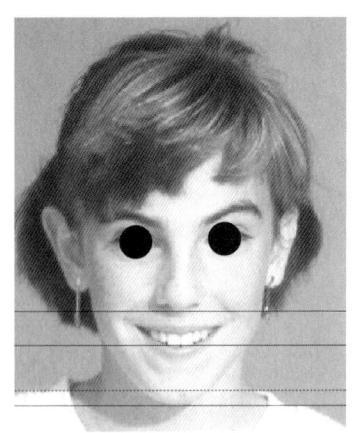
図15 顔貌の臨床的評価．下顔面をさらに3分割．この女性の場合には最も下の部分が長い．

していることに絶えず注意してください．この顔は長すぎるでしょうか（図14）．そうではないと思います．しかし，顔の幅を考えると，少し長めと言えると思います．顔は上下的に3分割できます．髪の生え際から眉間まで，眉間から鼻下点まで，鼻下点からオトガイまでの長さが等しくなります．この女性の場合，顔の下3分の1がやや長すぎます．この下顔面を，さらに3分割します（図15）．この女性では最も下の部分が長いです．そこで，比較的簡単な術式でオトガイ部を短くし，美的改善がなされました．

正面の顔面写真（図16）を見てください．歯肉が過度に見えています．また，上顎が長く，顔面の高さが過大です．興味深いのは，人中の短かさが切歯が見えすぎている原因となっていることです．人中の高さと口角部を測定してみます．3～4mm以上の差は通常ありません．ところが，この症例の場合，スマイル時に歯と歯肉の露出量が大きく，骨格および軟組織に問題がありました（図17）．この女性の場合には，少し歯肉は見えたほうがいいのですが，3分の1の法則で見て，上顎をもう少し上方に移動するとうまくいきます．

横方向では，内眼角間距離は鼻の基底部の幅と等しくなります（図18）．しかし，民族あるいは人種によって差がかなり認められます．下顎角間距離と外眼角間距離が等しくなります．また，口唇の幅は瞳孔間距離と等しくなります．また，顔の最外側部分は，耳の幅に大きく影響されます．この男子の場合ですが，耳がすこし突き出ていますが，耳を髪の毛で覆うことで問題をカバーできます（図19）．髪の毛は短く切らないほうがいいかもしれません．

鼻と顎の関係についてですが，鼻が大きければ，顎も大きくなければバランスがとれません．その逆も言えます．彼女の場合，顎と鼻はいずれも大きく，バランスがよくとれています．

次に，鼻の特徴を見ます．鼻根については，側貌で反対側の目が見えないというのがガイドラインとなります．両方の目が見える場合，鼻根の発達が不十分と言えます．鼻背は，比較的まっすぐです．鼻尖についても適当な形態が望まれます（図20）．

この女性では鼻背に隆起が見られます（図21）．これは問題となる場合もならない場合

1. 軟組織パラダイム

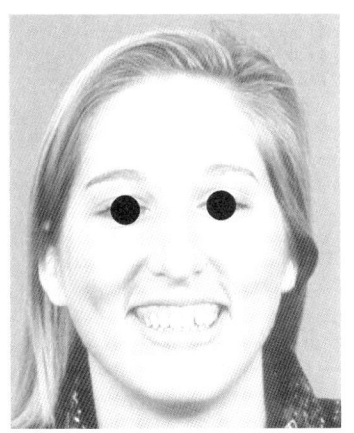

図16 顔貌の臨床的評価．上顎の高さが過大で，人中が短く，スマイル時に歯と歯肉の露出量が大．

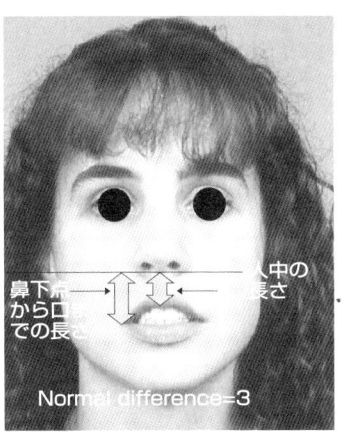

図17 顔貌の臨床的評価．この女性の場合，もう少し歯肉が見えたほうがよい．3分の1の法則により，上顎は少し上方に，口唇は下方に移動させるとよい．

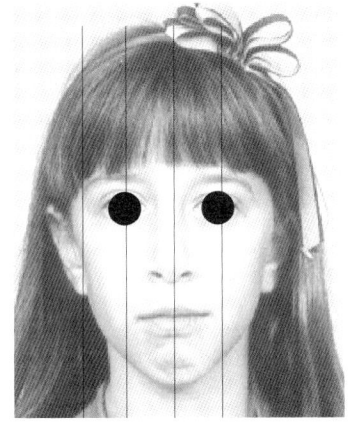

図18 顔貌の臨床的評価．内眼角間距離と鼻の基底部の幅，下顎角間距離と外眼角間距離，口唇の幅と瞳孔間距離は，それぞれ等しくなる．

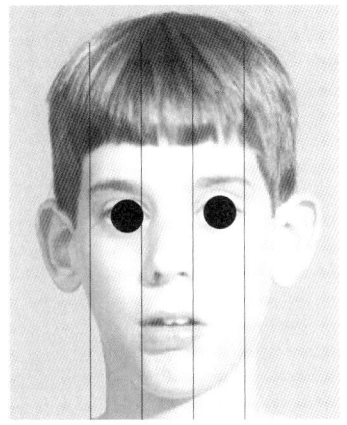

図19 顔貌の臨床的評価．顔の最外側部分は，耳の幅に大きく影響される．

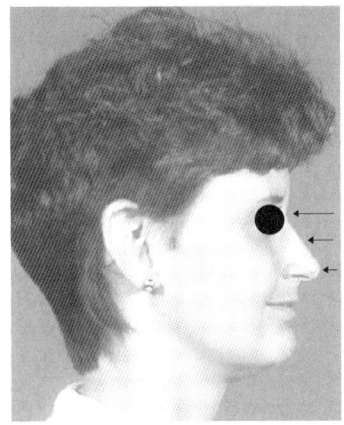

図20 顔貌の臨床的評価．鼻の特徴．鼻根についてのガイドラインは，側貌で反対側の目が見えないこと．両方の目が見える場合，鼻根の発達が不十分．

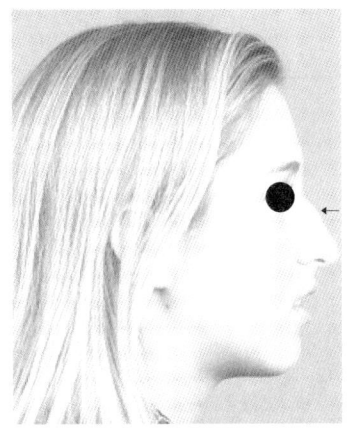

図21 顔貌の臨床的評価．鼻背に隆起．

もあります．希望があれば鼻形成をすることができます．

口唇の突出度は，矯正歯科医にとって重要な問題です．民族あるいは人種によって差があり，たいへん複雑です．口唇突出の指標については，2つあります．ひとつは口唇が翻転していること，もうひとつは口唇が安静時に離開しており，閉じると緊張することです．この2つの指標から口唇の突出度が判断されます．

切歯の前突についてはセファロ写真で測定できません．口唇を見なければなりません．写真の女性（図22a）の場合はどうでしょうか．口唇は安静時に離れています．切歯を舌側移動しても，それほど大きく変わらないと思います．セファロ写真のトレースでは，右の女性のほうが前突していますが，軟組織ではそのようには判断されません（図22b, d）．セファロ写真診査ではなく臨床診査で判断します．

最後に，口唇からオトガイー喉の角度ですが，この角度は90度近くになります．鈍角の場合，筋肉が少し緩んでいるか，オトガイの下に脂肪が過剰であるか，またはその両方が考えられます．この女性の場合，鈍角になっており，脂肪が多いようです（図23）．下唇が突出していると鈍角になる場合もありますが，通常はそうではありません．喉の長さについては，長いほうがよいと思います．喉が短いのは下顎の劣成長を示すものであり，美容の点からは問題となります．

「治療計画」に及ぼす影響

「軟組織パラダイム」が歯科矯正治療計画に及ぼす影響についてですが，オトガイ部が劣成長である患者さんの切歯について考えてみます．

13歳半の患者さんですが，オトガイ部の劣成長，切歯の前突など，いくつかの問題がありました（図24）．中程度のII級で，下顎切歯に叢生があります．歯を抜去したくなかったので，上顎にヘッドギア装置を使いました．口唇の前突を避けるために，50％の可能性で小臼歯を抜去しなければならないことを両親に説明しました．エッジワイズ治療開始から1年後ですが，下顎切歯を前方へ移動させすぎたため，口もとが豊かにふくらみすぎています（図25）．この治療には2つの問題があります．美容上の問題があることと，切歯をこのような位置にもってくると口唇圧によって後戻りが生じることです．咬合は治しましたが，満足ではありません．矯正治療の伝統的な方法としては，まず下顎切歯を正しく位置づけ，それに対して上顎切歯をマッチングさせます．上顎切歯と上唇との関係はある程度よいと思います．好ましい成長が認められなかったため，下顎切歯が過剰に前突しています．しかし，上顎切歯を牽引して安定した治療結果を得ようとすると，美容の点から好ましくありません．この患者さんには，Tweed法のような伝統的な従来の治療法は適しません．この患者さんの場合は，下顎のオステオトミーをして下顎を少し前に出したほうが，4本の歯を抜去するよりも適切だと思います．オトガイ部を前方に移動したところ，よい結果が得られました（図26）．口唇圧が少なくなり，下顎切歯を押す力が少なくなりました．また，顔貌が改善され，バランスがよくなりました（図27）．

これが軟組織に対する配慮です．固定式のリテーナーを撤去しましたが，軟組織からの圧力が減少したため，下顎切歯は安定しています．軟組織に対する配慮，まさにこれが歯科矯正治療の成功の鍵であり，治療目標を決定する鍵となります．

1. 軟組織パラダイム

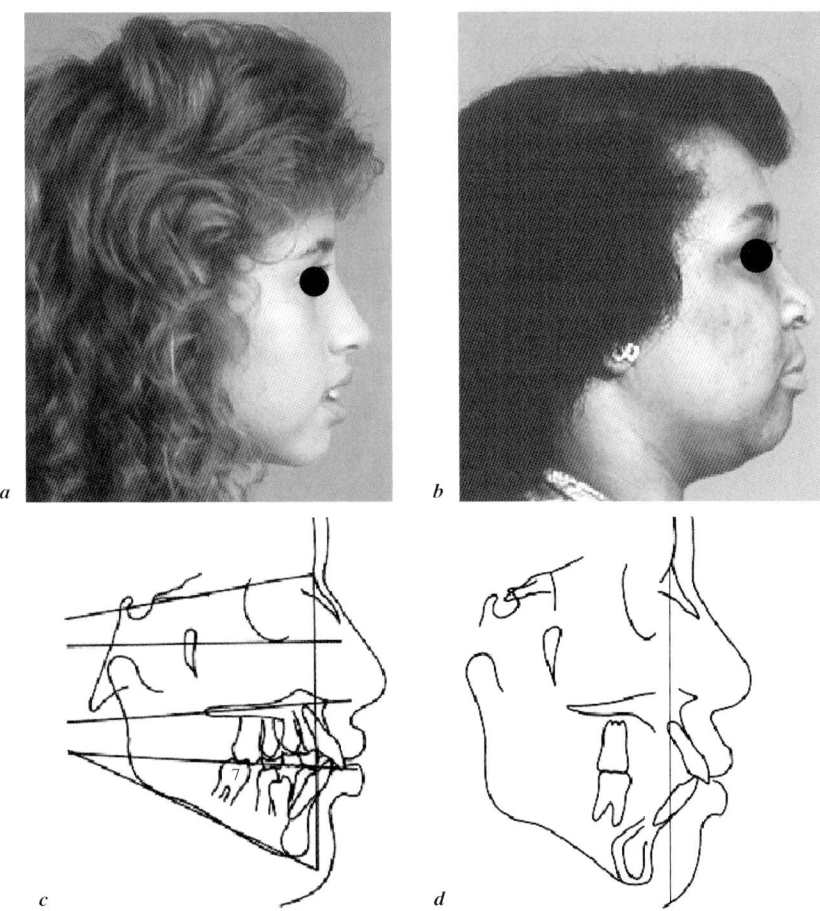

図22 切歯の前突. セファロ写真ではなく軟組織で判断すること. セファロ写真トレースでは, **b**の女性のほうが前突しているが, 軟組織ではそのように判断されない.

図23 顔貌の臨床的評価. 口唇からオトガイ-喉の角度は90度に近いのが理想的. 喉の長さは, 長いほうがよい. 喉が短いことは下顎の劣成長を示し, 美容の点から問題.

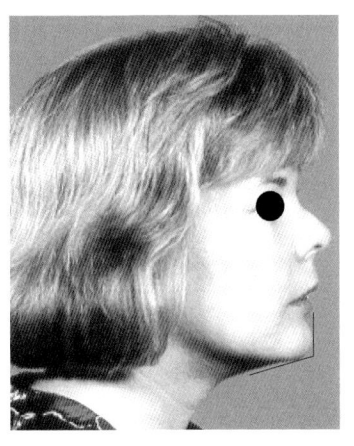

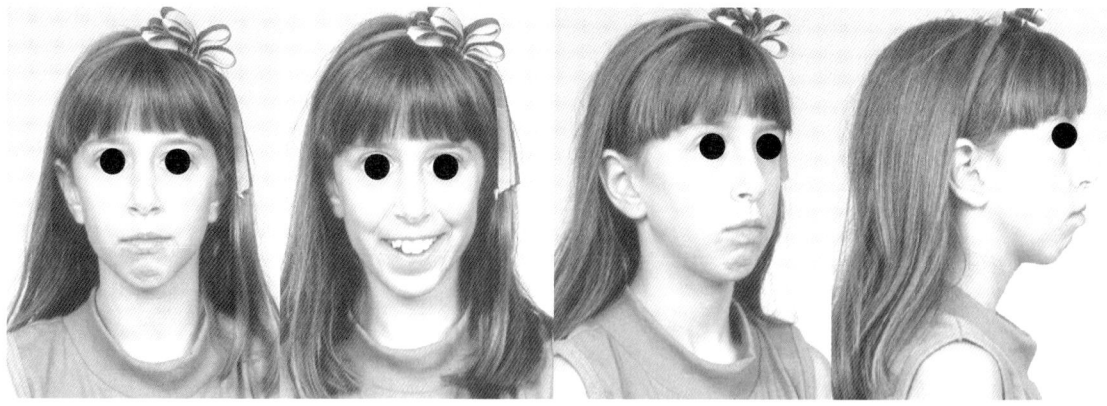

図24a　オトガイ部が劣成長の症例：正面観．　　図24b　45度斜位および側面観．

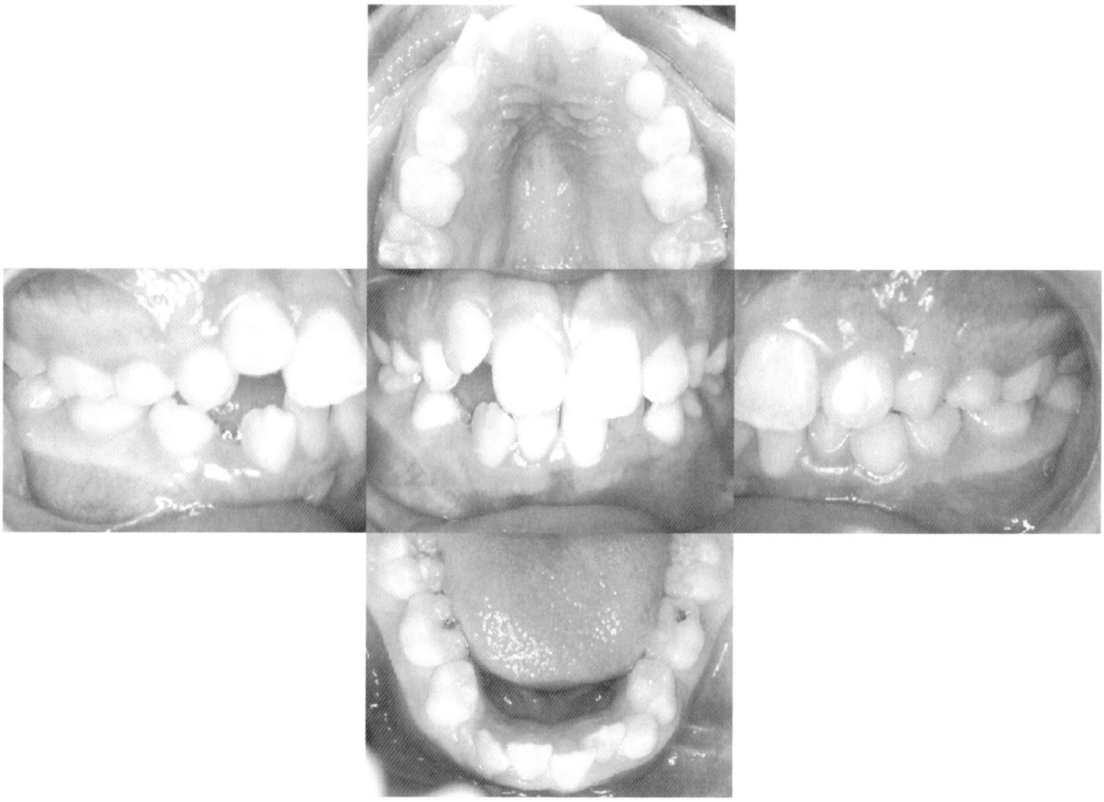

図24c　口腔内写真．

1. 軟組織パラダイム

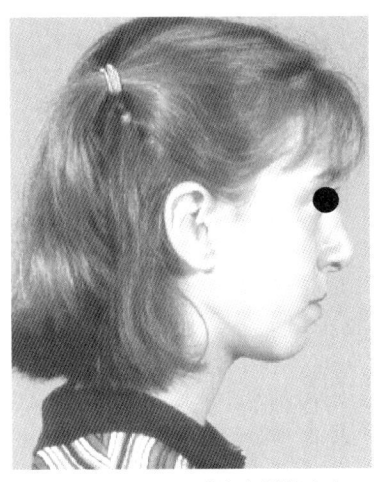

図25 エッジワイズ治療開始から1年後．下顎切歯を前方へ過度に移動させたため，口もとが豊かにふくらみすぎている．

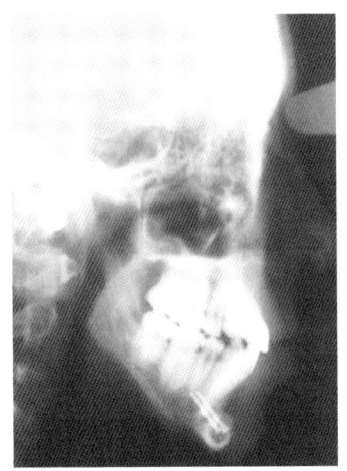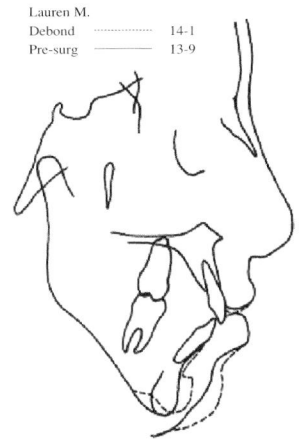

図26 治療後のセファロ写真のトレース．好ましい成長が認められず，下顎切歯が過剰に前突．オトガイ部の前方移動で良好な結果が得られた．

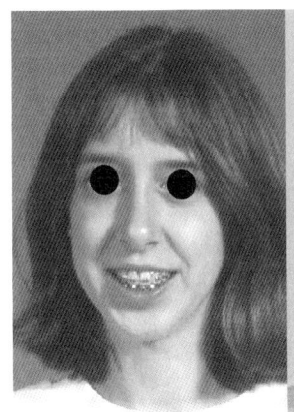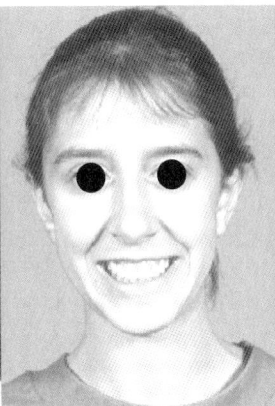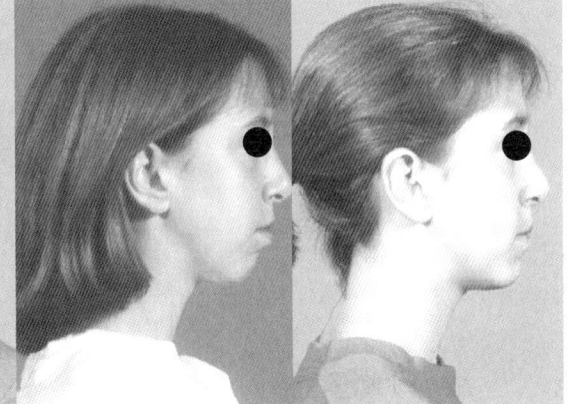

図27a 顔貌：正面観（左：術前　右：術後）．　　図27b 顔貌：側面観（左：術前　右：術後）．

Q： 適正なバッカルコリダーの量について教えてください．

A： 適正な量を具体的に申し上げるのは困難です．ただ，あまり上顎を側方拡大しないことです．このバッカルコリダーが消えてしまうほど拡大するのはよくありません．測定することは困難ですが，ある程度の量が必要ということです．つまり少なすぎても多すぎてもいけないということです．科学的な答えにはなりませんが，そうとしか言いようがありません．

17

2．I級叢生症例—「抜歯」か「拡大」か

「抜歯」か「拡大」か

　2番目のテーマはたいへん重要です．I級叢生あるいは前突の場合，抜歯をすべきでしょうか，あるいは歯列を拡大すべきでしょうか．抜歯か拡大かという問題は治療計画の立案において極めて重要です．

　今回はI級叢生の場合について考えます．叢生が軽度の場合は拡大で十分ですが，叢生が重度の場合には抜歯が必要となります．問題は中程度の叢生の場合です．抜歯で治療することも非抜歯で治療することも可能なため，抜歯をすべきかどうかの判断に迷うことになります．I級叢生のほとんどの症例は，このグループです．

　20世紀初頭においては拡大による治療がほとんどでした．中頃になると抜歯症例が増えましたが，また最近では少なくなってきました．

　North Carolina大学の資料を調べてみました．1953年から1998年までの5年ごとに連続50症例のカルテを調べ，その中から抜歯症例を探して3つのグループに分けました．第一グループはI級叢生を改善するために第一小臼歯を4本抜去した患者群です．まれにII級症例にも行われていました．第二グループはII級をカムフラージュするために上顎は第一小臼歯を下顎は第二小臼歯を抜去した患者群です．第三グループはそれ以外の患者群です．つまり，上顎の埋伏犬歯や下顎切歯の抜去など非対称的に行われた抜歯を含め，さまざまな理由で抜歯が行われた患者群です．

　抜歯症例の比率を1953年から1998年まで5年ごとに調べてみました．抜歯症例は1953年から確かに増加しましたが，その後1990年代になりますと1953年のレベルまで減少しました．データを詳しく調べてみますと，第一小臼歯を4本抜去する症例が少なくなっていました．1950年代にはあまり多くありませんが，1963年ではおよそ半数の患者さんで第一小臼歯の4本抜去が行われていました．そして，その後は減少していきました．II級のカムフラージュ治療ではあまり変化は認められませんでした．その他の抜歯についても，1953年から1998年までの期間でほとんど変化はありませんでした．約15％の患者さんで抜歯が必要といえるようです．最も大きな変化は，第一小臼歯の4本抜去症例が劇的に減ったことです．

　抜歯症例が1960年代に増えたのはなぜしょうか．これはアメリカのほとんどの大学で認められたことです．抜歯症例の増えた理由は，治療結果をいかに安定させるかということであったと思います．1960年代以前，われわれの大学ではほとんどの患者さんに対して歯列の拡大を行いましたが，後戻りが問題となりました．そして，治療後の安定性を考慮した場合，抜歯が必要と考えられるようになりました．また，抜歯症例が増加した背景として，テクニック上の2つの側面が関与していると考えられます．1960年代にはBegg法がアメリカに紹介されました．Begg先生は小臼歯の抜去を提唱し，ほとんどが抜歯症例となりました．このように，Begg法による治療では抜歯頻度がたいへん高くなりました．もうひとつの側面として，歯にバンドを装着するようになったことがあげられます．バンド装着のためにスペースが必要となるからです．

1980年代の終わりごろから抜歯症例は少なくなってきましたが，その理由には美容への配慮がありました．抜歯をすると切歯が後方に位置づけられるため，リップサポートが悪くなります．別の理由として，安定性に対する考え方の変化が考えられます．つまり，小臼歯を抜去しても安定性が得られないのではないかという心配です．安定性の向上というコンセプトのもとに抜歯しているのに，抜歯治療後に叢生がふたたび生じるのは問題です．抜歯治療を行った患者さんについて，抜歯が本当に必要であったのかということになります．この頃，抜歯症例の長期安定性に関する文献が，Washington大学から出ました．その報告も抜歯症例の減少に影響を及ぼしました．また，1980年代の半ばにダイレクトボンディング法がたいへん普及し，バンドの使用頻度が減ってきました．バンド装着のためのスペースを確保する必要がなくなり，抜歯の頻度も減少したと考えられます．

1980年代の終わりごろになりますと，アメリカでは矯正治療によって顎関節の機能異常（TMD）の問題が指摘されるようになりました．とくに抜歯症例については，顎関節の異常，機能不全を訴えるということがありました．真実かどうかは別として，そういう指摘があり抜歯症例は少なくなったといえます．

治療期間も抜歯症例が少なくなった理由にあげられるかもしれません．抜歯治療は技術的にも難しく，治療期間が長くなる傾向があります．矯正歯科医は患者さんにとって最善の方法を適用していくわけですが，抜歯症例が技術的に難しく，時間もかかるということであれば，やはり簡単な方法を選択することも起こり得ます．

以上のように理由はさまざまだと思いますが，矯正歯科医の考え方が根本的に変わり，振り子が反対側に大きく振れたといえます．

2年前にある学会で面白い話を聞きました．同じ勉強会の会員で長年一緒に勉強し仕事をしてきたテキサスの2人の同級生によるディベートのセッションでした．一緒に勉強してきたのですが，抜歯に対する見解がまったく違います．1人はWick Alexander先生で徹底的に非抜歯という考えで，もう1人はBoley先生で抜歯賛成という考えです．継続的に治療している200症例について，1年間で抜歯した割合を2人に報告してもらったところ，Alexander先生は20％，Boley先生は50％でした．この数値は抜歯するかどうかについての両極端をおそらく反映していると思います．ここで言えることは，抜歯を強く提唱する先生でも抜歯症例の頻度は50％程度であるということです．Alexander先生は非抜歯治療を推奨していますが，20％についてはやはり抜歯すると言っています．これらのことから言えるのは，抜歯症例の割合が20％以下であれば拡大例が多く，本来は抜歯が適当な症例に対しても拡大を行っており，一方，抜歯症例の割合が50％以上であれば，拡大が適当な症例に対して抜歯を行っていることになります．この20％から50％の間を占める30％，つまり全体の3分の1にあたる患者さんについては，非抜歯治療を選択する先生も，抜歯治療を選択する先生もいるでしょう．

ここで，抜歯か拡大かの意思決定に重要な要素について考えてみます．まずは美容に関することです．それから，安定性，そして咬合ということです．それぞれについて詳しくみてみます．

「抜歯」の判断基準

20世紀初頭のアメリカでよく知られたCalvin Case先生の文献には，「叢生などの歯の位置異常があっても，歯列内の適当な位置に歯はほとんどいつでも並べることができ，

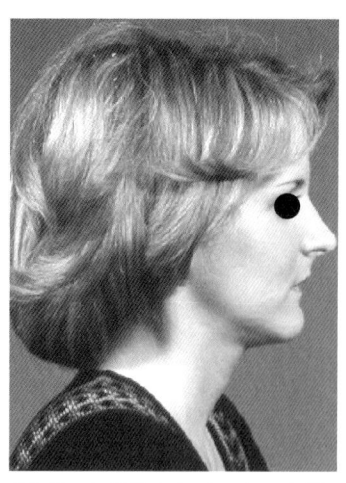

図28 十分なリップサポートが得られていない症例．上顎切歯の過度の牽引により，口唇が真の垂直線よりも後退しており，美容の点から好ましくない．上唇部が後退している症例に対して，さらに切歯を後退させてはならない．

正常咬合を獲得することが可能であるため，個々の歯の位置異常は抜歯の根本的理由とはならない」と記述されています．Case先生は抜歯治療に対する唯一の正当な理由として，歯科矯正治療によって口元が突出した状態になることをあげています．およそ100年前から「歯列の拡大による治療を行うと顔貌が前突した状態になる場合にのみ抜歯すべきである」といわれているのです．これが美容についてのガイドラインであり，抜歯の判断基準になります．

私の患者さんで治療成績のたいへん悪かった症例のひとつです（図28）．上顎切歯を過度に牽引したため，十分なリップサポートが得られていません．真の垂直線よりも口唇が後退しており，美容の点から好ましくありません．上唇部が後退している患者さんに対して，さらに切歯を後退させてはなりません．

口唇部の膨らみが好まれる人種においても，それが極端になると美しくないとされます．このような理由で抜歯をするのは正当と考えられます．現在ではコンピュータのイメージングを使って判断できます．患者さんにコンピュータで説明しながら決めていくことができます．抜歯をすると口唇がフラットな状態になり，歯列の拡大を行ったときと正反対の結果になります．抜歯か拡大かの決定は，患者さんによっては美容の点からたいへん重要です．口唇がすでにフラットな患者さんに対して，抜歯治療で口唇をさらにフラットにはできません．また，口唇がすでに豊かに膨らんでいる患者さんに対して，歯列の拡大は受け入れがたいものです．しかし，患者さんによっては，拡大あるいは抜歯のいずれの治療も，美容の点から許されることがあります．Boley先生の抜歯症例，あるいはAlexander先生の非抜歯症例をみるとよくわかります．いずれの方法でも美容の点で問題が起こったということは稀です．つまり，正しい判断がなされていたのです．

安定性についてはどうでしょうか．抜歯治療で口唇をフラットにしたほうが安定するというのは本当でしょうか．その答えは，おそらくその通りであろうと思います．「しかし」と条件がつきます．実際のところ，答えはわかっていないのです．美容の問題ほどはっきりとはしていません．では，歯列を拡大したほうが安定性が悪いのでしょうか．そうかもしれません．口唇圧が大きくなると歯列の安定性は悪くなります．しかし，結論がはっきり出ているわけではありません．

咬合についてはどうでしょうか．小臼歯を抜去した場合，咬合にどのような問題が生じるのでしょうか．私の知る限り，機能的には小臼歯の抜去はまったく問題ありません．小臼歯を抜去するとTMDを惹起するのでしょうか．これは，アメリカで一般歯科医の一部が言っていることであり，矯正歯科医が言っているわけではありません．彼らは，第二大臼歯の抜去を推奨しており，第一小臼歯につ

いては残したほうがよいと言っていますが，このようなことを10年前に言った人は今では信用されていません．今日では，「小臼歯抜去とTMDには因果関係がない」という科学的根拠があります．つまり，TMDというのは小臼歯を抜去した人に起こる可能性も起こらない可能性もあります．小臼歯を抜去しなくてもTMDは起こりますから，直接の因果関係は証明されていません．

「拡大」の時期，安定性，限界

　臨床的に重要な点は，拡大が今日では比較的成功している理由です．50年前に比べると拡大後の安定性がたいへん良好ですが，それには2つの理由があります．ひとつは，現在の方法では歯列を側方に拡大しています．歯列の側方拡大は前後的拡大より安定性はよいのでしょうか．これについての答えは明らかにイエス，つまり側方拡大は安定性がよいのです．

　それでは，側方拡大の方法によって違いはあるでしょうか．側方拡大には3つの方法があります．①アーチワイヤーで歯槽部を拡大する方法，②パッシブ（受動的）に拡大する方法，③縫合部を拡大する方法があります．パッシブと言っているのは，例えばFrankel装置のバッカルシールドで歯に加わる頰圧を排除する方法やリップバンパーを使って歯への口唇圧を排除する方法などです．これは，自然な歯の移動のみが安定するという考えに基づくものです．環境を変えることで歯が自然に移動すべきところに移動していけば安定する，という興味深い考え方です．しかし，私の知る限り，これについての科学的な証拠は今のところ見あたりません．縫合部の拡大にはジャックスクリューを用います．バンドにろう着した急速拡大用スクリューの力で正中口蓋縫合部を開いて側方拡大します．この方法は安定性がよいと主張する人がいますが，これについても科学的な証拠は今のところありません．

　歯列の拡大時期についてはどうでしょうか．永久歯が萌出するのを待たずに早期に拡大するほうが安定性はよいのでしょうか．この点については文献的にSpillane先生とMcNamara先生が1995年に発表した論文が有名です．同じジャーナルにGianelly先生が同様の内容を報告していますが，あまり論理的ではありません．これらの報告では，子供のときに拡大したほうが，大人になってから拡大するよりも結果が安定するとしています．確かに正しいかもしれませんが，これについても現在のところ科学的な証拠はありません．大人で拡大する場合には確かに時間がかかりますが，拡大時期による効果の違いについては，私は今のところ懐疑的です．重要なのは早期治療に効果があり，治療成績がよいかどうかということです．コストが余計にかかっても治療が正当化されるのであれば，早期治療を行えばよいでしょう．それほど差はないと私は思います．

　臨床的な問題として，拡大の量についてはどうでしょうか．拡大量を決め，ファクターは美容と安定性です．拡大を推奨している先生方は，科学的なデータをすでにかなり集めています．

　美容の点については，安静時に口唇が閉じるかどうかということが，拡大か抜歯かの決定に関わってきます．これは「軟組織パラダイム」にはっきりと示されています．安静時に口唇が4mm以上開いている場合には，口唇閉鎖不全といえます．抜歯か拡大かの判断では，軟組織をまず見る必要があります．歯だけではなく軟組織のプロファイルを見なければなりません．この患者さんには中程度の叢生があります（図29）．叢生の量はおそらく

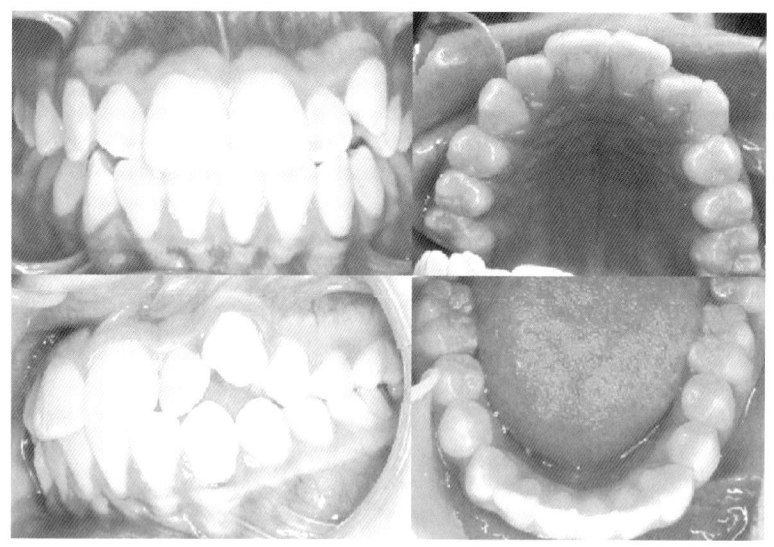

図29　中程度の叢生の認められる症例：口腔内写真.

上顎で3〜4mm，下顎で1〜2mmですから，拡大すればよいと思われるかもしれません．しかし，この患者さんは口を閉じたとき口唇に緊張感があります（図30）．このような場合に拡大を行うと，顔貌がさらに悪化します．この症例では拡大に限界があります．

拡大後の安定性は，拡大量に依存することがわかっています．ガイドラインとして，下顎切歯の唇側への移動量が2mmまでであれば，安定性はよく維持されます．これは科学的な所見からよくわかっています．口唇から歯に加わる圧力を計測すると，歯面にかかる圧力は一定の範囲内にありますが，歯を1mm唇側へ移動させると圧は増加し，2mm移動させるとさらに増加します．そして，3mm移動させたとき圧は急速に増加します．口唇から歯への圧力が大きいと後戻りが生じます．

犬歯間の幅径は変えることはできません．口角部に生じる口唇圧は他の部分よりも強いのですが，犬歯は口角部に位置しています．そのため，幅径を拡大できないのです．一方，小臼歯，大臼歯部では2〜3mmの側方拡大が可能です．下顎歯列での拡大量をまとめてみます．切歯は2mm前方へ移動でき，犬歯間の幅径はごくわずかしか変えられません．それから歯列の後方にいくほど拡大できる量は増えていきます．下顎は上顎の土台ですので，上顎における変化は下顎での変化に大きく依存しています．拡大で獲得できるアーチレングスは通常5〜7mmですが，ガイドラインに沿った上で，それ以上のスペースを獲得できる場合もあります．ガイドラインというのはあくまでも目安ですから例外もあります．しかし，拡大量の基準が存在するのですから，ガイドラインを超える拡大量を提唱している先生方は，そのような拡大が可能である理由を説明しなければなりません．口唇が安静時に緊張して前突していれば，安定性が失われるリスクがありますので，切歯をさらに唇側移動することはできません．

拡大の限界については，歯根が歯槽骨を突き破るリスクも関係します．この患者さんでは縫合部での拡大を行いましたが，上顎大臼歯の歯根が歯槽骨から露出しています（図31）．この患者さんの場合，上顎の側方拡大によっ

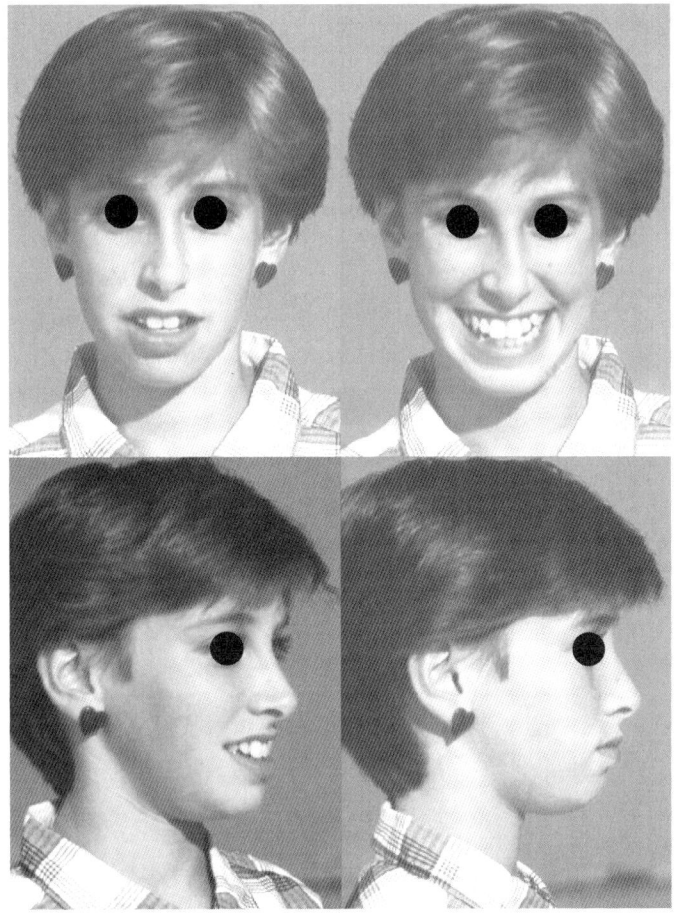

図30 中程度の叢生の認められる症例：顔面写真.

て組織の支持が失われたわけですが、このような問題は今後の矯正歯科医にとってさらに重大となってくるでしょう。上顎の大臼歯部と小臼歯部では約3mm拡大できます。この場合、それほどリスクはありません。拡大が4mm以上の場合、歯根が歯槽骨から突き出てしまうリスクは増加します。全体で12mm側方拡大する場合において、正中口蓋縫合部で50％の拡大がなされる（つまり、拡大の50％は骨格性、残りの50％が歯性）と考えると、正中口蓋縫合部では6mm、左右各々で3mmずつ拡大されることになります。これが上顎側方拡大の限界だと考えられます。私は急速拡

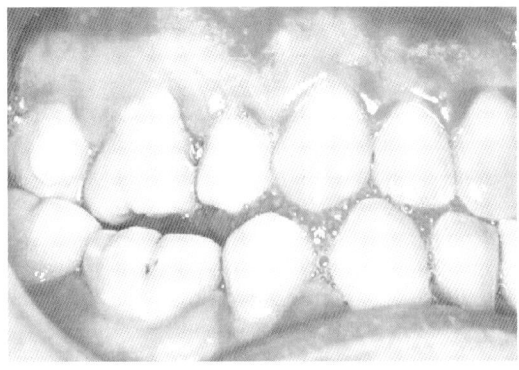

図31 拡大の限界．縫合部での拡大を行った症例．上顎大臼歯の歯根が歯槽骨から露出．

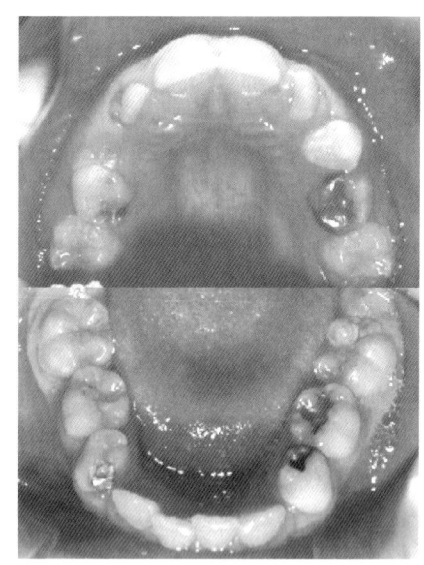

図32 10 mmの叢生がある症例．このような症例でも乳犬歯が脱落すると前歯がきれいに排列することがある．

大より緩徐拡大のほうを好みますが，上顎を拡大する方法はそれほど問題ではありません．正中口蓋縫合部を離開させれば，50％は骨格性に変化し，残りは歯の移動となります．

「抜歯」の時期による治療効果への影響

抜歯の時期は治療効果へ影響を及ぼすのでしょうか．例えば，叢生の問題を解決するには連続抜歯は効果的でしょうか．連続抜歯はかつて頻繁に行われていましたが，現在ではそれほどではありません．連続抜歯の適応について考えてみます．例えばアーチレングス・ディスクレパンシーが10 mm以上の叢生がある場合，通常は抜歯が必要となるでしょう．連続抜歯をすれば，より簡単に治療ができるのではないかと考えますが，早期の叢生についての経過を正確に予測することは想像以上に難しいことなので，疑わしいときには連続抜歯はしないというのがガイドラインとなります．10 mmの叢生がある患者さんでも，乳犬歯が脱落すると前歯がきれいに排列することもあります（図32）．また，連続抜歯を適用するための条件として，骨格性の問題がないことがあげられます．つまり，骨格性Ⅱ級やⅢ級ではなく，また，ロングフェイスやショートフェイスではなく，顔のプロポーションがよいことを確認すべきです．Ⅱ期治療が継続して行われることも条件となります．この患者さんの治療前の顔をみますと，プロポーションは良好です（図33）．連続抜歯を行いましたが，典型的な反応が出ました（図34）．歯の排列はよくなりましたが完全ではありません．側切歯が少し捻転しています．スペースはほぼ閉じていますが完全ではありません．オーバーバイトが深くなっています．これらは典型的な反応です．このような咬合状態を改善しなければなりません．固定式装置を用いた治療ができないのであれば，連続抜歯はお勧めできません．

連続抜歯は歯周組織の健康維持という面ではよいかもしれません．安定性もよいかもしれません．またⅡ期治療の期間を短縮できます．しかし欠点として抜くべきではない歯を抜いてしまうことがあり得ます．治療期間についてもトータルとしては長くなる可能性もあります．そのため，適応症はそれほど多くはありません．

抜歯・非抜歯のボーダーライン症例に対して，21世紀にはどのような治療をすればよいのでしょうか．私が治療した患者さんですが，骨格性というよりは歯性の不正咬合が認められました（図35）．

ヘッドギア装置を装着して上顎歯列にスペースを再び獲得しようとしましたが，再評価したところ，叢生と前突の問題が認められたので小臼歯を抜去しました．このような治療方針を立てたことについて後で自問したことがあります．結局，下顎切歯をできるかぎ

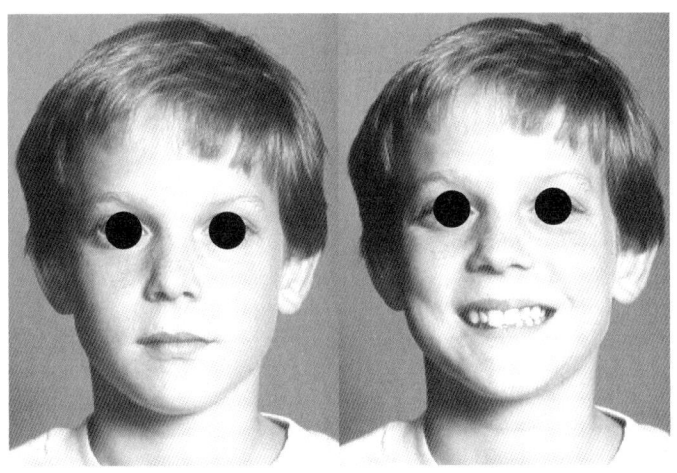

図33 治療前の顔貌. プロポーションは良好.

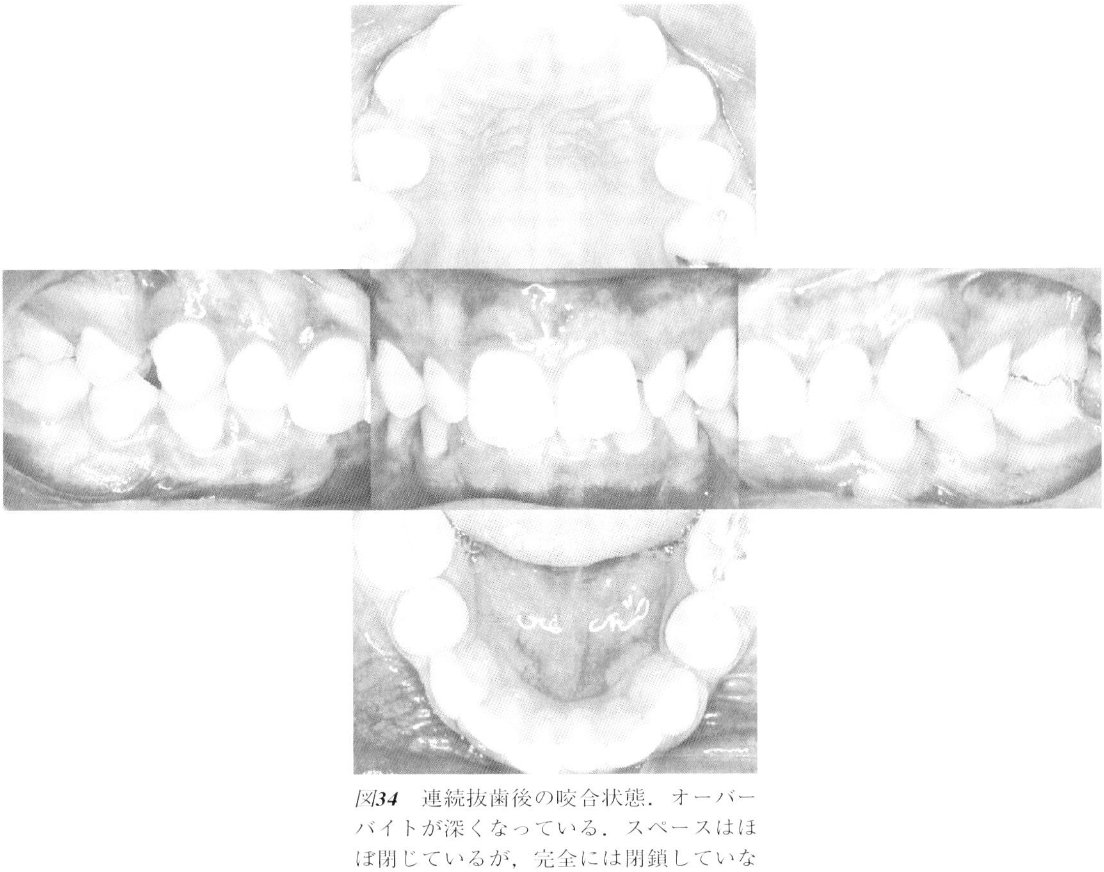

図34 連続抜歯後の咬合状態. オーバーバイトが深くなっている. スペースはほぼ閉じているが, 完全には閉鎖していない.

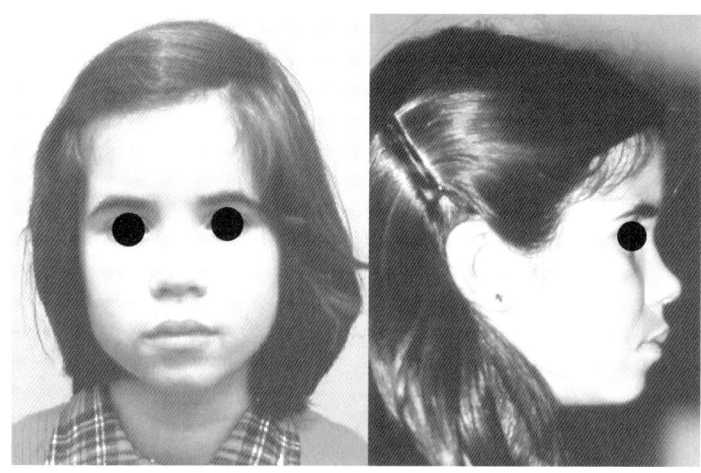

図35a 抜歯・非抜歯のボーダーライン症例.

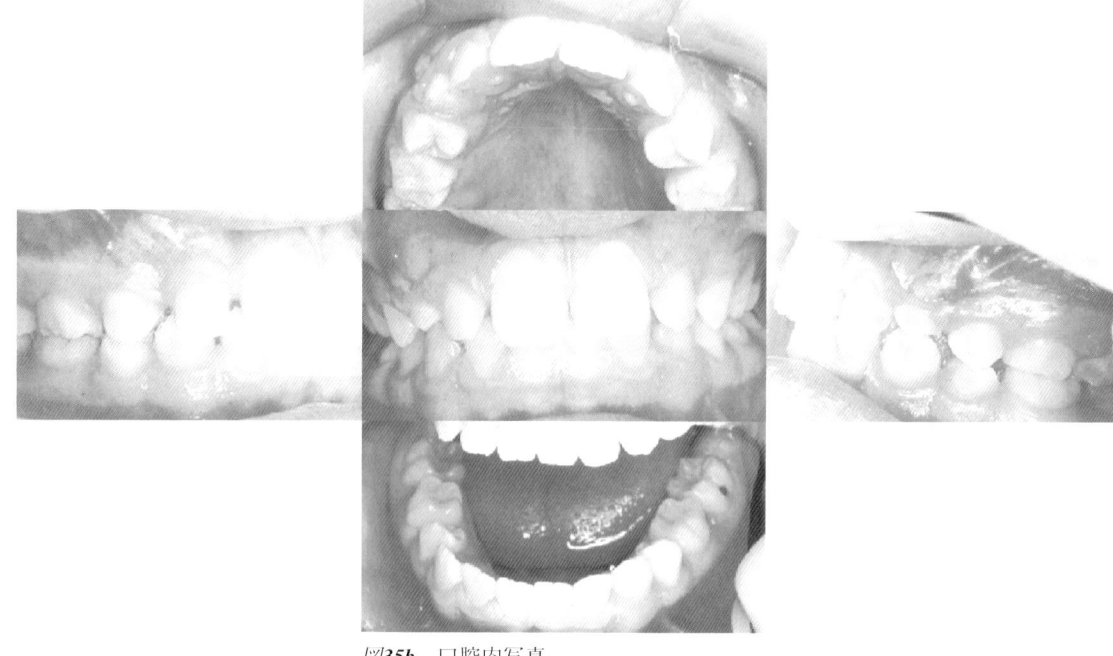

図35b 口腔内写真.

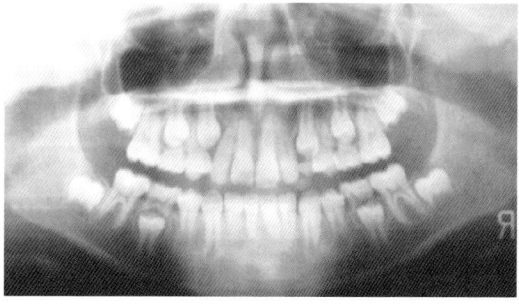

図35c パノラマレントゲン写真.

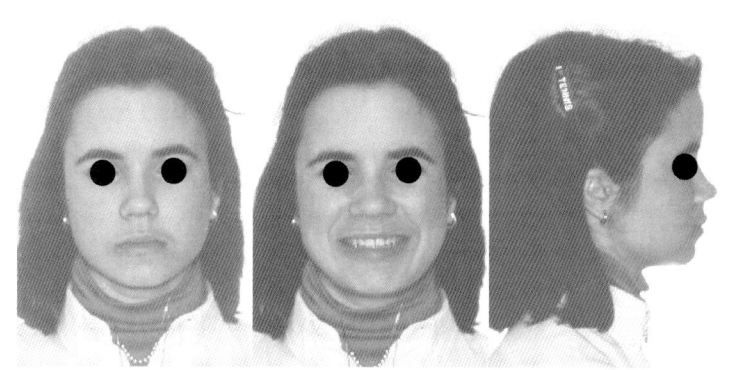

図36a 抜歯・非抜歯のボーダーライン症例．治療後．

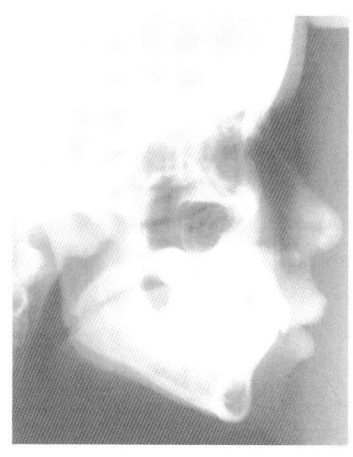

図35d ヘッドギア装置を装着して上歯列にスペースを獲得しようとしたが，再評価により小臼歯を抜去．

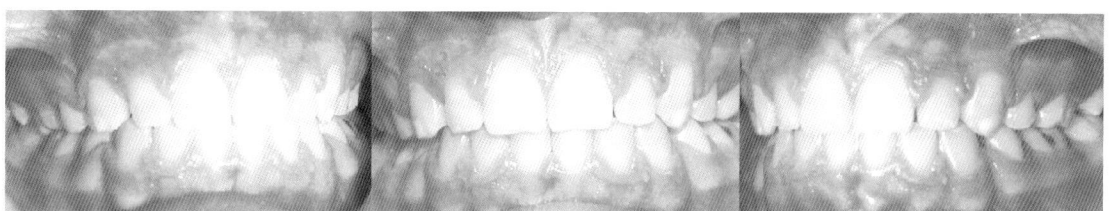

図36b 治療後．下顎切歯をできるかぎり牽引しないように，抜歯スペースを閉鎖．

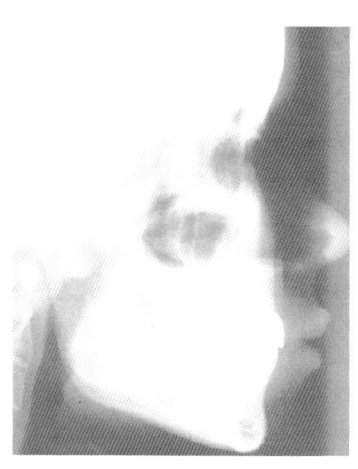

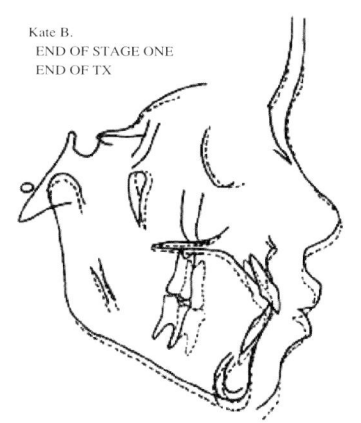

図36c 治療後．上顎切歯を少し後方へ牽引．

り牽引しないようにして抜歯スペースを閉じなければなりませんでした．装置を外したときに側貌を過度にフラットにしないように望んだわけです（図36a）．おそらく，この症例では下顎の歯を抜くべきではありませんでした．スペースは適切に閉鎖されて咬合も良好

です（図36b）．セファロ写真の重ね合わせからもわかるように，上顎切歯を少し牽引して後退させています（図36c）．抜歯スペースも下顎臼歯の近心移動で閉鎖されました．4年後のリコール時ですが魅力的な女性に成長しており，美容の面で問題はありません．咬合

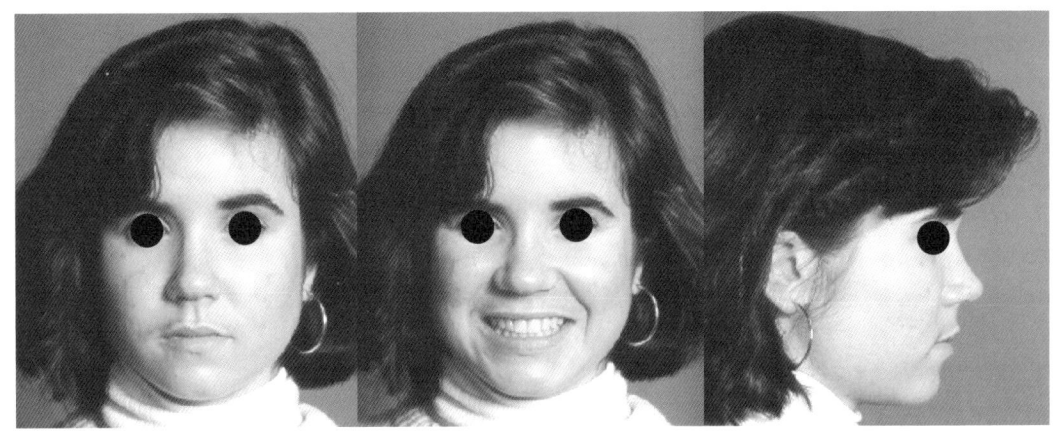

図37a 4年後のリコール時．魅力的な女性に成長し，美容面での問題なし．

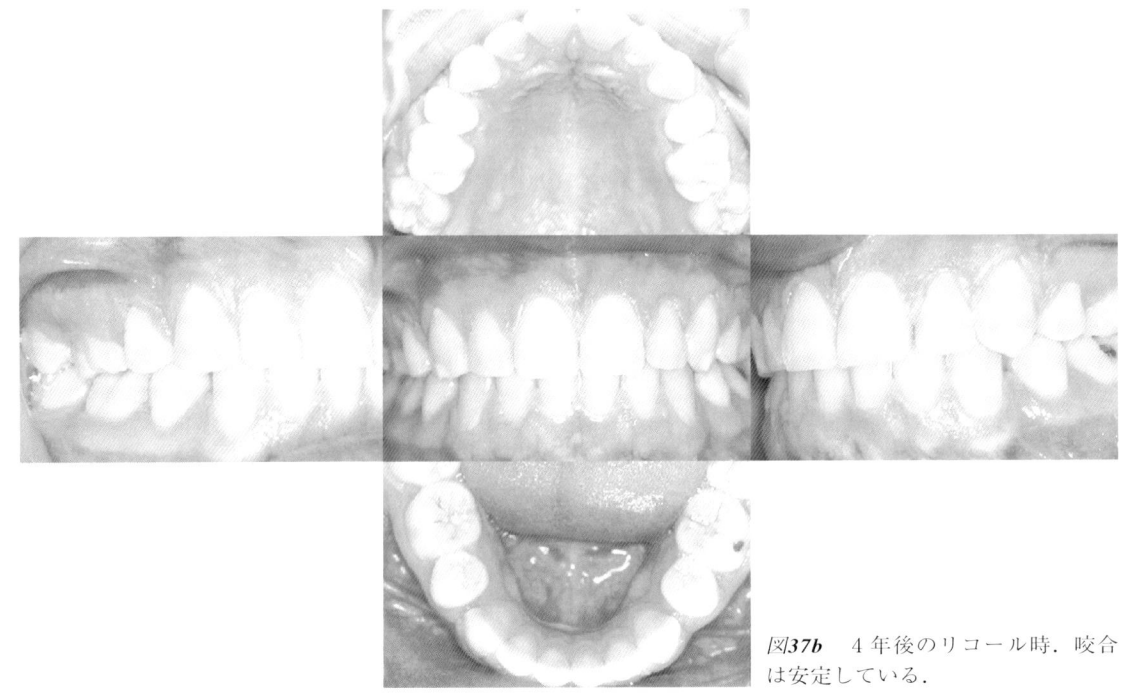

図37b 4年後のリコール時．咬合は安定している．

も安定しています（図37）．

　上顎の拡大よりも安定した結果が抜歯治療で達成されて満足できたのですが，もしふたたび同じ症例を治療するとすれば，拡大による治療を選ぶかもしれません．現在いえることは，切歯を著しく前突させないで拡大できるならば，拡大の適応症例は多くなるでしょう．また，切歯をあまり後退させることなく抜歯スペースを閉鎖できるならば，抜歯の適応症例は増すでしょう．これがAlexander先生とBoley先生の強調されていたガイドラインを盛り込んだコンセプトです．どちらを選んでも顎関節の機能障害については差異はありません．慎重に切歯の位置を評価すれば，抜歯，拡大いずれの方法を選んでもかまいません．

Q：最初に先生がお話しになられました呼吸についてです．私たちも呼吸の問題を抱えている患者さんを多くみますが，そのようなエアーウェイの障害をもっている患者さんの扱い方についてお聞かせください．

A：どの時点でアデノイドとか扁桃を除去する手術を行い，気道閉塞の問題を取り扱うかということがポイントになります．2つのことに留意しなければなりません．そのひとつは，7，8歳から思春期が始まる時期に問題をもっていても，その後は寛解する場合があります．例えば，呼吸上の問題があっても思春期になって寛解する場合があります．部分的気道閉塞の問題を解決するために手術を勧めるかどうかは，その場合のリスクと利益について考えたうえで決めるべきです．2つ目として，私たちは気道の閉塞が扁桃腺の肥大，あるいはアデノイドなどによると考えがちですが，実はそうではない場合もあります．アレルギーが原因の場合もありますし，また鼻の形，あるいは他の多くの原因も考えられます．手術をする医師は，鼻道の閉塞をとるために手術をするのですが，呼吸の詳しい機序を知らない人も結構いると思われます．私自身，気流の測定実験をしたことがあります．そこからわかったことですが，実験室で測定すると，鼻呼吸ができているのに口呼吸のように見えることがあります．いつもそのような測定結果が出るのではないのですが，実験室で測定しないと判定できないことがあります．そのため，扁桃の手術は性急に行わないで思春期後期まで待つほうがよいと思います．もちろん治らない人もいますが，思春期以降によくなる場合も多々あります．

Q：側方拡大で，ボーンフェネストレーションが起こるようなケースをみせていただきましたが，治療前後にCT検査などでボーンフェネストレーションを診断されているのかどうかをお聞かせください．

A：私のガイドラインは歯性の拡大を3mm以上しないという単純なものです．そうすればたいていの症例では安全です．どの程度拡大するか，変化させるかという量によります．もちろんCTを使うこともできます．骨の開窓がないかどうかを調べることはできますが，特殊な患者さん以外は通常の検査として行う必要はないと思います．この分野についてよくご存知の方だと思います．

Q : 口呼吸というのは習癖ではないかと考えています．耳鼻科的には問題がなくても口呼吸を行っておられて，鼻で呼吸ができないという方がほとんどのように思います．このような場合の対処方法をお聞かせください．

A : 確かに口呼吸が癖になっている方もいると思いますが，その口呼吸が習慣性であるのか，何か生理的な理由によるのかを区別するのは困難です．ただ，興味深い所見として，そういう人達は，しばしば口呼吸のためにロングフェイスになっているといわれますが，そのロングフェイスの人たちをよく調べてみると，症例の3分の1では空気の流れに対する抵抗が高くなっています．つまり，鼻呼吸が困難になってきている人が多いのです．そのような人たちにロングフェイスの問題を改善するために手術をして上顎を上方に移動すると，鼻腔の抵抗が高くなり，鼻呼吸がより困難となるのではないかと思われるかもしれません．しかし，術後を見ますと鼻腔の抵抗はほとんどすべての症例で低下しています．鼻腔の容積を小さくしたにもかかわらず，その本人にとっては呼吸しやすい状態になったのです．これに対する説明は，たいへん簡単です．要するに鼻腔の形が重要な制約条件となっています．鼻での気流の流れを制限しています．鼻腔はひとつのバルブとして空気の流れをコントロールしています．そこで，上顎が手術などによって上方に移動し，鼻腔の小さな穴の形が変わります．ここが，気流に対するひとつの制約条件であったとすればその形を変えることによって，鼻呼吸が容易になったと考えられます．通常，口呼吸をする人というのは確かに生理的な理由があります．ただ単なる習慣ではないようです．鼻呼吸がしやすいような環境を作れば，治る傾向を示します．

Q : 日本人はモンゴロイドで標準が出っ歯で，口元が膨らんでいます．しかも，顎と歯のバランスが悪いため，永久歯列期から治療を行う場合，圧倒的に抜歯症例が増えてきています．先生がもしモンゴロイド系の患者さんの治療をされていましたら，ご意見をお聞かせください．

A : アジア系の患者さんというのはあまり多くありませんが，日本人の患者さんも何名か，あと韓国，中国系の患者さんがいます．とくに私は専門ではありませんが，切歯の位置を治療後に適正と思われる場所にまず決めて，切歯によるリップサポートを確立します．抜歯する場合は抜歯スペースを閉じていき，切歯が所定の位置におさまるようにします．アジア系の方は一般に前突気味でありますので，あまり牽引しすぎない，つまり，後退させすぎないほうがよいと考えます．

3．Ⅱ級症例における第Ⅰ期治療と第Ⅱ期治療

「思春期前期」のⅡ級症例

　トピックの3つ目に入ります．Ⅱ級症例における第Ⅰ期治療と第Ⅱ期治療についてです．これはアメリカではより重要だと言えます．アメリカではⅡ級症例が日本よりも多いからです．

　ここでの問題は，思春期前期のⅡ級症例に対して，今すぐ治療したほうがいいのか，あるいは永久歯列期まで待つほうがいいのかということです．今すぐ治療するのであれば，バイオネータ装置あるいはヘッドギア装置を使用するのか，それから早期の治療は本当に成長を変えるのかどうか，もしそうであれば，早期治療による好ましい反応はどの程度なのかということです．

　われわれは臨床的判断に根拠を必要としますし，その質も大切です．しばしば矯正歯科の世界では，Tweed先生，Begg先生，高田先生，Proffit先生といったエキスパートの発言を根拠とすることがありますが，その場合でも科学的根拠に基づいたものであるかどうかを判断しなければなりません．

　専門家はいくつかの症例を紹介して治療の効果について話をしますが，多くの場合，後ろ向きの調査です．そこで問題となるのは，その研究で取り扱われた症例の選定基準です．多くの場合，治療に対する反応によって決められています．数年前のアメリカでの矯正学会で，注目すべき発表がありました．これは特定の機能的矯正装置について，どのような効果があったのかを報告していました．そこで次の発言がありました．「200例のサンプルを集め経過を追いましたが，200例のうち50例は予期したほどの効果が見られなかったので，50例をサンプルから捨て，150例での統計を示します」．ここで，予期した効果を示さなかった50例を除いたうえで，治療に対する効果を検定するのは不当であると思います．しかし，この研究ではもっとすばらしいことがありました．演者がこのことを正直に発言したのです．われわれは矯正歯科の分野でバイアスの入ったサンプルをしばしば目にします．すなわち，治療成果がうまく出たのでサンプルに含めたというものです．このような研究から真実を得るのはたいへん困難です．サンプルを治療成果に基づいて調節してはいけません．患者さんを治療前に選択すべきです．ご存知かもしれませんが，アメリカの矯正歯科医の審査方法には，2通りあります．ひとつは治療した症例から10例を選ぶ方法，もうひとつは，治療開始前に10例を提出し，3～4年後に，この10例のうち，6例を提示するという方法です．2番目の方法は誰も選択しません．この方法からパーフェクトな結果を得るのは難しいからです．

　臨床試験を行ううえで，無作為割り付けは最適な方法です．患者さんが無作為に割り付けられ，治療を受けます．われわれは新聞などで臨床試験をしばしば目にします．毎週新しい医療の臨床試験が出てきますが，歯科の分野ではまだ無作為割り付けを行った臨床試験はそれほど多くありません．しかし，治療の有効性をみるにはこれがベストな方法です．また，統計的にさまざまな変数をコントロールすることができるので，治療が始まった時点では明確でないものを定かにできます．つまり，無作為割り付によって，今まで

わからなかったさまざまな効果について，評価することが可能となります．

アメリカでの無作為割り付け臨床試験について話をします．ここ7～8年の間に行ったものですが，私がとくに焦点を当てたいのは，North Carolina大学（UNC）で行ったクリニカルトライアルです．

同僚のTulloch先生はこの臨床試験を行った主要な矯正歯科医であり，私の後任でNorth Carolina大学の歯科矯正学講座を担当しています．Phillips先生は統計学者で，われわれとともに仕事をしています．

1990年にAmerican National Institute of Dental Researchのディレクターは，上司に当たるNational Institute of Health（NIH）のディレクターに会ったとき，無作為割り付けの臨床試験が歯科の分野では遅れていると言われました．National Institute of Dental Research（NIDR）は，歯科のどの領域において本当にしっかりしたデータが必要かを考えた結果，矯正歯科が選ばれました．矯正歯科領域では，今までどうしても科学というより，意見を基にした考え方が多く認められたからです．NIDRから，臨床試験をやって欲しいという提案がありました．そして3つのプロジェクトが選択され，これには資金が提供されました．われわれの大学であるNorth Carolina大学，Florida大学，そして規模は小さいですがPennsylvania大学でプロジェクトが行われることになりました．今日はおもにNorth Carolina大学での臨床試験についてお話をします．

North Carolina大学ではNIDRが10年のプロジェクトを支援しました．II級の子供に対して第I期治療と第II期治療を行いました．最初に，患者さんを無作為に3つの群のいずれかに割り付けました．治療をまったく行わない群（対照群），ハイプルあるいはコンビネーションのヘッドギア装置を用いた群（ヘッドギア群），そして機能的矯正装置を用いた群（バイオネータ群）としました．第I期治療をしなかった患者さんを含めてすべての患者さんに対してエッジワイズ治療を行うこととしました．Florida大学では，類似の臨床試験が行われました．対照群，ヘッドギア群そして機能的矯正装置群の3群としました．ここでは，患者さんの第II期治療を継続的に行う支援は行われませんでした．この支援を受けたのはNorth Carolina大学だけでした．Pennsylvania大学では，小規模な臨床試験が行われました．ストレートプルのヘッドギア装置とFrankelのFR-II装置を比較する臨床試験でした．

これら3つの臨床試験ですが，第I期治療の結果はすでに発表されています．第II期治療の結果はNorth Carolina大学のものだけですが，これは予備的には発表されていますが本格的には来年に報告される予定です．ここでは，早期治療が第II期治療になんらかの影響を本当に及ぼすのかどうかについて，お話します．

被検者は検査開始時に年齢は8歳から11歳であり，少なくとも6mm以上のオーバージェットがありました．手のレントゲン写真から，成長のピークまで少なくとも1年はありました．治療を受けなかった被検者も含めて，すべての被検者は，15か月後に，レントゲン写真，模型，それから写真を用いて再評価されました．

われわれはハイプルあるいはコンビネーションのヘッドギア装置を使用しました．ヘッドギア装置にはタイミングデバイスを可及的に使用し，装置の装着時間が客観的にわかるようにしました（図38）．タイミングデバイスを組み入れるのは，それほど難しくはありませんでした．しかしコストがかかり，これに対する費用は十分ではありませんでし

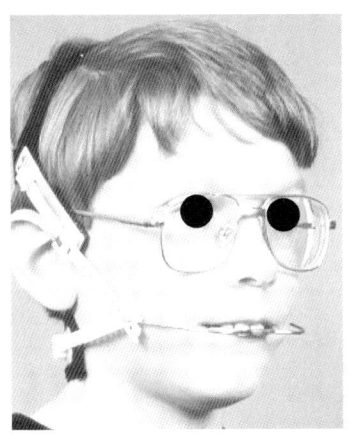

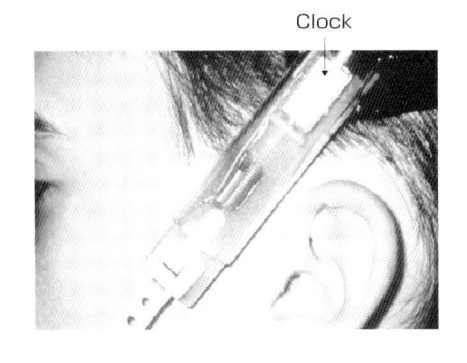

図38 タイミングデバイス付きヘッドギア装置．装置の装着時間が客観的にわかる．

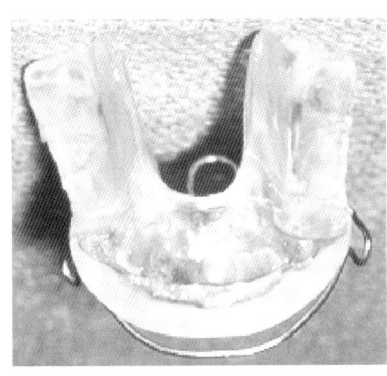

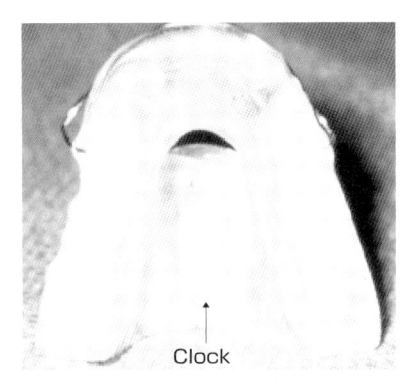

図39 口蓋のアクリル部分に時計を埋め込んだバイオネータ．この時計は口腔内で作動し，口腔外でOFFになる．

た．われわれは小さな「デジタルクロック」がほしかったのですが，日本と交流を持っている私の友人が日本へ電話し，200個を無料で送っていただきました．これに改良を加えました．フェイスプレートがついていて，フェイスプレートをとりはずすと数字が読めないのです．ポラロイドのサングラスのようなものです．被検者たちは，時計は壊れていると思いました．

North Carolina大学で用いた機能的矯正装置，バイオネータを示します（図39）．口蓋のアクリル部分に時計を組み込みました．この時計は少し湿らせればONとなります．つまり，口腔内に入れると作動し，口腔外に出すと乾燥してOFFになります．被検者は口の中からはずして水の中には入れないので，装置を外すと時計は動きません．

被検者の選定条件ですが，II級で，少なくともオーバージェットが6mm以上としました．オーバージェットはII級の測定に最も簡単でベストな方法だと思います．年齢は8歳から11歳，そして思春期前としました．手のレントゲン写真を見て，少なくとも成長のスパートまでに1年以上あることを確認しました．症候群の患者さんではなく，左右非対称性も認められず，垂直方向の問題がないことを確認しました．非常に長い顔とか，非常に短い顔の子供たちというのは除外しました．

表1 Ⅱ級症例の無作為割り付け

	計	対照群	バイオネータ群	ヘッドギア群
無作為割り付け	192	67	63	62
検査開始	180	65	57	58
第Ⅰ期治療開始	166	61	53	52
第Ⅰ期治療終了	166	61	53	52
平均年齢	9.9	9.8	9.9	9.8
標準偏差	1.0	1.1	0.9	1.0
範囲	7.3−12.4	7.3−12.6	7.9−11.7	8.1−12.4
女子比	42.2	42.6	43.4	40.4

転医等の理由で患者は減少し，最終的に第Ⅰ期治療を完了したのは166例．

そして最後の基準ですが，第三大臼歯を除くすべての永久歯がそろっていることとしました．実際に2000名以上の子供たちをスクリーニングしました．それぞれの群に40例から50例の被検者が必要であれば，だいたい200名ぐらいを統計分析するわけです．診療所で最初のスクリーニングを行いました．そしてニュースレポートで臨床試験の案内を出しました．チャンネル5のニュースのインタビューで紹介することができました．2000名以上の子供たちがスクリーニングを受けましたが，基準に合った子供は207例でした．10人に1人ということです．その後，207例のうち12例は骨年齢が進みすぎていることがわかりました．これは驚くことではありません．そのうち11例が女性でした．そして，先天欠如歯があった子供が3例ということで，192例がレントゲン写真上で基準に合ったと言えます．この段階で私どもはインフォームド・コンセントを得て，被検者を無作為にそれぞれの群に割り付けました（表1）．インフォームド・コンセントを得るのが難しい保護者もいました．どの治療が一番よいのか，私の子供には一番いい治療をして欲しいと思うわけですが，この場合，それはできません．このような両親に対し，われわれが言えることは，いろいろな意見があるけれども，いったいどれが最適なのかはわからないということです．192例の被検者を無作為割り付けしましたが，4名の両親が反対しました．他に，通院が困難という人が4名，とくに理由はなく辞退を希望された人が4名いました．したがって，180例の被検者の記録を最初にとりました．その後，転医等の理由でさらに患者さんは減少し，最終的に第Ⅰ期治療を完了したのは166例でした．

割り付けについてですが，まったく同じ数字とはなっていません（表1）．それぞれの群に無作為割り付けを行うと，よく起こります．年齢はだいたい似かよっています．女子よりも男子のほうが少し多かったことには，少し驚きました．日本でもそうだと思いますが，アメリカでも矯正治療は女子のほうが多いのですが，おそらく本調査では歯が突出している子供を対象としたことと関連して男子のほうが多くなったのだと思います．

「治療成果」の評価

すべての臨床試験でいえることですが，治療成果を評価するとき，最初の段階で各グループは同等とみなせるかどうかをまず確かめなければなりません．最初の状態が同等でなければ，治療効果を判定するのが困難となります．ANB角，オーバージェット，オーバーバイト，その他いろいろ測定してみましたが，ほとんど同じであり，各グループは臨

表2 第I期治療に伴う外傷リスクの変化

	対照群 p<.01	バイオネータ群 n.s.	ヘッドギア群 n.s.
受傷率	14.8% 9 of 61	5.7% 3 of 53	8.0% 4 of 50
外傷の範囲	0.20	0.06	0.10
重篤度	0.48	0.11	0.26

治療群の外傷のリスクは対照群の半分．

表3 第I期治療前における顎関節症状

	対照群	バイオネータ群	ヘッドギア群
圧痛	25%	19%	10%
雑音	15%	15%	18%
可動域制限	10%	23%	22%

表4 第I期治療に伴う顎関節症状の変化

	対照群		バイオネータ群		ヘッドギア群	
	減少	増加	減少	増加	減少	増加
圧痛	16%	11%	11%	19%	6%	14%
雑音	11%	8%	8%	4%	6%	6%
可動域制限	7%	10%	9%	11%	4%	4%

床試験開始前において同等とみなすことができました．

第I期治療の効果についての結果です．歯や歯周組織に健康上の効果が現れたかどうかについてですが，対照群と治療群との間で差は認められませんでした．第I期治療によって歯周組織の健康，あるいはその歯の健康に対しては影響が認められなかったということです．ただし，切歯の外傷という点では，治療群と対照群の間で差が認められました．切歯が前突している子供の場合は，切歯が破折する危険があります．第I期治療に伴う外傷リスクの変化をみると，治療群の外傷リスクは対照群の半分となっています（表2）．対照群では約15%ですが，早期治療群では6～8%であり，前突した歯への外傷リスクを減らすことができたといえます．この点を除いて有意な差は認められませんでした．

顎関節への影響についてはどうでしょうか．II級の子供の顎関節症状ですが，いずれの群においても20%ぐらいの者は何らかの顎関節症状を有していました（表3）．第I期治療で認められた変化は，顎関節に圧痛などの症候があった者について，その程度が低下した者も増加した者もいたということです．しかし，その変化率は治療群と対照群との間で差はなく，第I期治療の顎関節への影響はありませんでした（表4）．これはとても興味深いことですが，われわれのデータとFlorida大学のデータは異なっています．Florida大学のレポートでは，TMDの症状は減っています．おそらく治療手順や症状の判定基準の違いによると思われますが，いずれにしても重要な問題に対する答えが出ていると思います．つまり，機能的矯正装置を使うと，下顎頭が偏位してTMDを誘発するという意見もありますが，この3つの臨床試験の結果からは，そのような所見はまったく認められませんでした．機能的矯正装置を使っても顎関節には健康上の問題はないといえます．

まとめますと，まず切歯に対する外傷については，治療群においては有意に低下しました．TMDの症状については，ほとんど増加しませんでした．むしろ，低下したぐらいで

す．歯周組織への影響あるいはエナメル質における病変についても，治療による差は認められませんでした．

心理社会的な影響についてはどうでしょうか．矯正治療を受ける最大の理由は，心理社会的によりよい環境を作りたいということです．第Ⅰ期治療によって，心理社会面で利益が得られたかどうかについてみてみます．いくつかの指標を用いて調べた結果，治療群と対照群との間に差は認められませんでした．ただ興味深い所見がありました．歯が出ていると学校でからかわれますが，オーバージェットと歯並びをみると，その度合いをかなり予測できます．それでは治療を必要と感じたのは誰でしょうか．親はオーバージェットが原因で子供に対する治療を求めてきます．子供から見るとどうでしょうか．この場合，年齢が大きく関わってきます．つまり子供が大きくなると，自分がなんらかの矯正治療が必要だと自覚するようになります．逆にいえば，青春期，思春期になるまでの子供は，とくに自分自身に対して矯正歯科治療の必要性を感じていないのです．そのため，治療をしてもしなくても心理社会的にはほとんど関係ありません．子供は治療をとくに必要だとは思っていないことが多いのです．

第Ⅰ期治療が形態に及ぼす影響についてはどうでしょうか．2つの点に着目するといいと思います．まず，オーバージェットです．対照群では平均でみると変化はほとんど認められませんでした．15か月間の治療を行った群をみると，バイオネータ群では2.6 mm，ヘッドギア群では1.5 mm減っています．では，バイオネータはヘッドギアよりもオーバージェットを減じる効果が大きかったのでしょうか．確かにそうです．数値で見てもわかります．しかし，バラツキが大きいため，個々の症例を見ると，バイオネータよりも治療成績のよいヘッドギアの子供を選ぶことができます．そのような選択は明らかにバイアスがかかっていますが，それが報告されることも多くあります．バイオネータ群とヘッドギア群との間には有意の差が認められましたが，いずれの治療群でもオーバージェットは小さくなりました．

SNAとSNBの変化についてはどうでしょうか．これらの変化にはバラツキがかなり認められました．SNAについては，ヘッドギア群で，バイオネータ群および対照群よりも小さくなっています．SNBについては，バイオネータ群のほうがヘッドギア群より大きくなっており，成績が良好でした．しかし，SNBが大きく変化したのは対照群でした．つまり，本来の成長によって変化したのです．ここで興味深いのは，対照群の中でもばらつきがあるということです．つまり，未治療のまま放置していても，かなり良好な結果を示した子供と，悪化してしまった子供がいるのです．

歯の移動量についてはどうでしょうか．バイオネータ群とヘッドギア群のいずれにおいても，上顎前歯は後退しました．下顎切歯については，バイオネータ群において対照群やヘッドギア群よりも前方に移動しています．成績にはかなりのばらつきがあるため，このような平均でみた変化がすべての子供たちで起こったとはいえませんが，早期治療の有効性が証明されたといえます．

それでは，好ましい結果の得られる割合はどれくらいでしょうか．年間で1.5°以上ANBが低下した場合を「たいへん好ましい」，単に減少した場合を「好ましい」，変化がない場合を「変化なし」，ANBが増加あるいはオーバージェットが大きくなった場合を「好ましくない」と定義しました．「たいへん好ましい」はバイオネータ群で25%，ヘッドギア群で

35%、対照群で2～3%でした。1940年頃の文献でも、治療を行わない子供の5%で良好な結果が得られたとあり、本研究の結果とほぼ一致します。割合は高くありませんが、ゼロではないのです。

治療群では、「たいへん好ましい」、「好ましい」をあわせて75%であり、25%は好ましくない変化を示しました。治療をした場合でも、必ずしも良好な結果が得られるとは限りません。これは治療群のいずれについてもいえます。対照群では、全体の3分の1がよくなり、2分の1が悪くなり、残りは変化しませんでした。

第II期治療終了時で比較してみます。早期治療の有無が第II期治療にどのような影響を及ぼすでしょうか。これは臨床的にたいへん重要な問題です。166名の子供たちが第I期治療を完了しました。そのうち、17名が治療を中断し（4名は費用に関する問題、4名は転医、9名は理由なし）、149名が第II期治療を開始しましたが、最終的に第II期治療を終了したのは143名でした。

Tulloch先生が166名すべての第I期治療を担当しました。第II期治療は4名の矯正歯科医で行いました。治療を完了した患者さんの内訳は、対照群51名、バイオネータ群44名、ヘッドギア群48名でした。治療成績を判定するため、PARスコアを用いて咬合状態の評価を行いました。アメリカとイギリスでは方法が少し違いますが、ここでは、イギリスの方法を用いました。スコアは低いほうがよく、0は「たいへん良好」、5以下は「良好」、6～10は「まずまず」、重度の咬合異常ではスコアが50以上になることもあります。

症例：バイオネータを用いたII級症例

初診時年齢は10歳11か月で、典型的なII級です（図40）。わずかに下顎が劣成長で、上顎前歯が少し前突しています。顔面高には問題はありませんが、前歯部の被蓋は深いです（図40c）。少なくともこの程度の前突が認められない患者さんは、本調査対象とはなっていません。オーバージェットは7mmで、PARスコアーは35でした。すでに切歯の切端は欠けていました。15か月後に途中経過の記録をとりました（図41）。オーバージェットは小さくなりましたが、咬合は緊密ではありません。下顎が少し成長していますが、オーバージェットの減少は下顎切歯の位置による変化でした。バイオネータを使ってまずまずの結果が得られました。

第II期治療の開始時にPARスコアは22へと減少しました。第一小臼歯を抜去して、切歯を中程度に牽引する計画を立てました。動的治療期間は21か月で、14歳2か月で装置を撤去してリテーナーを装着しました（図42）。PARスコアは4になりました。口唇も自然に閉鎖できるようになりました。第II期治療の期間中にたいへん好ましい成長パターンが認められました。切歯の関係も改善されました。上顎切歯の牽引は上顎の成長を代償しています。1年後の記録ではPARスコアは5でした。成長が治療に有利に働きましたが、治療後にはそれほど成長は認められませんでした（図43）。

各群でPARスコアを見てみましょう。初診時のPARスコアは各群でほぼ同じです。第I期治療終了時には少し下がりましたが、大きな変化ではありません。第I期治療は成長のモディファイを主目的としており、PARスコアには大きな影響を及ぼさないといえます。第II期治療終了時のPARスコアは、対照群で9、バイオネータ群で9、ヘッドギア群で7であり、有意の差は認められませんでした。第I期治療の有無にかかわらず、たいへん良好な咬合状態を獲得した患者さんがいる一

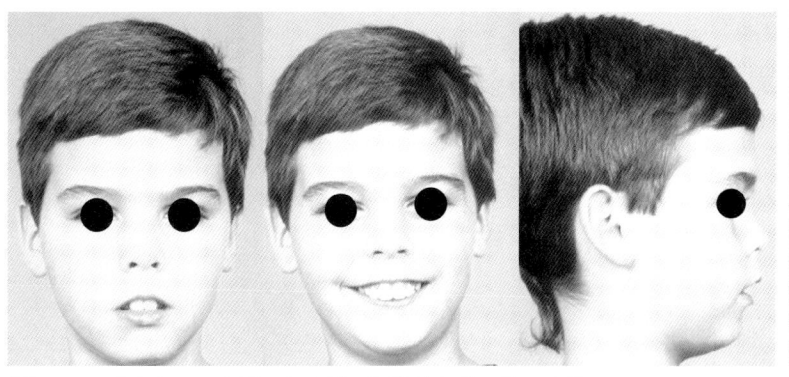

第I部 W.R.プロフィト教授 現代矯正学1日セミナー

図40a バイオネータを用いた症例．初診時年齢10歳11か月．

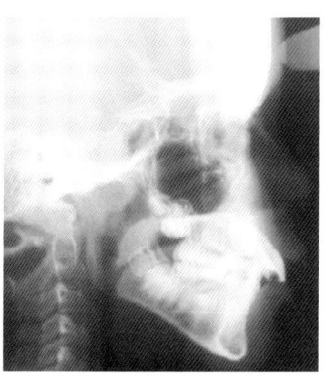

図40b セファロ写真．

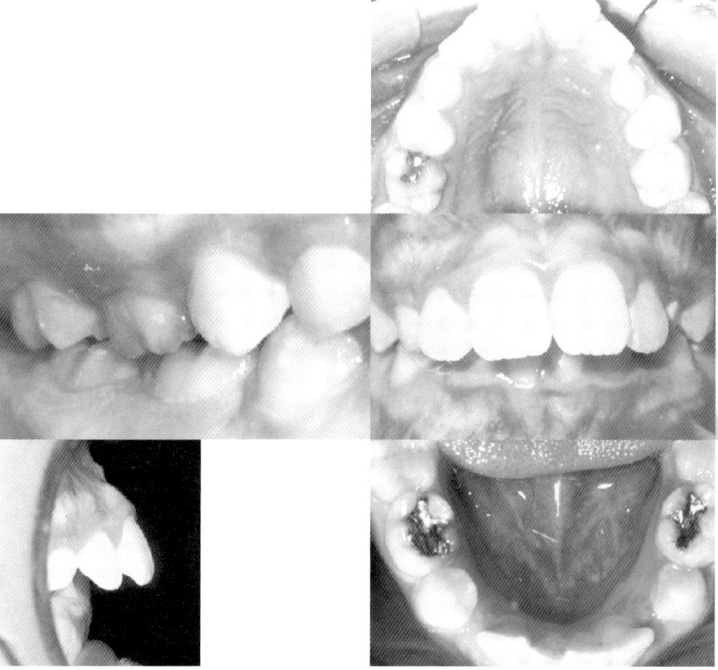

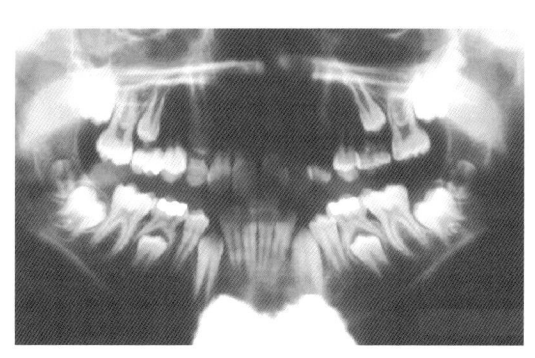

図40c 口腔内写真．

図40d パノラマレントゲン写真．

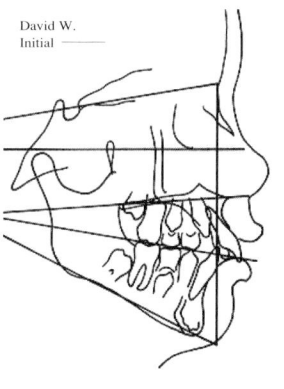

図40e セファロ写真のトレース．

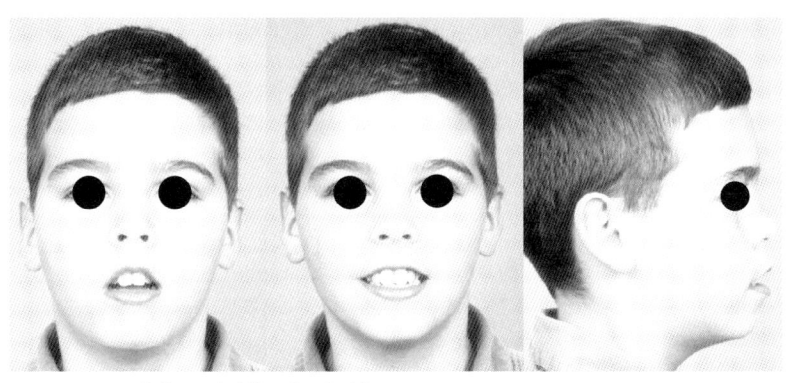

3．II級症例における第I期治療と第II期治療

図**41a** 15か月後の正面位の顔面写真．

図**41b** セファロ写真．

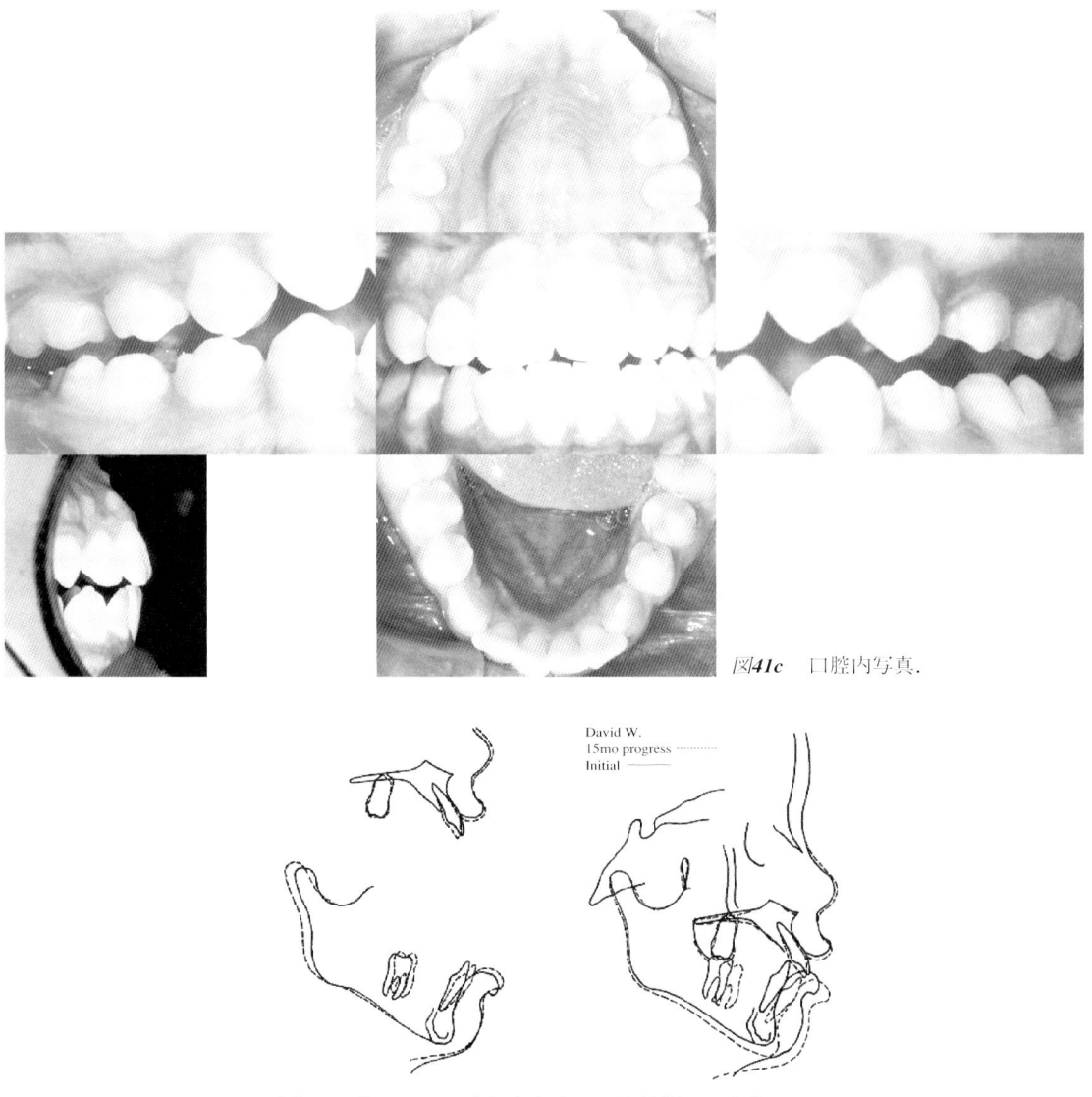

図**41c** 口腔内写真．

David W.
15mo progress ·········
Initial ————

図**41d** トレースの重ね合わせ：15か月間での変化．

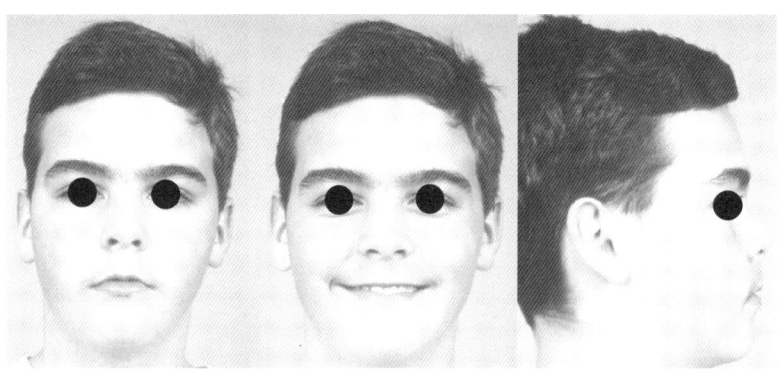

第Ⅰ部　W.R. プロフィット教授　現代矯正学1日セミナー

図42a　第Ⅱ期治療終了時.

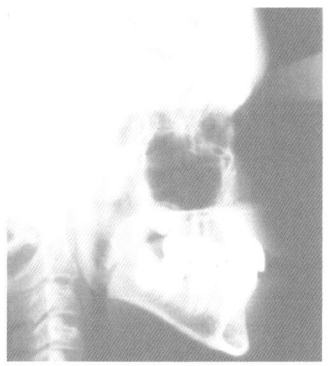

図42b　セファロ写真.

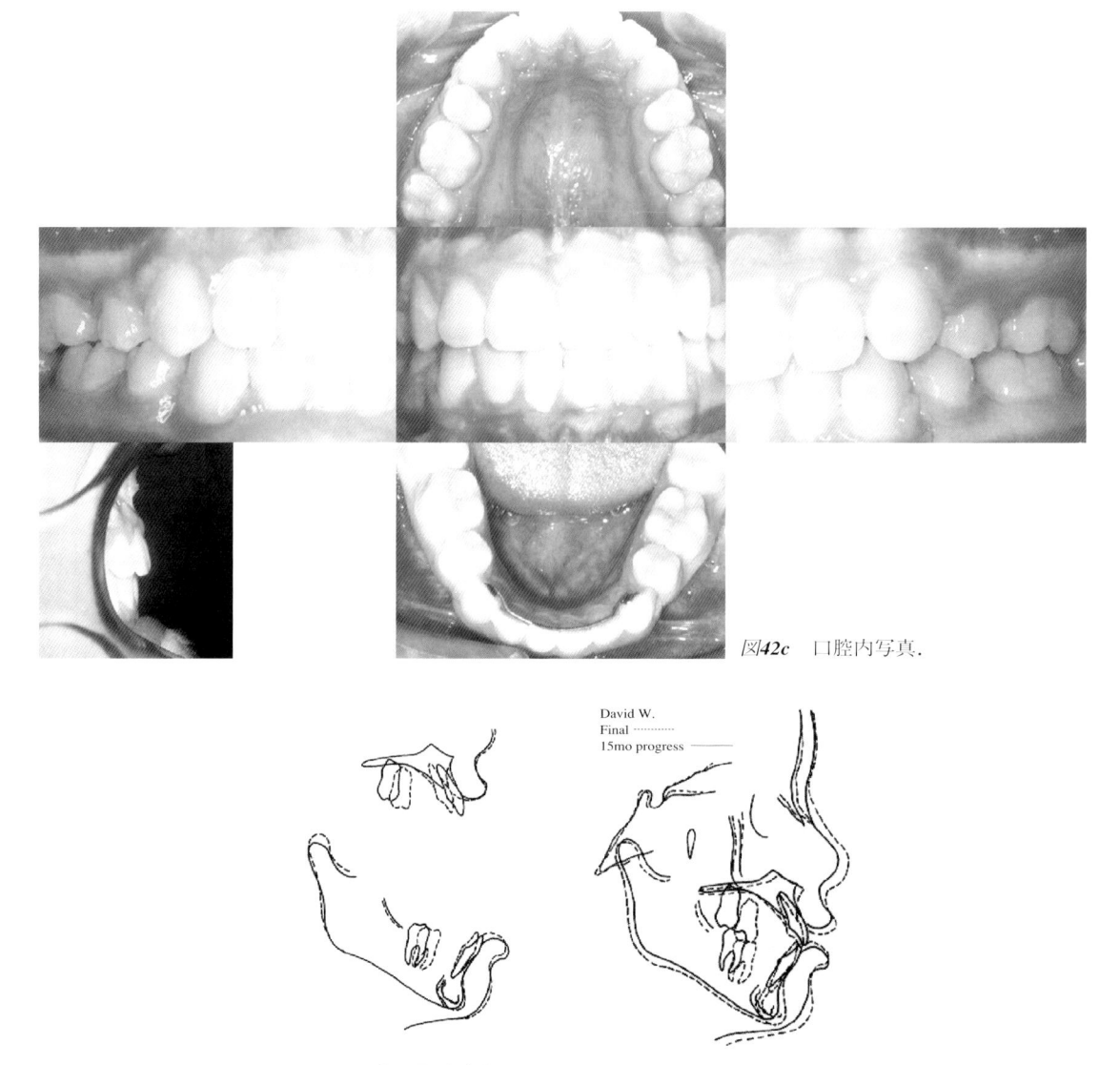

図42c　口腔内写真.

図42d　第Ⅱ期治療期間中における変化.

図43a 保定開始1年後.

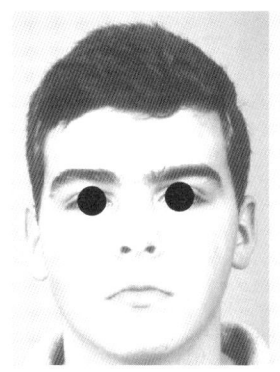

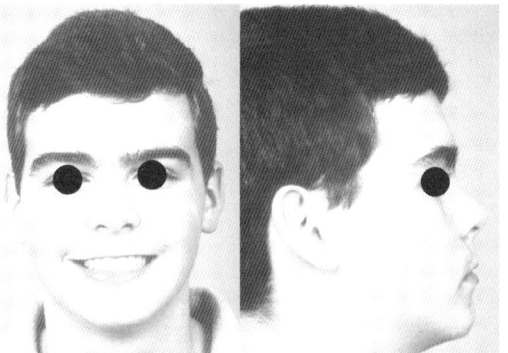

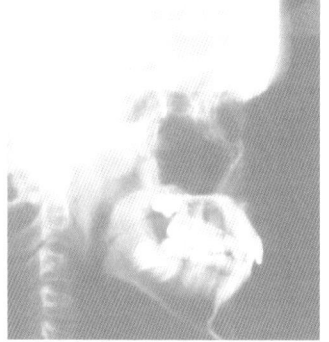

図43b セファロ写真.

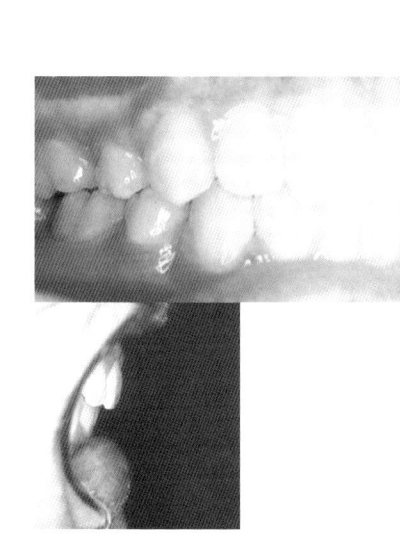

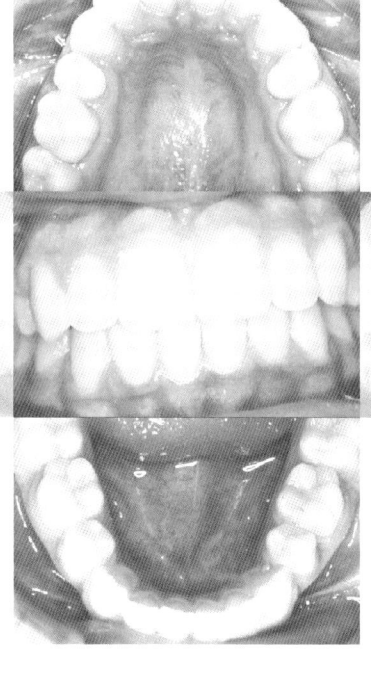

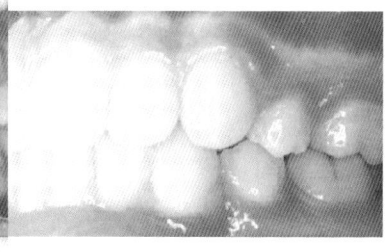

図43c 口腔内写真.

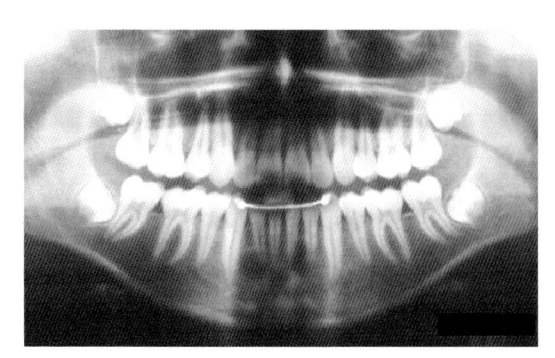

図43d パノラマレントゲン写真.

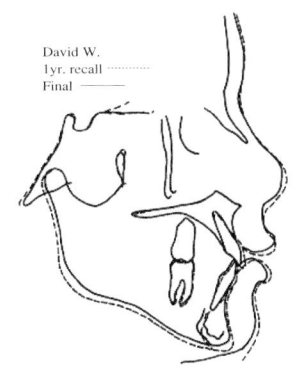

図43e 保定期間中における変化.

表5　第Ⅰ期治療が上下顎関係に及ぼす影響

	対照群	バイオネータ群	ヘッドギア群
治療開始前	6.29 (1.98)	6.26 (2.06)	6.04 (1.82)
第Ⅰ期治療終了時	6.11 (1.90)	5.14 (1.99)	4.72 (1.82)
第Ⅰ期治療中の変化	-0.17	-1.12	-1.31
第Ⅱ期治療終了時	4.28 (2.04)	3.93 (1.94)	4.10 (1.97)
第Ⅱ期治療中の変化	-1.83	-1.21	-0.62
トータルの変化	-1.83	-2.43	-1.93

表6　抜歯症例数の内訳

	全症例数	対照群	バイオネータ群	ヘッドギア群		抜歯症例数
P先生	40	3	3	2	8	20%
T先生	40	4	6	4	14	33%
B先生	35	3	3	1	7	20%
O先生	32	0	2	0	2	6%
計	147	10	14	7	31	21%
		20%	30%	15%		

方，第Ⅰ期治療をしたけれども効果がまったくなかった患者さんもいました．最終的に「たいへん良好」の評価を得た患者さんは，対照群では49名中22名で半分以下，バイオネータ群でも44名中18名で半分以下，ヘッドギア群では46名中24名で，最もよい結果でした．このように，咬合状態の点からは，極めて良好な治療成績といえます．それから，「良好」の評価を得た患者さんは，対照群で11名，バイオネータ群で15名，ヘッドギア群で8名でした．PARスコア10を超えたものは，対照群で16名，バイオネータ群で11名，ヘッドギア群で14名でした．このように第Ⅰ期治療の有無にかかわらず，4分の1の患者さんでは満足のいく咬合状態を獲得できませんでした．「たいへん良好」，「良好」，「まずまず」に分類された患者さんの割合についても群間で差は認められませんでした．

それでは第Ⅰ期治療の効果は何でしょうか．第Ⅰ期治療の有無による違いは上下顎関係にみられます．第Ⅰ期治療の終了時において，対照群と治療群との間でANBに有意の差が認められました（表5）．ANBは第Ⅰ期治療によって確かに変化し，第Ⅱ期治療の期間中を通じても変化しました．しかし，対照群では第Ⅱ期治療の期間中にANBの著しい変化が認められました．その結果，第Ⅱ期治療の終了時ではどうでしょうか．最終的には早期治療の有無による上下顎関係の差はわずかなものでした．

Ⅱ級症例の早期治療を行う理由のひとつに，非抜歯治療の可能性が高まることがあげられています．つまり，低年齢でバイオネータを用いれば，後に抜歯の必要性が減少するというのです．抜歯例の数をみてみます（表6）．P先生の場合40名を治療していますが，そのうち対照群で3名，バイオネータ群で3名，ヘッドギア群で2名の計8名が抜歯症例となりました．つまり抜歯症例の割合は20%でした．T先生で抜歯症例の割合は33%であり，B先生で20%，O先生で6%でした．4名の先生の平均を計算すると，対照群で20%，バイオネータ群で31%，ヘッドギア群で14%でした．早期治療によって第Ⅱ期治療での抜歯頻度が減少するという概念を支持するデータは得られませんでした．バイオネータの使

用で，第Ⅱ期治療での抜歯頻度が逆に増加するのではないかとさえいえそうな結果で，統計学的にもう少しで有意となるところでした．ひかえめな結論として第Ⅰ期治療の有無によって抜歯頻度に差は生じないということです．

重度のⅡ級症例についてはどうでしょうか．早期治療によって，外科的矯正治療の必要性が変わるでしょうか．147名の患者さんのうち10名が外科的矯正治療を終了しました．1名は保留で治療を完了していません．このように，外科的矯正治療の適応症例は7.7％でした．最も重度なⅡ級症例5％については手術が必要といわれています．このサンプルは，一般の母集団より，やや重篤な症例が多いと思われます．調査結果をみてみますと，早期治療をしてもしなくても，外科的矯正治療の必要性に影響はないようです．

治療期間についてはどうでしょうか．第Ⅰ期治療を行うと第Ⅱ期治療は短縮できるのでしょうか．治療期間は患者さんによって変わりますし，矯正歯科医によっても異なります．一般的には早期の治療を行うことによって第Ⅱ期の治療期間はだいたい25％短縮できます．

「早期治療」の適用理由

早期治療への熱意は，効率のよい診療を目指すものであると思います．先生方は必要以上の治療時間を割きたくない．また，治療時間が長引くことによる負担を患者さんにかけたくないこともあると思います．ここで重要なことは，効率のいい診療を行うには，早期治療に適した患者さんを選択することです．歯科矯正診療では，骨格性の問題を持っている患者さんの場合，セファロ写真を撮ってから待機リストに登録し，1年後に2度目のセファロ写真をとることが最近まで行われていました．アメリカでは現在そのようなことは行われていませんが，個々の患者さんの成長発育パターンを予測するには，セファロ写真を経年的に撮ることに勝る方法はありません．早期治療の成否が成長パターンに最も依存しているのであれば，このようなレントゲン写真を撮ることは意義のあることだと思います．

Ⅱ級症例の早期治療についての臨床試験結果をお見せしましたが，次に私の感想を述べます．先生方ご自身で結論を出していただければいいのですが，早期のⅡ級治療にはいくつかの適応症があると思います．治療が早期に行われても，あるいは少し年齢が高くなってから行われても，平均で見ると大差はありませんが，中には本当に大きな問題を抱えている子供がいます．それを早期に改善することは有意義なことです．外傷の受けやすさ，これも早期治療の適用理由のひとつです．早期治療を行うと，歯の損傷リスクが軽減されます．また，過蓋咬合の場合には口蓋組織に外傷が生じることがあります．このような理由で，早期治療は正当化されます．早期治療を行う別の理由ですが，成長パターンの修正があげられます．治療時期が永久歯列期からの場合，成長パターンを修正する機会が失われることもあるでしょう．逆に，成熟が晩期に起こる男子の場合，早期治療の恩恵を受ける可能性は小さくなります．臨床試験で男女をみてきましたが，やはり，男子のほうが女子よりも成長が完了する時期は遅いです．しかし，治療中にこの点を忘れてしまうことがあります．男子では，骨格の成長は永久歯列期でも続きますので，低年齢から治療を開始する根拠は弱まります．問題の重篤度についてはどうでしょうか．私には，臨床試験で得られた最も興味深い所見でした．術前における問題の重篤度と治療中におけるPARスコアやANB角の変化との間には，相関がほとんど

認められませんでした．重篤な症例では治療効果が出にくいと考えるかもしれませんが，そうではありません．矯正歯科医はある意味ではこのことを知っていると思います．重篤な症例ですばらしい治療結果が示されることがしばしばある一方，それほど重篤でない症例でも治療が困難で期待した結果が得られないこともあります．学生を教えるときに，一見したところ単純な問題にみえても，そうでないケースもあるので，治療費をあまり安く設定してはいけないと話をします．

最後に，忘れてはならない点として，本調査サンプルでは垂直的な問題を有する患者さんは含まれていません．確信はもてませんが私は次のように考えます．Ⅱ級ショートフェイスの症例に対しては早期治療が妥当であるという証拠がおそらく出てくると思います．ロングフェイスについてはよくわかりません．データはまだ揃っておらず，個人的な意見です．また，臨床試験のデータから推測することは可能でしょうが，Ⅱ級の子供の何％が早期治療の基準を満たしているかについてもわかっていません．Ⅱ級の子供3人に1人ぐらいではないかと思いますが，はっきりとはわかりません．臨床試験のデータをさらに分析すれば，早期治療の適用はさらに明確になると思います．そのようなデータをわれわれは必要としています．そのためには無作為化した臨床試験が必須ですが，費用や労力も必要であり，実施には困難を伴います．臨床試験についての文献には，たいへん熱心な結論を導き出しているものがありますが，対照群のない場合がよくあります．また，臨床的な判断を行う際の最善のガイドは私の意見ではありません．真実を元に判断をしてください．

Q：口腔機能の問題が午前のセッションにもありましたが，例えばオープンバイトに関連するような舌や口唇の悪習癖を持つ患者さんの軟組織の成長に対して，早期に治療しておくべき項目もあるのではないでしょうか．そのような調査はアメリカで行われているのでしょうか．

A：歯性や骨格性の問題に関する軟組織の成長について，今お話したレポートは無作為化された臨床試験の結果であり，最良のデータだと考えています．私も不正咬合の原因として，舌の機能が問題を起こしている可能性については，たいへん興味を持っています．私の結論はどちらかというと舌位というのは歯の位置によって決められているということです．短期的には，どちらかというと形態に機能が適応していると思います．しかし，安静位や安静時に生じる圧は不正咬合の発症に影響を及ぼしております．Moss教授がファンクショナル・マトリクスという理論を記述されましたが，レスティング・マトリクスと記述されればよかったと思います．そうすればもっと機能と形態の関係において，重要な面に多くの方の目が向けられるようになったであろうと思います．

4．Ⅲ級症例に対する治療方針

「チンキャップ」と「FR-3」の効用

　最後のトピックです．日本にきてⅢ級の治療の話をするのは少し気がすすみません．Ⅲ級症例の割合が高く，日本の先生方はⅢ級症例について経験を多くつまれているからです．高田先生からも要請がありましたのでⅢ級の治療についてとりあげます．Ⅲ級の治療についての問題は，日本でもアメリカでも同じですので私の経験がお役に立つかもしれません．

　Ⅲ級の治療に関する問題は変化してきており，とくに近年における取り組み方には大きな変化があります．現在のⅢ級に対する治療方針は，1980年代と比べると大きく異なっています．

　現在では上顎に対する治療が主流であり，下顎に対する治療はそれほどではありません．また，成長のコントロールにチンキャップ装置をあまり使用しなくなりました．1890年に出版されたアメリカの本にもチンキャップ装置の例があり，そこでの説明にも，あまり有効ではないと書いてあります．もう少し近代的なチンキャップ装置，100年後のチンキャップ装置ではどうでしょう．それでもやはり同じではないでしょうか．チンキャップ装置は残念ながらあまり効果がありません．ところで，チンキャップ装置には二種類あります．力を直接顆頭の方向に向けるものと力を顆頭の下方に向けるものです．力を顆頭の下に向けるチンキャップ装置は，下顎を後下方へ回転させます（図44）．下顎のこのような回転はオトガイの前突を減少させますので，顔面高が短いⅢ級症例では有効となります．通常，チンキャップ装置の効果は下顎の回転効果であり，成長抑制はあまり見られません．猿のモデルではチンキャップ装置は確かに成長の抑制に有効であったというデータがあります．この例では，強い力で間断なく常時チンキャップ装置が用いられています．その結果，下顎の成長は抑制され，顎関節は頭蓋の後方へしばしば偏位しました．猿に有効で

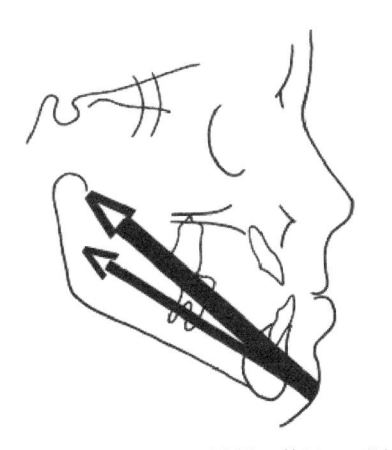

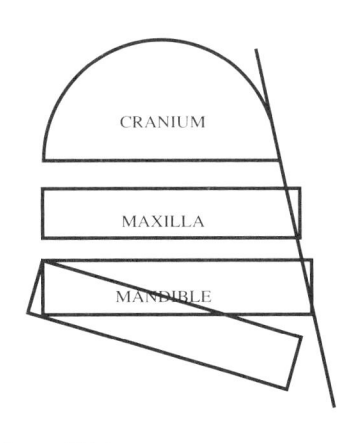

図44　チンキャップ装置の効果．下顎の下後方への回転．

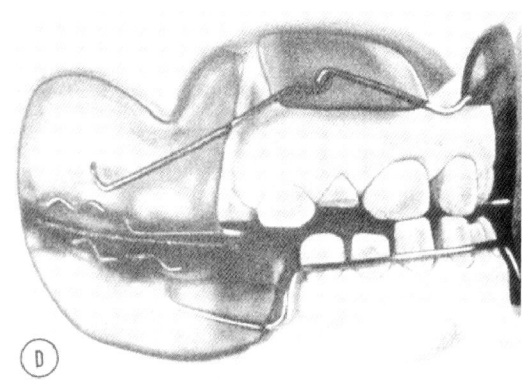

図45 Frankel装置：FR-3．上顎の成長促進効果については疑問．

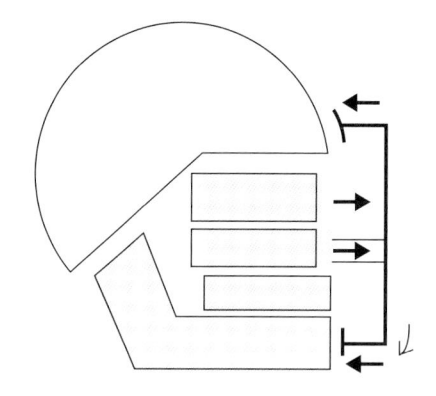

図46 フェイスマスクの効果．

あったので，ヒトでも有効であろうと考えたのですが，ヒトでは効果が認められません．なぜでしょうか？ヒトの場合はあまり強い力をかけられない．しかも1日の使用時間が限られています．そのような使用方法では，下顎の回転を引き起こすことはできても，下顎の成長を抑制することはできません．

チンキャップ装置による下顎を回転させる作用は顔面高を増加させるので，ショートフェイスの患者さんには有効でしょう．ところが，白人のⅢ級症例はロングフェイスがほとんどであり，ショートフェイスは3分の1ほどです．そのため，下顎の回転が有効である症例は多くありません．チンキャップ装置はアジア系の人達にはより有効であるとアメリカでいわれています．私どものNorth Carolina大学には多くの先生方が来られます．高田先生からもいろいろ教わりました．チンキャップ装置は日本を含めてアジアでは効果的ですが，それはⅢ級症例にショートフェイスが多いことに関連していると考えます．下顎の成長抑制効果を示すデータはないと思います．

下顎の成長を抑制できなければ，当然，上顎の成長を促進させようということになります．上顎の成長は促進できないと長期にわたりいわれてきました．Frankel装置がアメリカに初めて紹介されたころ，Ⅱ級症例に対するFR-2の効果にたいへん感銘を受けました．そこで，FR-3については，おそらく上顎を前方に成長促進させるのではないかと思ったわけです（図45）．ところが，大学で用いてみましたが，あまりいい成績は得られませんでした．他の大学からFR-3を使った症例報告が出ていますが，どうも全般的に成績はよくありません．文献的にも5年ほど前にはデータはありませんでした．FR-3の効果についての最良の報告はIstanbul，Ankaraなどトルコからのものです．FR-3で好ましい結果が得られる可能性は5％であると私もよく言っていました．トルコからの報告によると，骨格性の反応はほとんど認められませんでした．20例中ゼロでした．FR-3に関するいくつかの論文がありますが，その中の1，2例を見てみるとたいへん有効であったと報告されているので，FR-3はたいへん有効に違いないという印象を受けると思います．しかし，この連続20症例で成功例はゼロであったことから，FR-3はお薦めしがたいものと思われます．

「フェイスマスク」の効果

フェイスマスクで歯列を前方に引けば歯は動きますが，問題は骨格への効果です（図46）．

4．Ⅲ級症例に対する治療方針

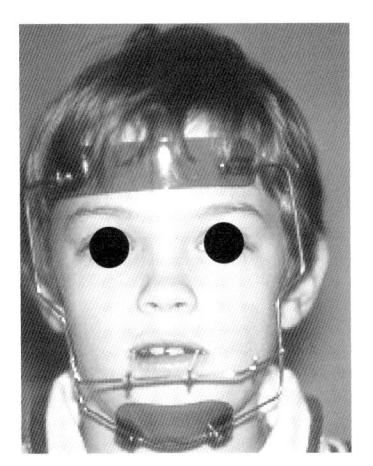

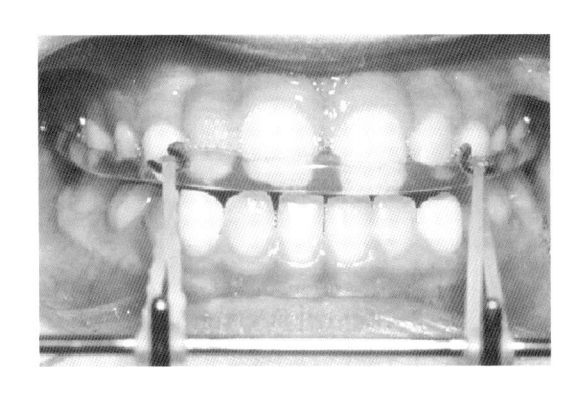

図47a　North Carolinaにおける最初のフェイスマスク症例．

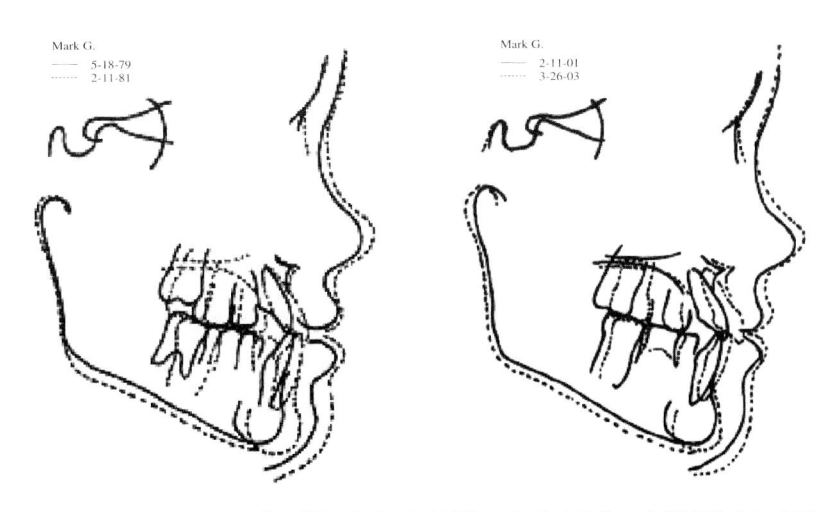

図47b　フェイスマスク使用期間中（18か月間）における変化．上顎が前方に成長し，下顎の成長が抑制されたように見える．

　上顎の歯だけではなく，上顎骨全体を引っ張りたいわけです．私の経験をお話しします．Delaireのフェイスマスクの治療について読んだとき，私は真剣には考えていませんでした．1980年代の終わりころ，私はSwedenの歯科大学でフェイスマスクの効果を初めて実際に目にしました．私はたいへん感銘を受けて，すぐに歯科材料店で1ダースほどのフランス製のフェイスマスクを買ってアメリカに帰りました．

　North Carolina大学におけるフェイスマスクの第一号患者さんです（*図47a*）．20年くらい前ですが，小児歯科にきた子供で，初診時年齢は6歳でした．セファロ写真をとりましたが，治療をしないで18か月後に再度セファロ写真を撮影しました．上顎の前方への成長はほとんどありませんが，下顎は前方にかなり成長しており，Ⅲ級傾向が一層強くなっていました（*図47b*の左）．そこで，引き続く18か月間はフェイスマスクを使ってもらいました．そうすると，とても良好な結果が得られました．上顎が前方に成長し，下顎の成長が抑制されたように見えます（*図47b*の右）．一例では治療効果の証明になりませんが，多く

47

の矯正歯科医はフェイスマスクでいい成績をすでに得ており，フェイスマスクはかなり広く使われるようになりました．

英文の学術雑誌にも，フェイスマスクの効果についての報告が多く出ています．最も重要な点は，患者さんの年齢とフェイスマスクによる治療成績との関係ですが，フランスのガイドラインでは，フェイスマスクは8歳以前に用いることとなっています．最近の文献では12歳頃まではフェイスマスクで骨格性の変化を期待できるようです．しかし，フェイスマスクはなるべく低年齢で用いたほうがいいと私は思います．イタリア人のIII級の子供で治療を受けなかった人をサンプルとした研究がたいへん参考となります．III級症例を未治療で放置し，連続的なセファロ写真データを得ることはたいへん難しいです．フランスでは治療費を払えない子供が多く，Florence大学は未治療のIII級症例の連続データを偶然にも得ることができました．これを対照群とし，フェイスマスクを使った治療群を比較できます．治療はMichigan大学で行われたわけですが，Michiganというのはイタリア系の移民が集中している所であり，対照群との比較に適していました．これらの2つの論文は科学的にもしっかりとしています．結論としては，骨格的な変化は8～9歳以上になると徐々に低下し，それ以上の年齢では歯の動きがほとんどになります．上顎の縫合部の形態をみれば，よく理解できると思います．口蓋縫合部は2歳では直線ですが，5歳になるとわずかに指状突起ができます．9歳になると，その突起が互いにかみ合うようになります．この口蓋縫合部を離開させるには，微小骨折を生じさせる必要があります．正中口蓋縫合部を開くと言いますが，年齢が低いときにはリンガルアーチ装置だけで拡大できますが，9歳になると，ジャックスクリューを用いな

いと開きません．ジャックスクリューで微小骨折させるわけです．フェイスマスクで上顎を前方に牽引するとき，9歳では縫合部は左右の突起がおそらく嵌合しており，骨格的な変化はほとんど生じないと思われます．つまり，フェイスマスクによる骨格的変化は，若い患者さん，とくに8歳以下の子供でのみ可能といえます．歯の移動や下顎の回転をフェイスマスクで行うことは，それ以上の年齢の子供に対しても可能です．正中口蓋縫合部を離開させた後，フェイスマスクを用いると，骨格への効果が増すという矯正歯科医もいます．正中口蓋縫合を離開させれば上顎の他の縫合部も離開するので，上顎を前方に移動できますが，それを支持するデータが十分に得られているのかについては疑問が残ります．

上顎が狭い症例では，上顎を拡大して前方に牽引することには問題ないでしょう．しかし，拡大の必要性がなく上顎の前方移動のみでいい場合においてでさえ，拡大を推奨してよいのかどうかはよくわかりません．ただ，アメリカではフェイスマスクに対する期待があまりにも大きいようです．そこで，フェイスマスクを用いた典型的な私の患者さんをお見せします（図48a）．

フェイスマスクを用いた症例

7歳です．母親は外科的矯正治療の経験がありました．大きな下顎と小さな上顎です．父親は医者です．母親と同じような手術をしなくてすむように子供のときに何かできないかということで来られました．7歳児として歯列は正常であり，特別な所見はありません（図48b, c）．予後について親とよく相談することが重要です．矯正治療をしても成功は50％ですと父親に説明し，半分の可能性でもやりますかと尋ねました．そして，フェイスマスクと可撤式スプリントを1日12時間使用

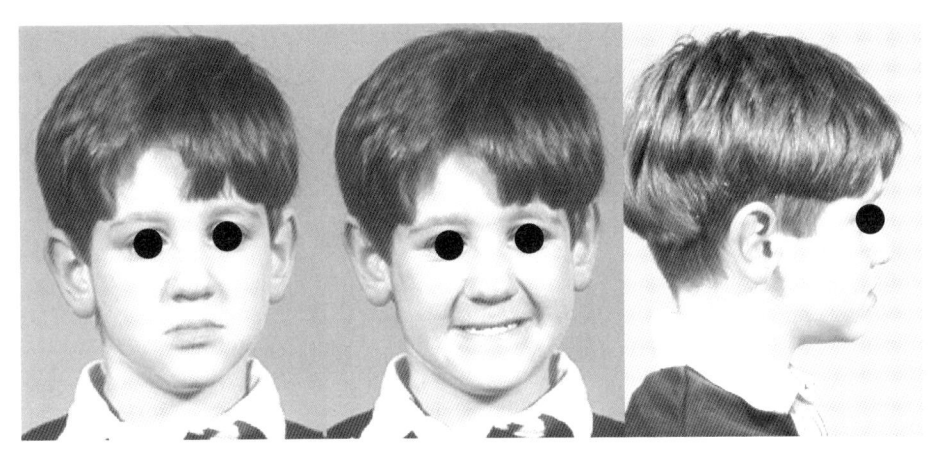

4．Ⅲ級症例に対する治療方針

図**48a**　典型的なフェイスマスク適用症例．

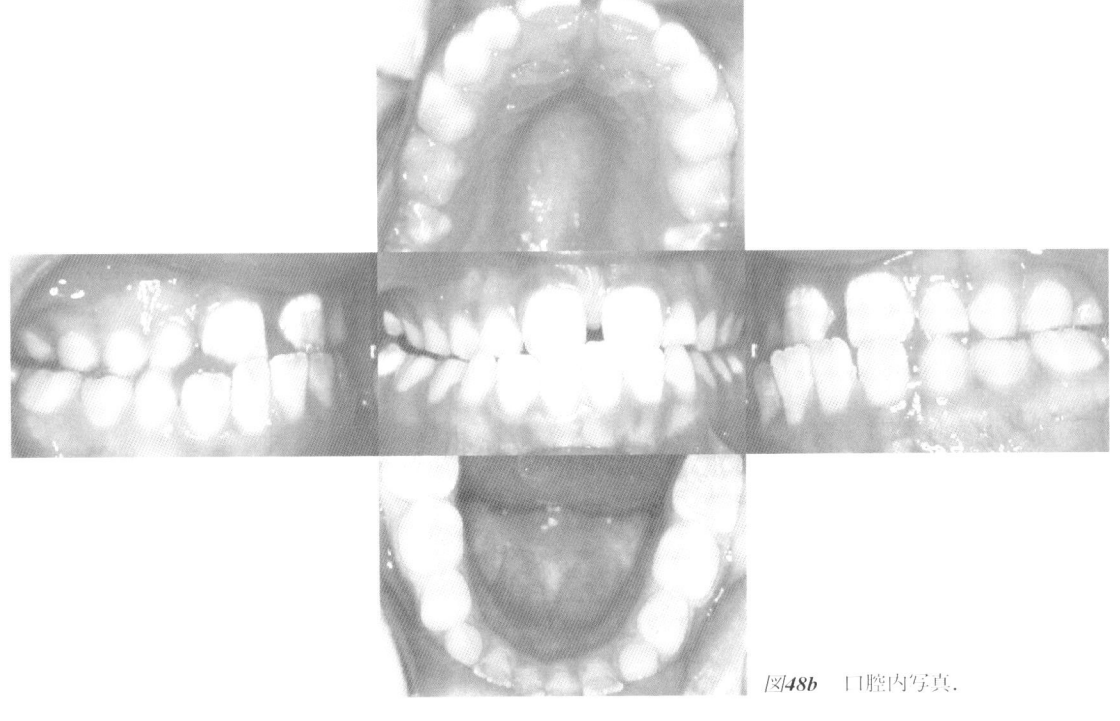

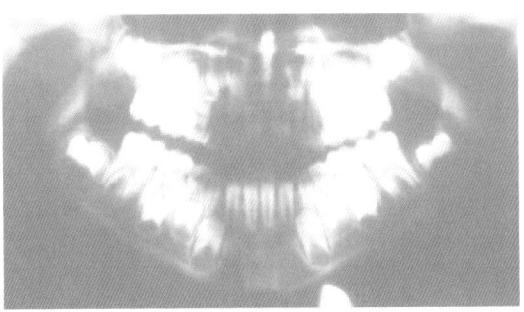

図**48b**　口腔内写真．

図**48c**　パノラマレントゲン写真．

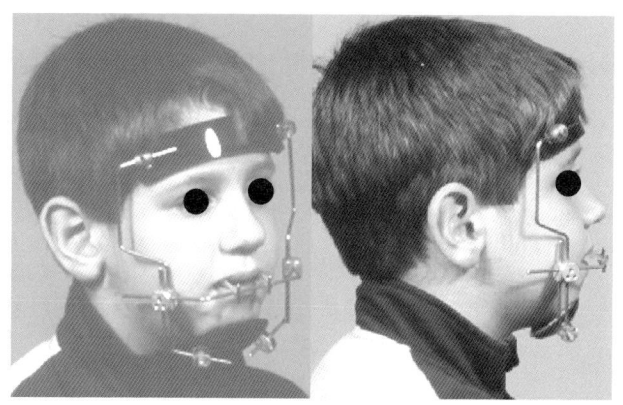

図48d　フェイスマスクと可撤式スプリントの使用（1日12時間）．

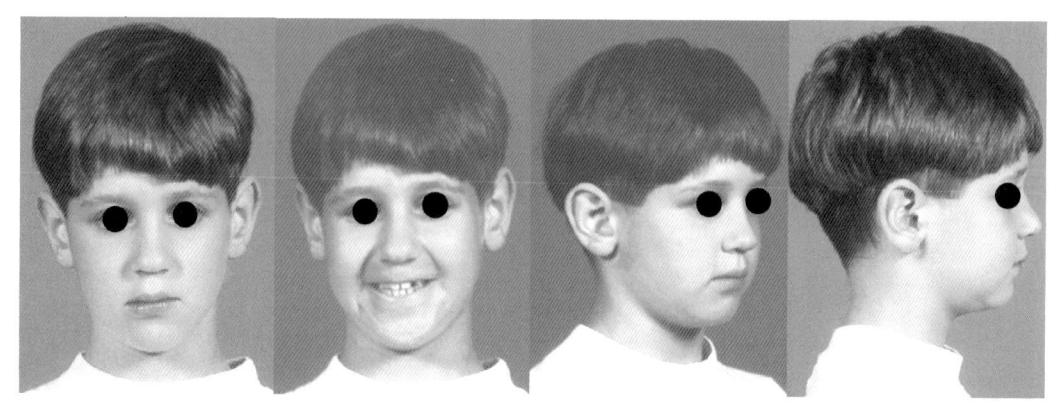

図48e　8歳5か月．プロファイルの改善．

し，成長の変異治療を始めたわけです（図48d）．8歳2か月でフェイスマスクを中止しました．この時点でオーバージェットが4mmで，大臼歯はほぼⅡ級関係になりました．上顎には可撤式のエキスパンダーを装着しました．8歳5か月になりました（図48e）．プロファイルは改善されました．父親はこの結果にたいへん満足し，私もうまくいっていると思いました．

フェイスマスクを中止して3か月後です．少し後戻りしていますが，臨床的に問題はありませんでした（図48f）．治療に対する反応には，上顎骨の前方移動，上顎の歯の前方移動，そして下顎の後下方への回転があります．

治療の主目的は上顎を前方に出すことでしたが，装置を実際に用いると下顎は後方に回転しました．それが治療結果として最も顕著でした．ややショートフェイスであったので，下顎の後方回転が起こっても問題はありませんでした．しかし，私としては上顎に骨格的な変化を期待したのです．この症例をお見せした理由は，下顎の後方回転がフェイスマスクに対する典型的な反応だからです．

この症例では簡単な固定式装置で反対咬合を改善できるのではないかと思いました（図48h）．そこで，9歳5か月時に大臼歯にバンドを装着し，切歯にブラケットをボンディングし，咬合の改善を図りました（図48g）．4

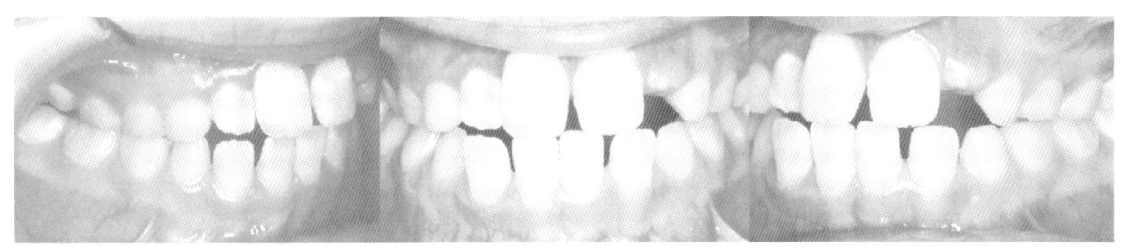

図48f　フェイスマスクを中止して3か月後.

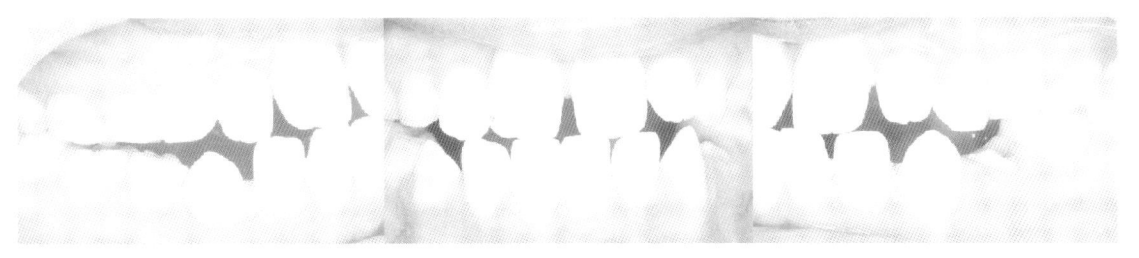

図48g　9歳5か月.

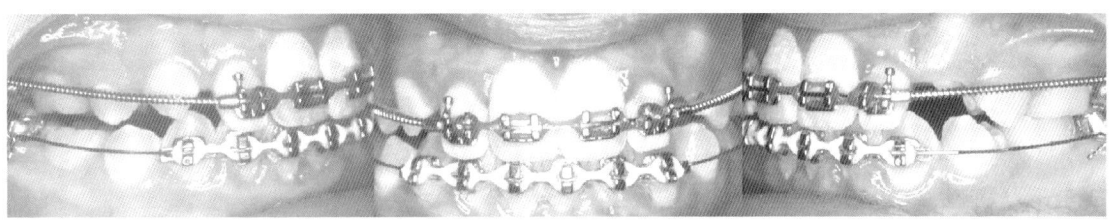

図48h　バンドおよびブラケットの装着．4か月で咬合状態の改善．その後，固定式装置はパッシブにして経過観察．

か月で咬合状態も改善され，固定式装置はパッシブにして経過をみました（図48h）．フェイスマスクの使用後には，下顎の成長にリバウンドが認められることがよくあります．一方，上顎ではリバウンドはなく成長量は少なくなります．この症例でもその傾向が観察されました．下顎は前方に成長しはじめ，上顎よりも下顎のほうが前方に出てきました．10歳です（図48i, j）．顔貌および咬合はまだ良好でした．7歳と10歳での重ね合わせをみると，舌は後方に移動しており，上顎は前方に移動しています（図48k）．10歳と12歳4か月での重ね合わせをみると，かなり良好な成長パターンがみられます（図48l）．

ここでの質問は手術しないで治療できるかどうかです．その答えは，いつもそうですが，思春期における下顎の成長量に依存します．この患者さんは現在15歳で思春期の成長スパートに入っています．フェイスマスクを用いた治療の成否は，成長が終わるまではなかなか評価できません．思春期での下顎の成長量が大きければ，フェイスマスクの治療効果は消失する傾向を示します．

私の学生であったDavid Sarverは，フェイスマスクによるⅢ級の治療をAlabamaで数多く行いましたが，彼によると，フェイスマスクによる早期治療が明らかに成功したと思われた患者さんにおいても，その20～25％は外

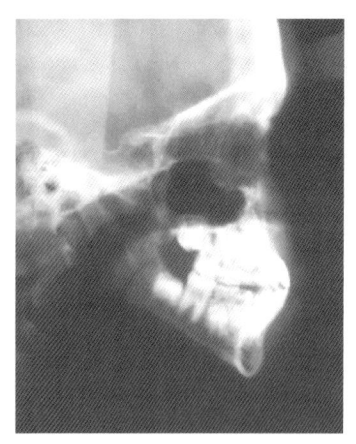

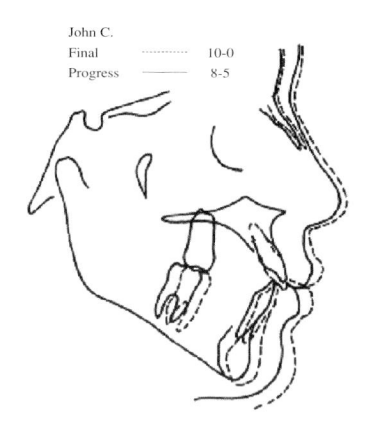

図48i 10歳時のセファロ写真およびトレース．下顎の成長にリバウンド．上顎ではリバウンドはなく成長はほとんど認めず．

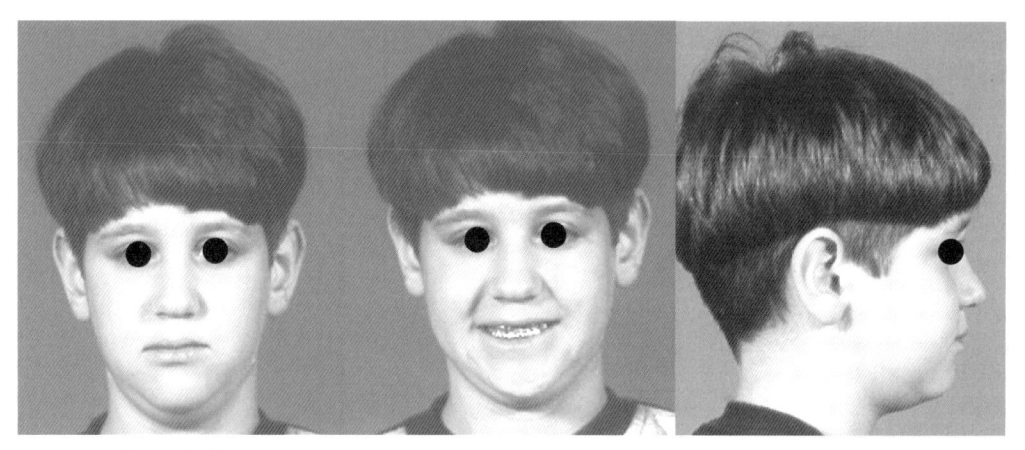

図48j 10歳時の顔貌．

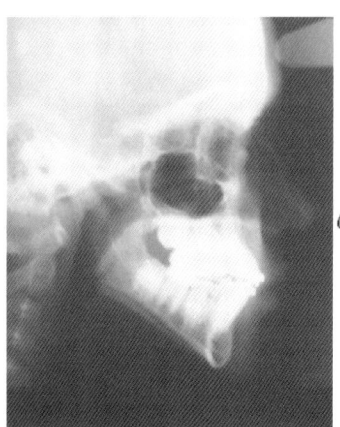

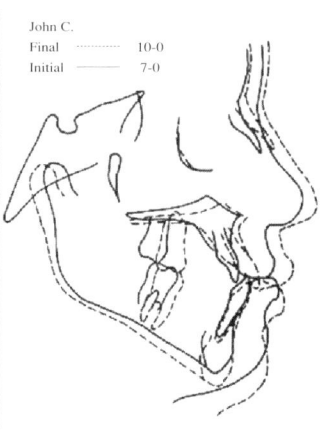

図48k セファロ写真トレースの重ね合わせ：7歳時と10歳時．

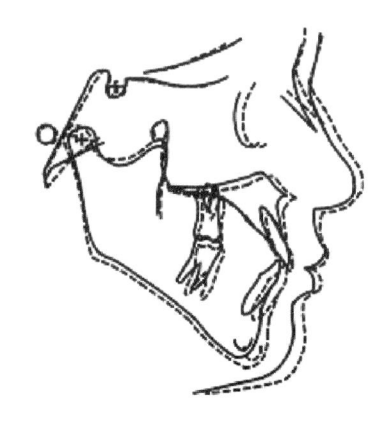

図48l セファロ写真トレースの重ね合わせ：10歳時と12歳4か月時．ここでの質問は手術しないで治療できるかどうかということ．

科矯正手術が必要となるようです．このようなことから、アメリカでのデータを見る限り、効果は短期的には認められますが、長期的には十分ではないと考えられます．

Ⅲ級の「カムフラージュ治療」

Ⅲ級症例の治療で下顎小臼歯を抜去することがありますが、この傾向はアメリカではなくなってきています．下顎小臼歯の代わりに下顎切歯1本を抜く傾向があります．理由は簡単です．下顎小臼歯を抜去して下顎前歯を後方移動するとオトガイの突出が増強されることがよくあるからです．

それでは興味深い症例をお見せしたいと思います（図49a～d）．North Carolina大学の学生でアメリカンフットボール選手ですが、主訴は上顎中切歯間に空隙があること、そして、最近歯を失ったことでした．上顎第二小臼歯は先天的に欠損しており、上顎左側第二乳臼歯も脱落しています．また、下顎切歯も1本ありません．そこで、この下顎切歯部のスペースを利用して、下顎切歯を後退させる治療方針が考えられます．上顎歯列についてもスペースを閉じ、顔のプロポーションを保ちながら、咬合状態の改善を図ります．骨格性Ⅲ級、欠損歯、正中離開、小さな上顎側切歯という問題がありました．Ⅲ級のカムフラージュ治療を行うことにしました．まず、残存していた下顎乳側切歯と上顎第二乳臼歯を抜去しました．そして、下顎切歯を上顎切歯よりも後方に移動させます．上顎については、側切歯部には歯冠形態を修正できるようにスペースを残すとともに、小臼歯部にも補綴のためのスペースを確保しました．

興味深いことに、この患者さんは矯正装置を装着してフットボールをしていましたが、装置を破損することはありませんでした．装置撤去時の状態は、下顎切歯が欠損していますが、たいへん良好な状態です（図49e～g）．小臼歯を抜去した場合、それほどいい結果は得られないことが多いです．軽度のⅢ級症例では、下顎切歯1本の抜去を検討すべきであると考えます．

また、下顎切歯1本を抜くことで可能となる舌側移動量を超えて、下顎前歯の舌側移動を行いたい場合、顔貌の変化に十分に注意しなければなりません．

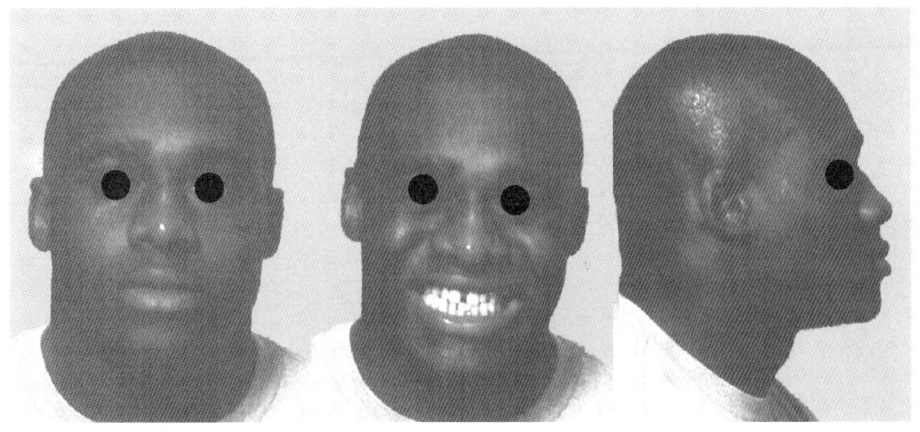

図49a　Ⅲ級のカムフラージュ治療を行った症例．主訴は上顎中切歯間に空隙があること、そして、最近歯を失ったこと．

図**49b** 口腔内写真.

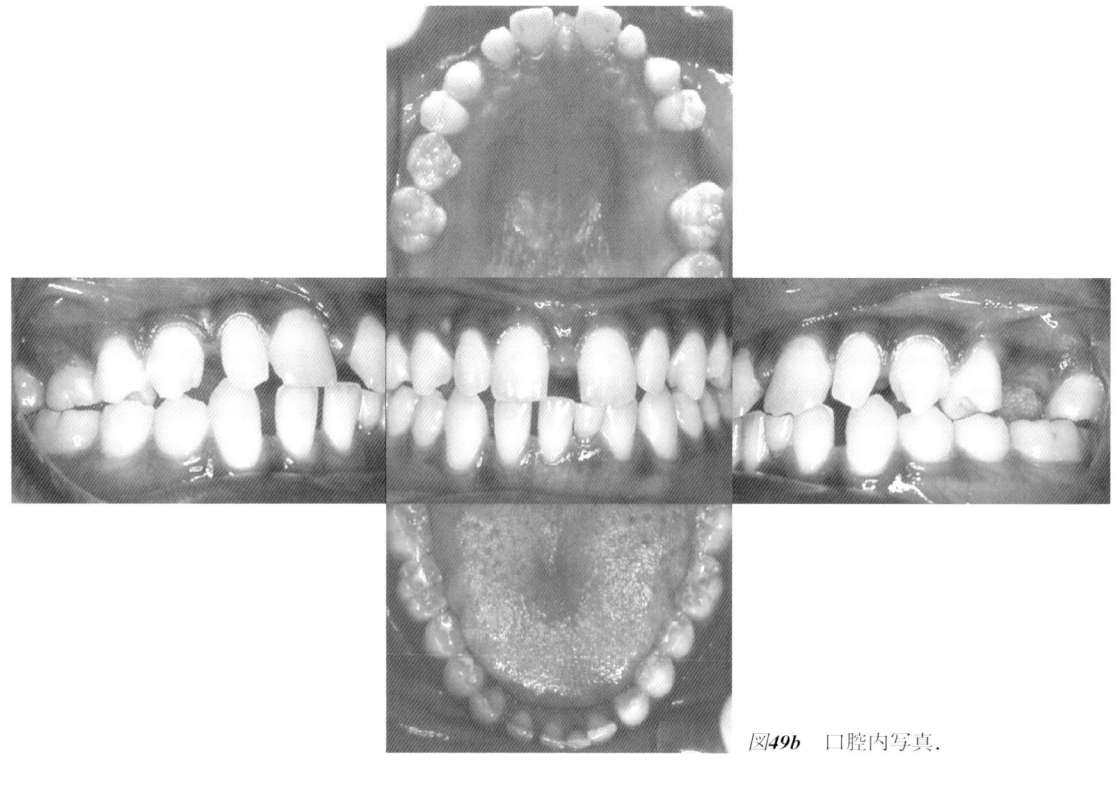

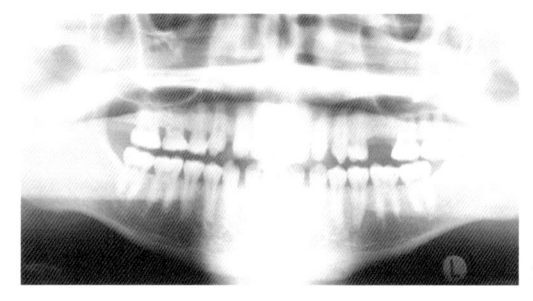

図**49c** パノラマレントゲン写真.

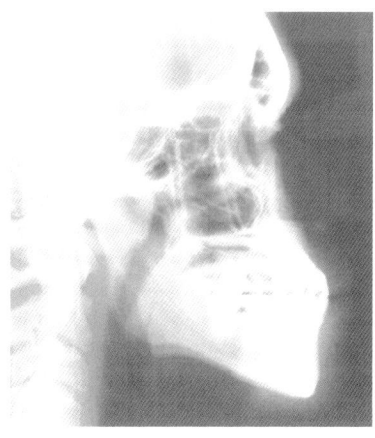

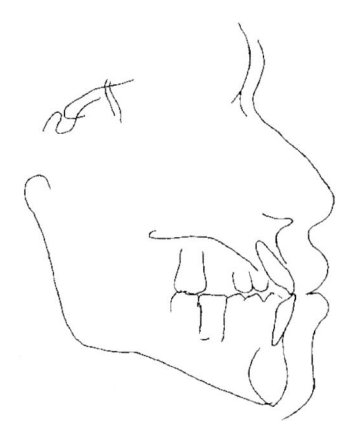

図**49d** セファロ写真およびトレース.

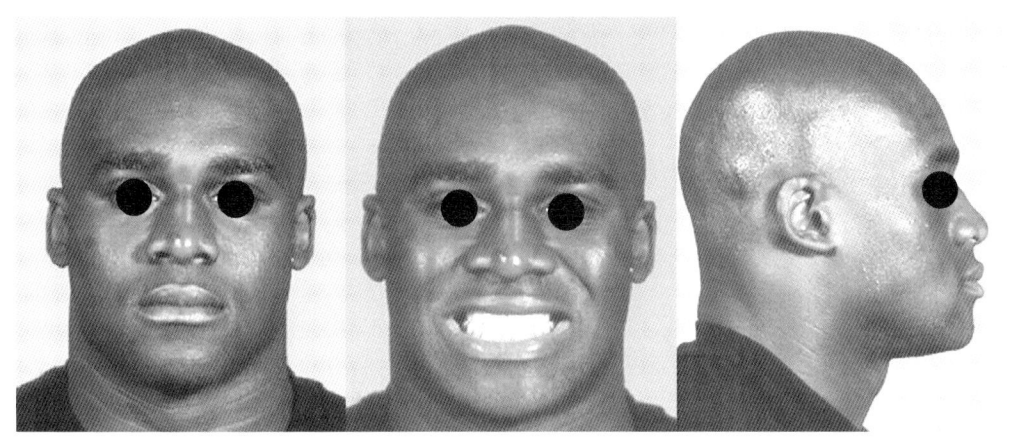

図49e 装置撤去時.

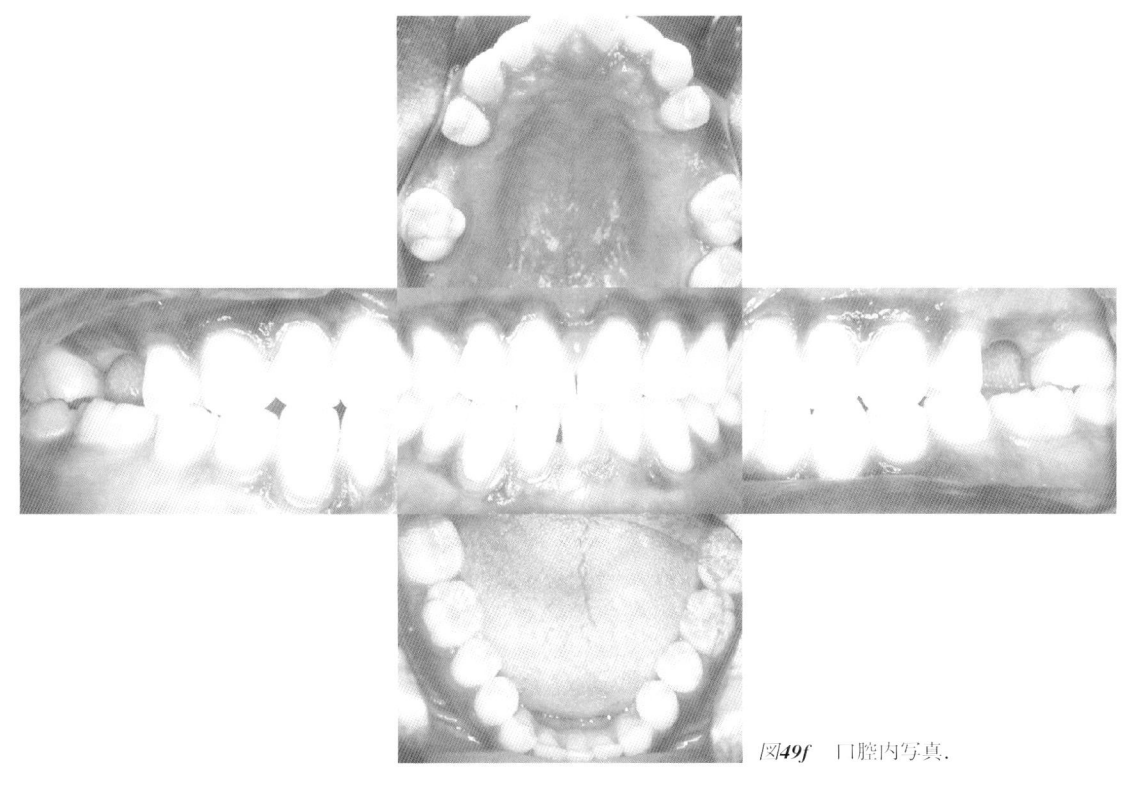

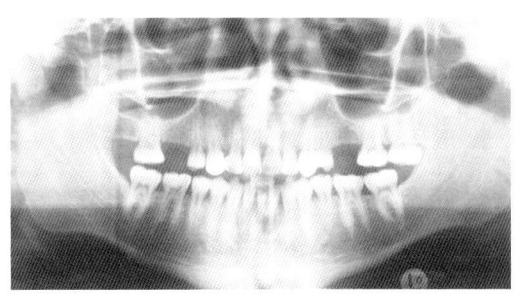

図49f 口腔内写真.

図49g パノラマレントゲン写真.

「Ⅲ級症例」に対する手術

　アメリカでは下顎のセットバックは現在あまり行われていません．上顎の前方移動がよく行われています．North Carolina大学では1985年まで下顎のセットバック手術が50％を占めていました．80年代後半ではおよそ25％に減少し，90年代の初めでは10％になりました．さらに最近では5％です．下顎のセットバックは，単独ではほとんど行われていません．一方，上顎の前方移動術は急激に増加し，現在では患者さんの3分の2で上下顎の手術が行われています．このような変化の理由は簡単です．上顎の手術は下顎の手術と比べて美容と安定性の面で優れているからです．

　1990年代に治療した患者さんを紹介します．患者さんは16歳でした（図50a）．North Carolina大学に来る前に約6年間の矯正治療を受けていました．15歳のとき上顎切歯に歯根吸収がみられ，父親はたいへん不満でした．父親に残念ながらこの子は歯根がとても弱く，これが問題だというふうに説明しました．歯根吸収についてですが，上顎切歯を口蓋側の皮質骨に接触させると，歯根吸収のチャンスはたいへん高くなると思います（図50b）．口蓋側の皮質骨に歯根が接触する状況としては，Ⅱ級症例では上顎切歯の歯根に舌側トークを与える場合，Ⅲ級症例では切歯を唇側へ傾斜させる場合が考えられます．17歳のとき，治療を受ける決心をされました．16歳11か月の状況ですが，前歯部オープンバイト，下顎切歯の重度の叢生がみられます（図50c）．ボンディングリテイナーで上顎切歯を維持していたのですが，上顎の切歯は前突しています．上顎歯列弓は，前突している下顎と合うように代償性に変化したのかもしれません．上顎切歯には歯根吸収が認められます（図50d）．

　問題をまとめると，①以前に行われたカムフラージュ治療の失敗，②Ⅲ級オープンバイト，③上顎の劣成長，④下顎のサイズの問題と後下方への回転，⑤上顎切歯の過度の前突と歯根吸収，⑥下顎切歯の叢生，となります．

　この症例では上顎切歯を牽引しないで治療することはほとんど無理です．最初の治療時に著しい歯根吸収の認められた患者さんを再治療したという経験が，現在までに1ダースぐらいありますが，歯根吸収を引き起こした原因に注意すれば，引き続く治療は可能だと思います．この症例の治療方針は，①上下顎の第一小臼歯と第三大臼歯の抜去，②上顎切歯の舌側移動，③下顎切歯の排列，④下顎のセットバックと上顎のリポジショニング，⑤フィニッシング，でした．この患者さんは500マイル離れたところに通学していたため，いつでも診療できる状況ではありませんでした．そこで，治療にはスーパーエラスティックのコイルとスーパーエラスティックのワイヤーを組み合わせて用い，下顎切歯の排列と犬歯の牽引を行いました（図50e）．これはとても効果的な方法でした．とくに，犬歯の遠心傾斜に対してはたいへん有効です．スーパーエラスティックは，80年代によく用いられたループと同じような効果をもっています．最初の8週間で治療が大きく進展しました．1年で手術の準備が整いました（図50f）．手術で左右非対称性も改善する必要があります．切歯の歯根ですが，まだ少し平行化を図らなければなりません（図50g）．この歯は時間をかけて動かさなければなりませんでしたが，後方牽引時に歯根吸収は進行していません．

　上顎を上前方に，オトガイを上右方かつ前方に移動させる手術を計画しました．下顎のセットバックは治療計画に含めませんでした．重ね合わせでみますと，上顎は前進かつ回転しており，上顎切歯と口唇の関係が改善

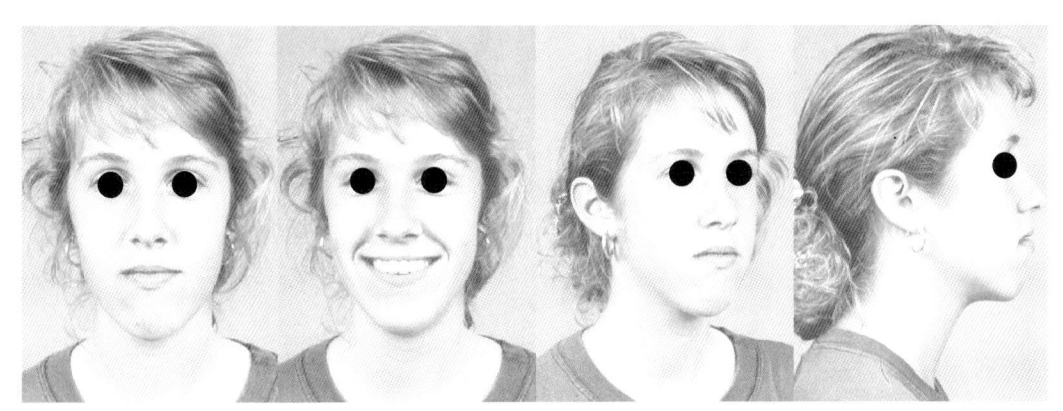

4．Ⅲ級症例に対する治療方針

図50a　North Carolina大学に来る以前の矯正歯科治療で歯根吸収の認められた症例．North Carolina大学での治療開始時．16歳11か月．

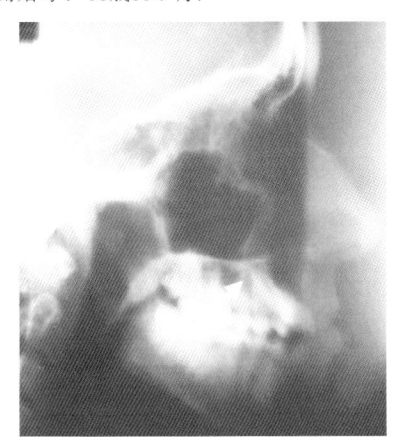

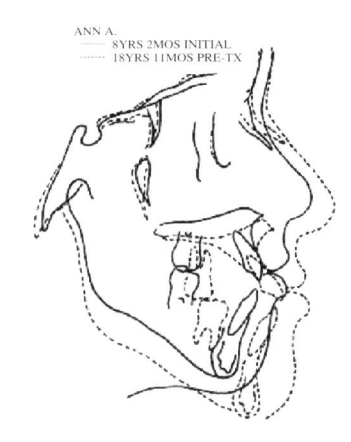

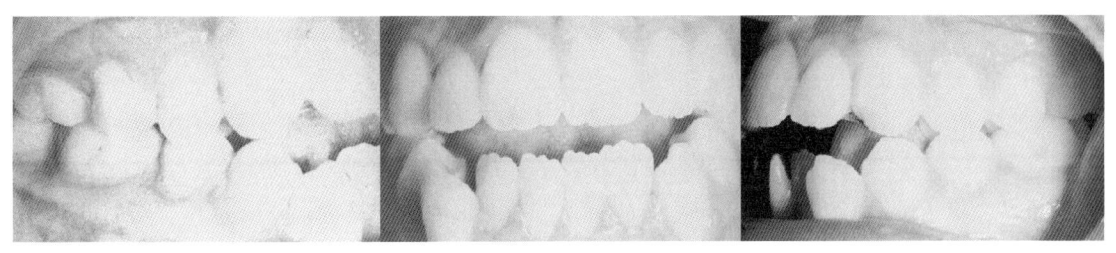

図50b　8歳2か月時から15歳6か月時まで矯正歯科治療を受け，上顎切歯に歯根吸収．

図50c　咬合状態．前歯部のオープンバイト，下顎切歯の叢生．

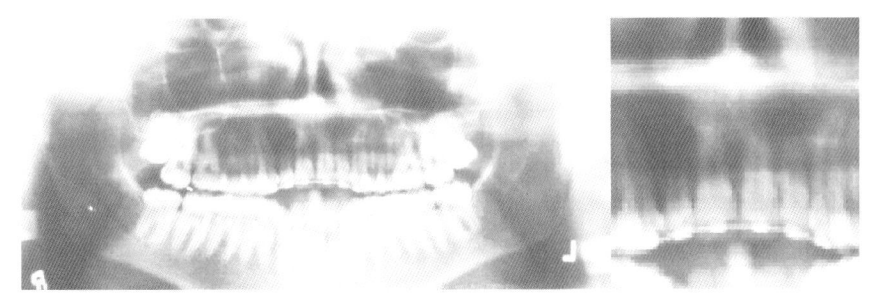

図50d　上顎切歯の歯根吸収．

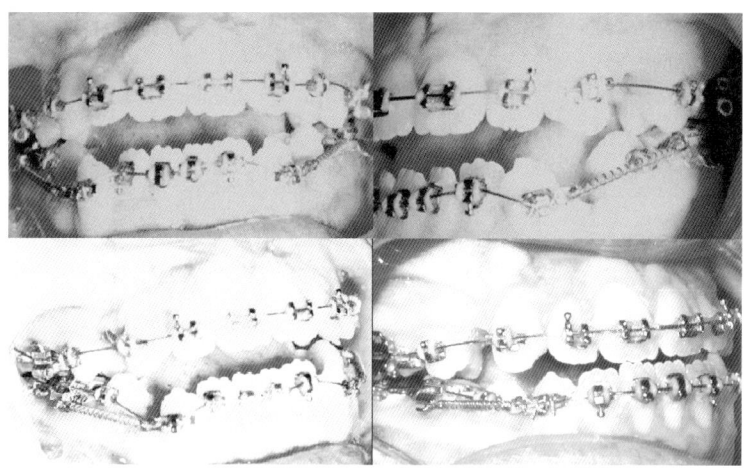

図50e スーパーエラスティックのコイルとワイヤーを用いた下顎切歯の排列および犬歯の牽引．最初の8週間で治療が大きく進展．

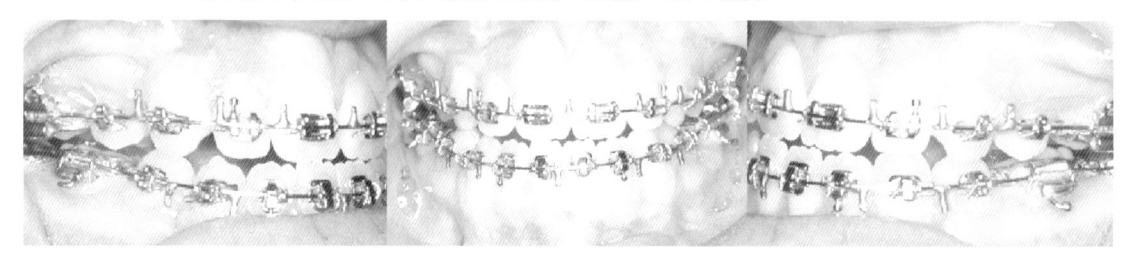

図50f 1年で完了した術前矯正治療．

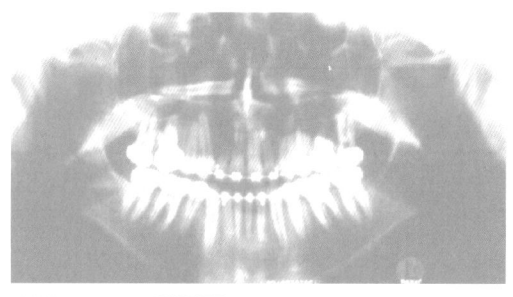

図50g 術前のパノラマレントゲン写真．歯根吸収は進行せず．

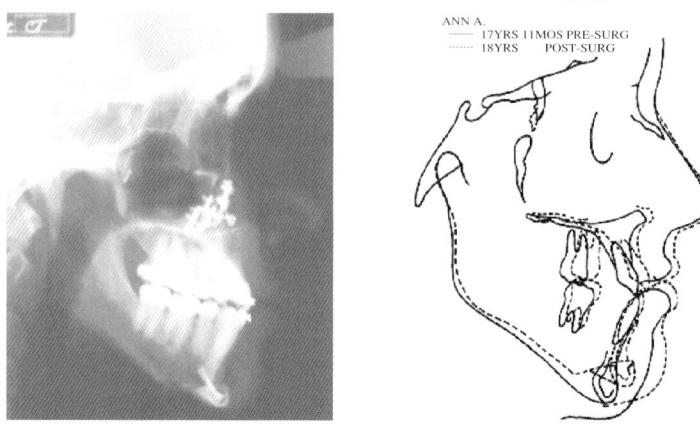

図50h 手術前後の重ね合わせ．上顎を前上方へ，オトガイを右上方かつ前方へ移動．上顎切歯と口唇の関係が改善．

図50i　術前および術後の正面観．オトガイ部の高さが過剰であったので，手術でオトガイの左右非対称を直すとともに，顔面高を変更．

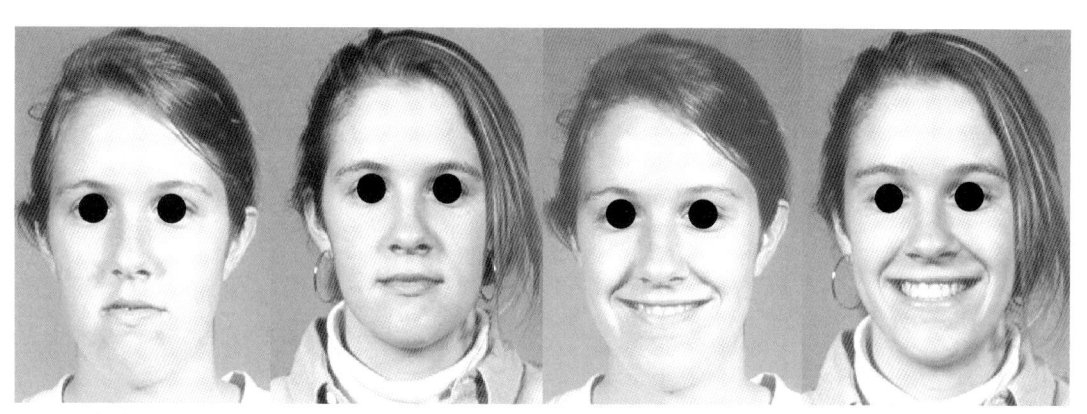

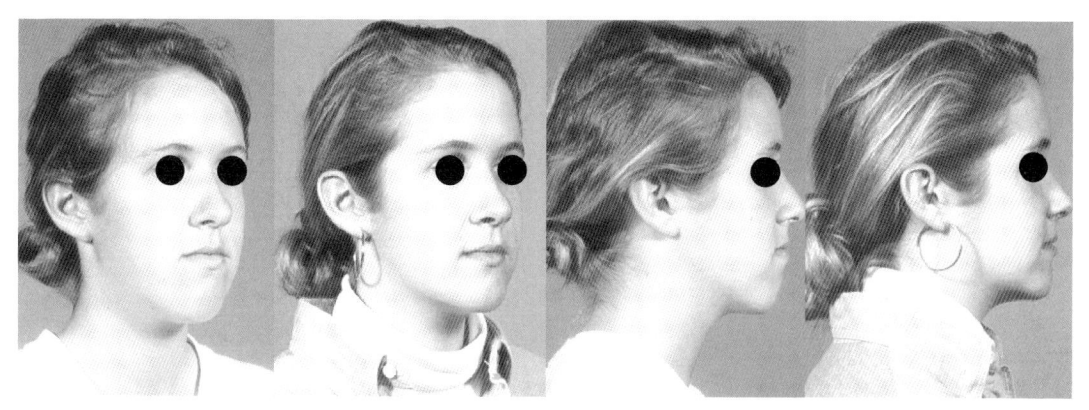

図50j　顔のプロポーションの改善．オトガイ－喉の角度，喉の長さについても良好な状態．

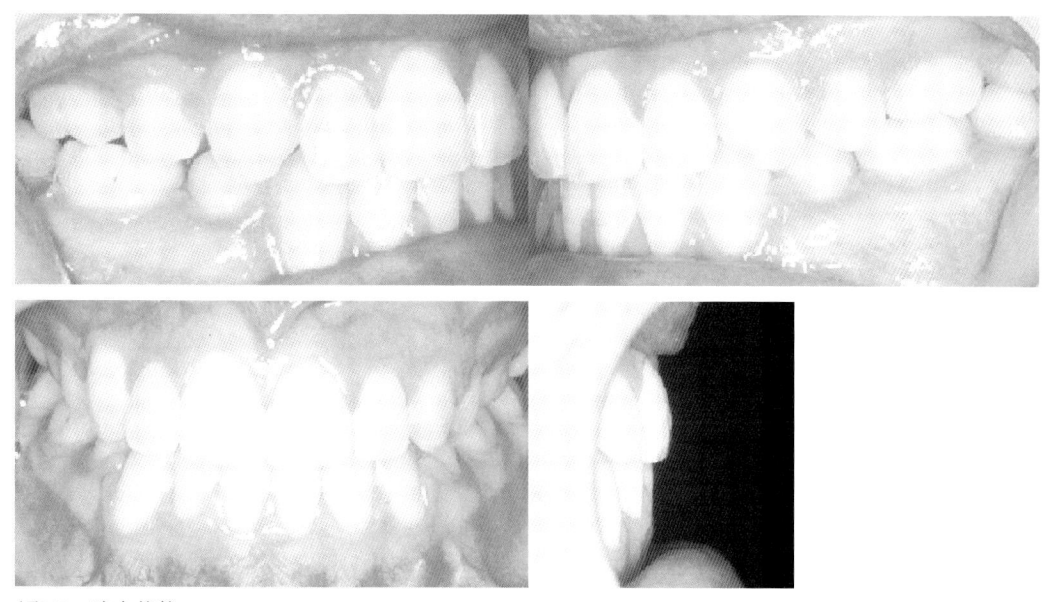

図50k　咬合状態．

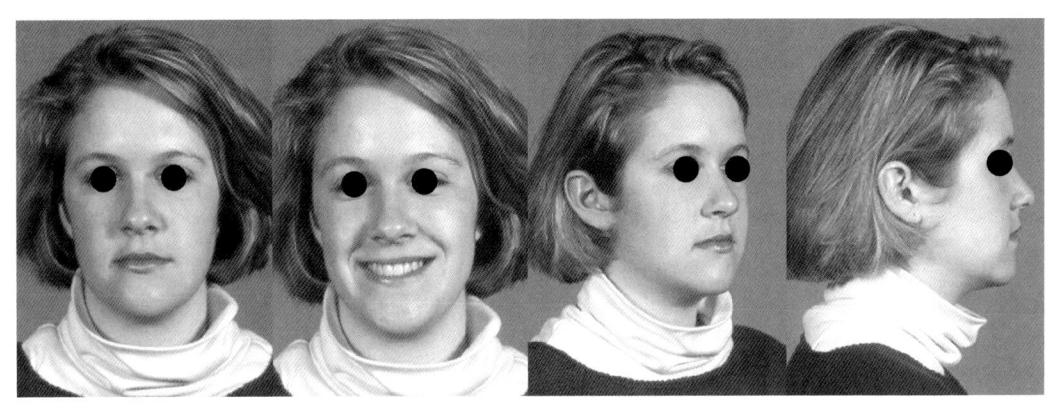

図50l　2年目のリコール時.

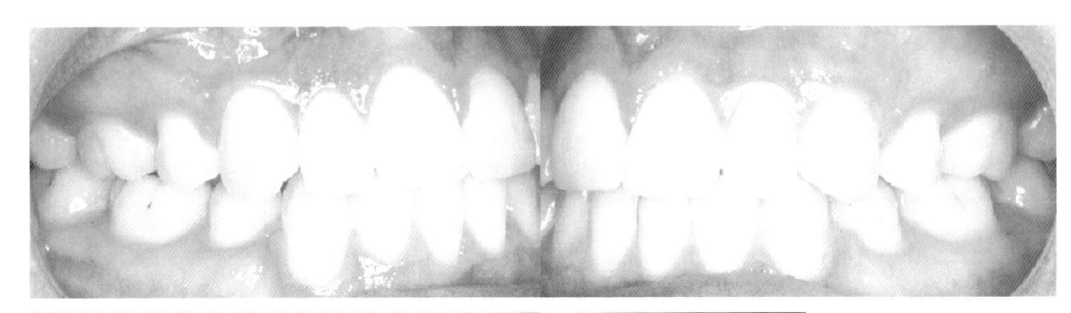

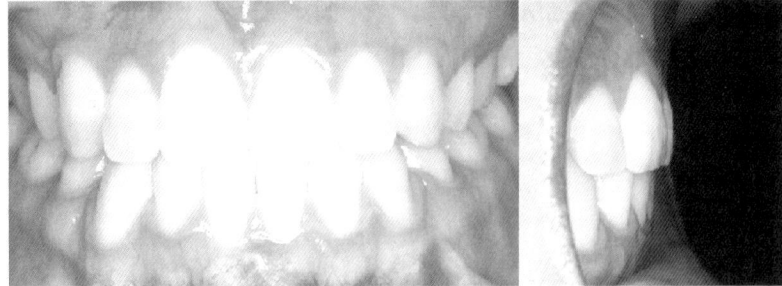

図50m　口腔内写真.

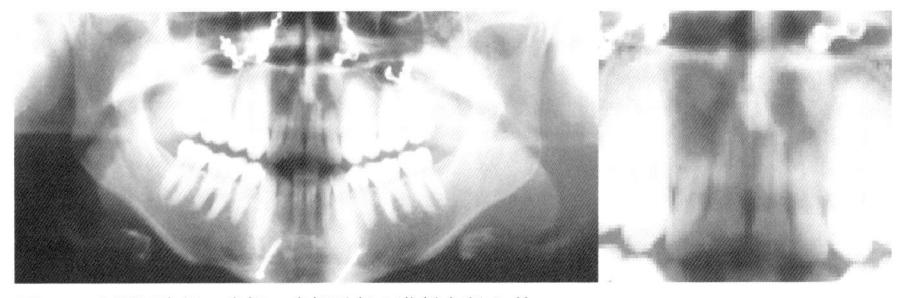

図50n　上顎切歯部の歯根：歯根吸収の進行を認めず.

されています（図50h）．また，オトガイ部の高さが過剰であったので，手術でオトガイの左右非対称を改善するとともに，顔面高を変えました．動的治療期間はだいたい18か月でした．すばらしい顔貌の変化が達成できました（図50i, j）．上顎とオトガイの手術を行いました．顔のプロポーションもたいへん改善されました．このように，上顎の手術は美容の点でたいへん優れています．オトガイ－喉の角度，喉の長さについても，下顎のセットバックよりも良好な状態になっています．セットバックすると舌が口腔底に下がり，オトガイ－喉の形態があまり良好にはなりません．咬合状態はパーフェクトではありませんが良好です（図50k）．

2年目のリコール時ですが，本当に美しい女性になっていました（図50l, m）．上顎およびオトガイの手術部も安定しています．歯根吸収は進行していません（図50n）．

それでは，既存のデータから安定性のヒエラルキーについて説明します．Ⅲ級の治療には上顎を前進させる術式が最も安定しています．「安定している」とは，移動後の位置にとどまる（骨格性の変化が2mm以下）可能性が80％以上であるということです．20％についてはマイルドな後戻り（骨格性の変化が2mmから4mm）が生じる可能性があります．それを上回る量の後戻りは通常，起こりません．矯正歯科医と外科医がきちんと仕事をすれば結果は安定します．上顎の前進と下顎の後退を組み合わせた術式も安定していますが，これはリジッドな内部固定が行われた場合のみです．この場合も，2mm以下の骨格性変化のみである確率は80％以上です．しかし，内部固定をしない場合には4mm以上の変化が30～50％で生じます．リジッドな内部固定をしない外科医にはこの手術をして欲しくありません．Ⅲ級の手術で問題となる術式は，下顎を後退させる手術と上顎を下方に移動させる手術です．30～50％の確率で4mm以上の後戻りが生じます．

Ⅲ級の治療についてまとめます．成長の変異にはフェイスマスク装置が多く使われ，チンキャップ装置の使用頻度は低下しています．カムフラージュ治療としては下顎切歯1本の抜去が増え，下顎小臼歯の抜去は減ってきています．手術については上顎を前進させる術式が増えており，下顎を後退させる術式は減ってきています．

私の講演はこれで終了です．ご清聴どうもありがとうございました．

Q：抜歯か拡大かという点で，歯列の後方への拡大，遠心移動についてはどのようにお考えでしょうか．

A：臼歯の遠心移動でアーチの拡大ができるかということですが，とくにⅡ級症例でそのような方法を選ばれる先生もいます．上顎臼歯は遠心に傾斜しますが，それが治療途中にふたたびアップライトして前進してくるため，上顎第二大臼歯が抜去されていない限り，上顎大臼歯については十分な遠心移動は困難であると思います．アメリカでは大臼歯の遠心移動は北東部ニューイングランド地方で人気があります．ボストン現象と言いますか，でもそれは，あまり効果がないと思います．その他の地域ではあまり行われていません．私はこの方法については賛成ではありません．

Q：左右対称性の診断の話がありましたが，厳密に言いますと人間は多かれ少なかれ，アシンメトリーがあると思います．どの範囲からアシンメトリーになると診断すればよろしいでしょうか．

A：ほとんどすべての人は非対称で，右側の顔のほうが平均すると大きいわけです．非対称が問題となるのは，それが訓練を受けていない観察者にとっても明らかな場合です．矯正あるいは外科矯正のトレーニングを受けていない人に写真を見せながら，左右非対称の度合いをコンピュータで増加させ，いつ左右非対称を認知するかを調べた実験があります．その結果を見ますと，3～4mmまでの左右非対称には気づかないことが分かりました．そのため，例えば顎の非対称などには気づかないのですが，3～4mmを超えると気づくようになります．軽度の左右非対称であれば，気づいてもそのままにしても結構な場合もあります．注意が必要なのは代償性の偏位が鼻とか歯列，あるいはオトガイに生じていないかどうかです．歯を矯正治療すると，例えばオトガイや鼻の偏位に突然気づくようになることがあります．矯正治療前には気づかなかったことが，歯並びを整えることによって目立ってくることがあるので注意が必要です．

Q：スマイルラインと切歯の切端あるいは歯肉との位置関係について評価されていますが，スマイルの程度によってスマイルラインは変化すると考えられます．定量的に評価するために工夫が行われていれば，それについて教えてください．

A：データを見ると，2種類のスマイルがあるようです．例えば，「それでは笑って下さい」と言ったときに出てくる笑顔，もうひとつは私が椅子から転がってしまったときに自発的に出てくる笑いです．いわゆる「つくり笑い」は，再現性があるということでしばしば評価に用いられます．この「ポーズした笑い」について，今日，私はガイドラインを申し上げました．参加者のひとりが，日本では人々は歯肉を見せたがらないという指摘がありました．その意味で文化の違いを考えてガイドラインの修正があり得るのではないかと発言されたわけですが，確かにそうだと思います．しかし，矯正歯科医は，口唇の位置そして歯の見え方をガイドにすべきだと思います．そのときのスマイルはポーズした作り笑いのことです．

Q：Ⅱ級症例に対する早期治療で機能的矯正装置とヘッドギア装置を比較した場合，下顎骨の成長量に差は見られますか．ヘッドギア装置の使用により，下顎骨の成長が促進したという報告があったと思います．

A：私もそのレポートを読んだことがあります．下顎骨の成長がヘッドギア装置によって促進したという報告です．データを見ますと，確かにヘッドギア装置を使った子供は使わなかった子供と比べて，下顎の成長量がわずかに大きいようですが，私には説明できません．ヘッドギア装置を装着した子供は少なくとも装着しなかった子供と同程度の下顎骨の成長があると言ったほうがいいかもしれません．機能的装置は下顎骨の成長を促進します．これは装着開始後1～2年の期間に認められます．しかし，残念ながらこの効果はだんだんと減衰していきます．そのため，成長終了時には下顎骨の大きさに差を見いだすのは困難となります．下顎骨の成長促進をどのように考えるか．機能的装置は短期的には成長を促進するといえますが，長期的にはそうではないと考えられます．

Q：機能に適応した変化が筋突起や下顎角部で起こっているのではないかということでしたが，このことについて何か具体的な証拠はあるのでしょうか．とくに下顎角部ではどのような変化が生じているとお考えでしょうか．

A：下顎角部の形態が筋によって決定されていることを示すものは多数あります．そのひとつは咬筋の肥大例です．咬筋が肥大しますと下顎角の形は変わり，水平的な骨の棚のようなものが発達してきます．また矯正外科処理後における筋の下顎骨への再付着に際して，筋の付着部位の変化に順応して骨のリモデリングが生じます．手術によって，骨がどこに置かれた場合でも，筋の付着部位によって下顎骨の形態は変化します．

Q：オトガイ形成術における骨の移動についてですが，移動方向はどのような評価に基づいて決定されているのでしょうか．

A：「軟組織パラダイム」に関連しますが，どのくらいの変化を起こすかということに着目します．軟組織への影響，効果をシミュレーションして決めます．軟組織の変化を起こしたい部位に対して，骨の位置づけを検討します．これには最近のコンピュータシステムを用います．これにより，顔貌の変化がわかります．例えばオトガイをここに置いたらどうなるのかということを見ることができます．好ましい軟組織形態を定め，そのような結果を得るには骨をどのように移動すればいいのかを決めるのです．

第Ⅱ部　シンポジウム "Orthodontics 2001"

開会の挨拶（Orthodontics 2001）　　　　　　　　　　　　　　　　　　　和田清聰

セッション1．歯科矯正学におけるパラダイムの変化

シンポジウム紹介　　　　　　　　　　　　　　　　　　　　　　　William R. Proffit

矯正歯科における臨床ツールとしてのデジタルビデオ：
　診断と治療計画立案における笑顔の動態解析と設計
　　　　　　　　　　　　　　　　　　　　James L. Ackerman, Marc B. Ackerman

科学的根拠に基づいた矯正歯科治療：チャレンジ
　　　　　　　　　　　　　　　　　　　　　　　　Anne Marie Kuijpers-Jagtman

ティッシュ・エンジニアリングの進歩と歯科矯正学への応用
　　　　　　　　　　　　　　　　　E. Dianne Rekow, Joshua Simon, John L. Ricci

セッション2．最新の診断と治療計画

矯正歯科治療におけるデジタルテクノロジーの変化　　　　　　　　　　保田好隆

3次元セファロ分析　　　　　　　　　　　　　　　　　　　　　　Sven Kreiborg

右脳のように働くVLSIプロセッサ：
　専門家の知識を生かした知的画像処理へのアプローチ　　　　　　　　柴田　直

Ⅰ級不正咬合の早期治療について　　　　　　　　　　　　　Chris D. Stephens

ジャークコストによる不正咬合の程度とその治療結果の予測
　　　　　　　　　　　　　　　　　　　　　　　高田健治，福田哲也，高木雅人

セッション3．能率的な治療手法

効率的な治療法　　　　　　　　　　　　　　　　　　　　　　　　　川本達雄

eモデル―デジタル化された最新の矯正診断用資料　　　　　　Robert J. Isaacson

手際のいい治療への取り組み―矯正用Ti-Ni合金ワイヤーの展望―　　　相馬邦道

セッション4．歯科矯正臨床に影響する基礎科学の発展

歯科矯正学に関する分子生物学的最近の見解　　　　　　　　　　　　山本照子

骨の生理学と歯科矯正へのインプラントの応用　　　　　　　W. Eugene Roberts

骨格形成に必須の転写因子Cbfa 1／Runx 2　　　　　　　　　　　　　小守壽文

痛みと歯科矯正学　　　　　　　　　　　　　　　　　　　山城　隆，山本照子

セッション5．成長の一時変異と骨格性の問題

R. Isaacson教授によるセッション5の紹介　　　　　　　　　　Robert J. Isaacson
歯科矯正治療を行う適切な時期を決定するうえで情報技術の
　果たす役割　　　　　　　　　　　　　　　　　　　　　　Chris D. Stephens
骨格性Ⅲ級不正咬合における顎整形治療の限界と外科的矯正治療　　Hyoung Seon Baik
顎顔面の仮骨延長術と従来の外科手術との比較—最新の展望—　　William R. Proffit

開会の挨拶（Orthodontics 2001）

　ご列席の皆様，ここ大阪で開催されますシンポジウム"Orthodontics 2001"にようこそいらっしゃいました．

　2001年は大阪大学の創立70周年であり，また大阪大学歯学部の創立50周年でもあります．この記念すべき年にあたり私ども大阪大学大学院歯学研究科顎顔面口腔矯正学教室同友会が初めてのシンポジウム"Orthodontics 2001: Where are we now? Where are we going?"を開催できますことを喜んでおります．私たちは後輩の矯正歯科医に，矯正歯科の現状を知らせて，将来への展望を示すことが責務であると信じます．最新の技術や進行中の研究について議論を深めることが出来れば幸いと思います．

　このシンポジウムのおもな目的は，(1)矯正歯科学におけるパラダイムの変化，(2)最新の診断と治療計画の立案，(3)矯正治療を支える基礎科学の進歩，(4)効率的な治療法，(5)成長の5つのテーマについて討議を深め，研究者と臨床医が共に進むべき方向を探求することであります．著名な研究者や臨床医から，矯正歯科分野および頭蓋顔面の生物学について最先端の研究成果を講演していただくことになります．このシンポジウムは21世紀を迎えて矯正歯科臨床に起こっているパラダイムの変化を，すべての臨床医が認識できるように構成しております．

　このシンポジウムに多くの方を迎えることができましたことを喜んでおります．参加される皆様がここで提示されましたトピックや問題について十分討論していただけることを期待しております．このシンポジウムを企画するにあたり貴重な助言をいただきました2人のオーガナイザー，大阪大学の高田健治教授とノースカロライナ大学のウィリアムR．プロフィト教授に深く感謝いたします．ありがとうございました．

大阪大学大学院歯学研究科
顎顔面口腔矯正学教室同友会会長
シンポジウム"Orthodontics 2001"実行委員長
　　　　　　　　　　　　　　　和田清聰

シンポジウム紹介

William R. Proffit　　　　　　　　　　　　　　　　　　　　　　　　訳）八木孝起／社　浩太郎

　このシンポジウムに参加される皆様に歓迎の言葉を添えさせていただくことを嬉しく思っております．また，高田教授からこの科学的なプログラムを企画するため協力してほしいと声をかけられたことを嬉しく思いました．そして，大阪で歯科矯正学に習熟してこられたすべての方々に対してお祝いの言葉を添えたいと思います．

　現在，歯科矯正臨床の基本は，おもに次にあげます3つの領域の影響を受けて，急速に変貌しつつあります．すなわち，①生物学における革命，②歯や骨格系ではなく，顔の軟組織が矯正治療のおもな焦点であるという認識，そして③見解に基づくのではなくて証拠に基づく矯正治療，です．このシンポジウムの焦点は，この3つの領域にあります．

　現在，基礎生物学の発展はめざましく，歯科矯正学がこの変化の影響を受けることは明らかです．このシンポジウムには，新しい生物学的な知識がどのように臨床手技に応用されているかを示す多くの発表があります．とくに，日本の若い研究者達が，このような研究の最前線にいるのが印象的です．

　軟組織に力点をおいた診断と治療計画への新しいアプローチは，アッカーマン博士と彼の共同研究者による最近の著作で示されました．これは現在"軟組織パラダイム"といわれております．私達は，とくにこのシンポジウムでアッカーマン博士のいくつかの仕事を紹介できることを幸運に思います．しかし，残念ながらサーバー博士は，最近の出来事（米国の同時多発テロ事件）の影響でここに来ることができません．私の意見では，軟組織パラダイムは患者ケアーの質を高める方法において，歯科矯正臨床に取り組む方法を近い将来組み立て直すことになるでしょう．このプログラムで軟組織パラダイムを取り上げたのは，このシンポジウムが未来を見据えているということを示すもう一つの例です．

　臨床上の意志決定はあいまいな見解に基づくのではなく，科学的証拠に基づくことが重要です．歯科矯正臨床もこの傾向に大いに影響されています．多くの例の中で生物力学が最もよい事例です．より新しい科学的証拠が得られることにより，ある治療法が他の治療法よりなぜ効果的なのかをより理論的に理解できるようになりました．同様に，何が効果的で何が効果的でないのかについての判断の拠り所は，遠隔学習や顎口腔変形症の治療といった異種トピックを含めた歯科矯正臨床の他の多くの関連領域で発展してきました．この領域でもまた，私は，高田教授が組織したプログラムの確かさを嬉しく思います．

　皆様と同様，私も歯科矯正学の発展に大いに関わるハイレベルな科学的発表が行われる2日半を楽しみたいと思っています．

Kenan Professor, Orthodontics, University of North Carolina, Chapel Hill, NC 27599-7450, USA

矯正歯科における臨床ツールとしてのデジタルビデオ：
診断と治療計画立案における笑顔の動態解析と設計

James L. Ackerman[1], Marc B. Ackerman[2]　　　　　　　　　訳）柿本慶子／高田健治

　要旨：デジタルビデオとパソコンのおかげで，矯正歯科医は，会話をしたり微笑んだりするときに前歯がどのように見えるのかを研究する新たな機会を得た．社交的な微笑みをしたときの口唇，歯および歯肉の相互関係を評価するために，マルチメディアコンピュータプログラムが開発された．デジタルビデオを使ってこれらの映像を保存することで，笑顔について信頼のおける動態解析が矯正歯科診断に導入されるようになる．ひとたび笑顔の特徴が体系的に記述されるようになると，笑顔の設計すなわちどのような笑顔をつくりあげるかは治療計画を立てるうえで重要な要素となる．笑顔の設計を正しく行うには正しい生体力学の原理を用いなければならない．Ackerman－Proffitの不正咬合の分類システムに，側貌の特徴に加えて，「前歯の見え方」という項目が加えられた．笑顔の魅力について，私たちが大切に抱いてきた矯正学上の仮説のいくつかを，本論説で示す新しい研究成果に照らし合わせて再検討した．

　アメリカ矯正歯科医会はその創立以来の100年間を「笑顔の世紀」と宣言している．しかし，この時期の歯科矯正学の文献を調べてみると，むしろ「咬合と側貌の世紀」であったといえる．もちろん，これは，矯正歯科診断と治療計画の立案，そして治療結果の評価を行ううえで重要な項目の一つとして，前歯の見え方を考慮に入れていなかったAngleの歯科矯正学に関するパラダイム[1]を反映している．「微笑み」はAngleの著した有名な教科書の索引にはまったく登場しない．このシンポジウムでは，歯科矯正学という分野で変化しているパラダイム[2]と，この新しいパラダイムに技術の進歩が与える影響について検討してみる．もし歯科矯正学の基本的目的の一つが，微笑んだときの口唇，歯および歯肉の位置を改善することにあるならば，表情表出をさせたときにこれらの相互関係を評価する客観的な基準が必要となる．デジタルビデオとパソコンのおかげで，矯正歯科医は会話をしたり微笑んだりしたときに，前歯がどのように見えるかを研究することができるようになった．

　顔の表情を決定する解剖学的あるいは生理学的要素に焦点をあてた研究が始められたのは，ビクトリア朝時代の初頭である．1806年

---

[1] Formerly, Professor and Chairman, Department of Orthodontics, University of Pennsylvania School of Dental Medicine Private practice, 931 Haverford Road, Bryn Mawr, PA 19010, USA
[2] Research Associate, Department of Orthodontics, University of North Carolina Private practice, 931 Haverford Road, Bryn Mawr, PA 19010, USA

に，神経学者Charles Bell卿[3]が"The Anatomy and Physiology of Expression（表情の解剖と生理）"を発表したが，これは，こうした論点についての最初の科学的な研究である．19世紀後半には，写真術が発達して顔の表情の体系的な研究がさらに進んだ．Bellより半世紀後の1862年，フランスの神経学者Duchenne[4]は，笑顔を含むいろいろな顔の表情を作り出す筋肉を解明するために，当時発達しつつあった電気生理学と写真技術を利用した．10年後，Darwin[5]は有名な著作"The Expression of the Emotions in Man and Animals（ヒトと動物の感情表現）"を発表したが，この中にも写真が用いられていた．それからおよそ100年後，歯科医が口唇と歯の関係について評価し始めた．1958年に補綴歯科医であったFlushとFisher[6]，後にはLombardi[7]が美しい笑顔と美しくない笑顔にみられる口唇と歯の特徴について述べた．彼らは美しい笑顔では，上顎前歯切端の彎曲は下唇の描く彎曲と平行であると考えた．「入れ歯」や美しくない笑顔にはこの平行性が認められず，上顎前歯切端を結ぶラインは直線的であるとした．FlushとFisherは，臼歯の頬側の外側と口角の間の暗い部分（影）をbuccal corridors（バッカルコリダー，「頬部回廊」）と定義し，美しい笑顔にはこれが認められることを見出した．「入れ歯の笑顔」では，臼歯部が頬側に位置しすぎるために，バッカルコリダーは完全に消失する．1970年にHulsey[8]はFlushとFisherの仮説に基づいて，矯正患者の集団を対象として横断的に資料を記録した．Hulseyは最も魅力的な笑顔では上顎前歯切端の彎曲と下唇の上端の彎曲との間には調和が保たれていることを確認した．われわれはこれを「スマイルアークsmile arc（笑顔の弓）」と名付けた．Hulseyの研究では，矯正歯科治療を受けた患者では正常咬合を有する者と比べて，スマイルスコアが低かった．そ

の理由は基本的には，矯正歯科治療を受けた多くの患者ではスマイルアークが平坦になっているためである．Ackerman JLとAckerman MB[9]は矯正歯科治療を受けた患者群と，対照群として矯正歯科治療を受けたことのないサンプルを対象とする縦断的研究で，Hulseyの発見を追認した．Jantzen[10]は1975年の論文で，患者の笑顔の正貌顔面写真を基本的な矯正歯科治療の資料とすることを推奨し，また同年，AckermanとProffit[11]は矯正歯科治療の基本資料の一部として，斜め45度の角度で笑顔の顔面写真を撮影することの重要性を唱えた．Jantzenは過度に歯肉が見えている患者に見られる問題と，矯正歯科治療を受けたことにより生ずる結果について強調している．PeckとPeck[12]も後に同じ問題に関する研究を行っている．また，1998年にZachrisson[13]とSarver[14]も，矯正歯科診断と治療計画立案のための作業の一部として笑顔の分析が重要であることを述べている．

1980年代，1990年代は審美歯科学が発達し，それに伴い，補綴歯科医はリップリトラクターを用いて撮影した口腔内写真よりも，笑顔のクローズアップ写真を用いて治療結果を発表するようになった．これは実際に患者が鏡で見る顔の姿なので，われわれはこのようにして撮影された顔の写真を矯正歯科治療の基本資料として用い始めた．このような笑顔の写真の価値を評価するようになってから数年が経ち，矯正歯科治療が前歯部の見え方に及ぼす効果について科学的根拠のある評価を行うには，いくつかの解決しなければならない問題があることが明らかとなった．一つは，われわれやHulseyとRigsbee[15]らが明らかにしたように，ある時点で患者の笑顔を繰り返し撮影するとその写真はかなりの再現性を示すにもかかわらず，しばらく時間をおいて撮影した笑顔の写真はかなり再現性が低下すると

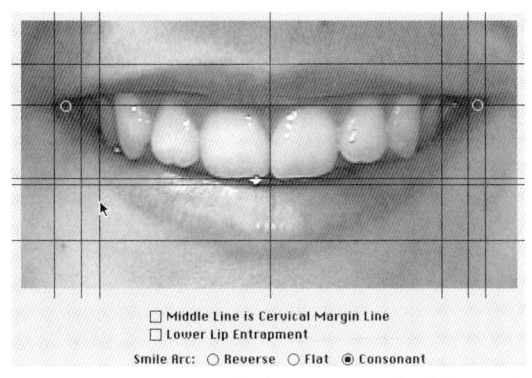

図1a Smile Meshを構成する5本の水平線と7本の垂線．カーソルは直線を適当な計測点にドラッグするのに使用する．

図1b Smile Meshは15の笑顔の特徴を数値化する．そのいくつかはミリメートル表示で，残りは比率で表示される．

いう点である．また，思春期前から思春期にかけて他人の眼を意識した笑い方をするようになることも明らかになった．2つめは，笑顔の写真を評価する客観的な基準がなく，笑顔の特徴を計測する確実な方法がないことであった．それに関連した問題として，意識的なもしくは静止した笑顔と自然にこぼれ出るような笑顔の違いがあった．われわれの研究では，患者にただ笑ってくれるよう指示して得られた意識的な笑顔を用いている．ほとんどの患者では意識的な笑顔は自然な笑顔と大きく異なるため，前歯の見え方も異なる．診断と治療計画立案の過程では，両方の笑顔のタイプが重要であることは言うまでもない．

デジタルビデオとパソコンテクノロジーの進歩により，最近では矯正歯科医は患者が会話をしたり微笑んだりしたときの前歯部の見え方を1秒間に30フレームの精度で記録できる．基本的にわれわれはそれぞれの患者について5秒間撮影するので，合計150フレームを比較検討できる．ビデオは患者からカメラまでの距離を固定して，規格化された方法で記録されている．これらのビデオクリップは，すべての患者を対象に治療前後で撮影しているので，フレームを異なる治療段階の間でマッチングさせることで笑顔の特徴変化を分析できる．患者に自然な頭位をとらせるために，セファロ写真撮影用のヘッドホルダーで患者の頭を固定する．リハーサルで患者には「チェルシーはチェサピーク号の上でチーズケーキを食べる．(Chelsea eats cheese cake on the Chesapeake)」というフレーズを唱えさせた後に，笑うように指示する．患者がその指示を理解したことを確認した後に，ビデオ撮影を行う．歯科助手がスプリング付きディバイダーとデジタルノギスで，捻転していないどちらかの上顎中切歯の幅と高さを計測し，等倍計測を行うためのキャリブレーションを行うコンピュータアルゴリズムにその値を入力する．FinalCutProと呼ばれるソフトウェアプログラムを用いてビデオクリップをコンピュータにダウンロードし，圧縮する．1枚のクリップは約4MBである．ビデオクリップを再生し，できるだけ自然で緊張していない意識的な笑顔を最もよく表しているフレームを選ぶ．Smile Meshと呼ばれる特別なソフトウェアプログラムを用い，この静止したフレームを解析する．パソコン画面上の2本の垂直線を，スキャンして取り込んだ笑顔の画像上でマウスを用いて移動し，あらかじめ計

測しておいた切歯の幅に合わせる．次に7本の垂線と5本の水平線からなる調整可能なグリッドを笑顔の画像上に置き，画像上に定義された硬・軟両組織上の計測点へカーソルを用いて移動させる．Smile Meshを用いて，笑顔に関する15の特性を計測する（図1a, b）．いくつかの計測結果はミリメートル単位で示されるが，それ以外は比率で表示される．レントゲンセファロ写真分析と同様に，拡大誤差，頭の傾きによる歪み，不正確な計測点の定義と位置づけのために，この新しいバイオメトリックツールはもっぱら記述的なものであり，実際のミリメートルでの計測値よりも比率が重要となる．笑顔に関する15の計測変量の一つにスマイルインデックスがある．これは左右口角間の距離を上下唇間の距離で除したものである．このスマイルインデックスはディスプレイゾーン（上下唇の内部の領域）の面積を表しており，「上下唇の間にある歯と歯肉」と定義できる．

ビデオを用いることで動きのあるディスプレイゾーンについて議論することができるようになった．Rubin[16]によると，笑顔には3つの型がある．

1. 口を閉じた微笑み（commissure smile）
2. 犬歯の見える微笑み（cuspid smile）
3. 複合的な微笑み（complex smile）

口を閉じた微笑みでは口角は頬骨筋に引っ張られて上に向く．Rubinはこの笑顔を「モナリザの微笑み」と呼んでいる．犬歯の見える微笑みでは，口角は上へ向かず，上唇が均一に持ち上がる．窓のブラインドのように口唇全体が持ち上がるのである．複合的な微笑みでは，上唇は犬歯の見える微笑みのように上方へ動くが，下唇は上唇と反対に下方へ動く．矯正歯科治療のゴールの一つは，動きのあるディスプレイゾーンの中で歯を正しい位置に移動させることである．そこで，前歯が美しく見えるようにするためには，会話をしたり微笑んだりしたときに，歯が見える量と歯肉の見える量の間に適度のバランスがとれるようにしなければならない．この位置づけには垂直方向，水平方向，矢状方向だけでなく，咬合平面の三次元的傾斜も考慮にいれなければならない．下唇上端の彎曲とスマイルアークが平行かどうかは美容上，重要な要素である．これらのゴールに到達するために，矯正歯科治療における器械療法と生体力学について，もう一度考えなければならない[17]．これについては，前歯部のブラケットポジションに関するわれわれの基本的な考えから説き起こさなければならないが，本論文では細かい説明は割愛する．

笑顔の魅力に関して，われわれが抱いてきた歯科矯正学の多くの仮説は，この新しい研究方法から得られる成果に基づいて，再検討されなくてはならない．以下は，現在のところ正しいことが証明されていない，笑顔の美しさに関する仮説である．

1. 「理想正常咬合」という概念と同様に，「理想的な笑顔」も存在する．
2. ABOスタンダードで矯正歯科治療を受けた患者の笑顔は，治療後よりも治療前のほうが魅力的である．
3. ABOスタンダードで矯正歯科治療を受けた患者の笑顔は，正常咬合を有する矯正歯科治療を受けたことのない人よりも，魅力的である．
4. 歯の正中と顔の正中は魅力的な笑顔では必ず一致する．
5. 笑ったときに歯肉が1～2mm以上見えると笑顔の魅力が損なわれる．
6. バッカルコリダーが大きいと笑顔の魅力が損なわれる．
7. 笑顔は学習するものではなく生まれつい

てのものである.
8. 歯列拡大を伴う矯正歯科治療を受けた患者の笑顔は,抜歯を伴う矯正歯科治療を受けた患者より魅力的である.
9. 男性的,女性的な笑顔の特徴がある.
10. オーバージェットが大きいと笑顔の魅力が損なわれる.
11. 前歯を最も機能的に排列すれば,最高の笑顔になる.

前歯の見え方についていえば,理想的な笑顔などはないと断言することはとても重要である.しかし,この考えは多くの矯正歯科医に対して挑戦的なものである.なぜなら,歯科矯正学の忠教義では,理想正常咬合を理論上の理想ではなく,現実的ですぐ獲得できるものとしてその存在を信じているからである.矯正歯科臨床のゴールとしての想像上の産物である理想正常咬合は,Angleのパラダイムの中で唯一最も役立つパラメータであり,矯正歯科治療のゴールとして,現在でも利用されている.前歯をより望ましく見せるポイントはいくつかあるが,魅力的な笑顔に不可欠であるといえるものはほとんどといってない.笑顔を多少なりとも魅力的に見せるのは,多くの場合,前歯の見え方のさまざまな特徴の組み合わせである.矯正歯科医としてわれわれは,「美しい笑顔をつくるのは歯の排列のみである」と信じ込むような,「歯中心的な」考え方をとり得るものではない.口腔周囲の軟組織は,魅力的な笑顔をつくりだすうえで,歯以上ではないにしろ,少なくとも同等ぐらいに重要である.われわれは口と同じほど目でも笑っているといわれる.Duchenne, Darwin両氏は,眼輪筋の活動による表情の変化は,口輪筋による変化よりも心からの笑顔を見分けるよりよい指標であることを発見した.したがって,心からの笑顔で眼角部にしわが寄り,鼻口唇溝が深くなることは口唇の大きさ,形や笑顔のスタイルと同じように美しい笑顔を決める重要な因子である.矯正歯科医はある程度は前歯の見え方を形作ることができるが,表情を作るのは個人の性格と情動である.歯の特徴が同じであっても,幸せな人はそうでない人よりも愉快そうに笑う.前歯の見え方が矯正歯科医のレーダースクリーン上に出現してきた以上,今後,「完璧な笑顔」という聖杯を追い求める旅が続くであろう.探求の結果,21世紀の矯正歯科医は笑顔を評価する客観的な基準を創り出さなければならなくなるだろう.前歯の見え方についての美的な好みは患者,歯学生,一般歯科医,矯正歯科医の間で,明らかに異なっていることが知られてきている[18,19].

前歯の見え方についての美的要素を考慮するなら,「ABOスタンダードで矯正歯科治療を受けた患者では,正常咬合を有する治療を受けたことのない人よりも治療後の笑顔は魅力的なのか?」という疑問が生じるに違いない.この疑問に取り組んだ唯一の科学的な研究はHulseyの研究であるが,これに対してMackley[20]が異議を唱えている.Hulseyの結論は,「矯正歯科治療を受けた患者群は治療を受けたことのない正常咬合者群よりも笑顔が魅力的でなかった」というものであるが,これによってこの問題への関心が一層高まり研究が進められるようになった.実のところ,われわれはこの問題に対する科学的な解答を持ち合わせておらず,ABOでは前歯の見え方についての記録を求めていないため,過去の資料を対象とした研究を行うことは難しい.

矯正治療計画立案時のよく知られた神話に,「歯列を拡大してバッカルコリダーをなくすべきである」というものがある.ここでも,唯一客観的な研究はHulseyによるもので,彼は,FlushとFisherが唱えたこの神話に対す

る逆説として，バッカルコリダーをなくすと，美しくない，義歯のような外見になるという仮説を立てて検証した．Hulseyは，「バッカルコリダーの比率は笑顔の魅力にほとんど影響を与えない．このことから，矯正歯科治療中の歯列の拡大は笑顔の魅力に影響を与えない」と述べた．しかし，現代の矯正歯科医の多くは，これとは逆の意見を持っている．いつの時代にも，矯正治療を受けた「顔つき」に対する一般の人々の受け取り方がある．Angleの時代には，非抜歯治療の流行による「突き出た口唇」であった．Tweedの時代には，抜歯治療に重きが置かれたための「くぼんだ」容貌であった．今日では，上顎歯列弓幅径に問題のない患者に対してさえも急速拡大を行うことが一般化したことによる「猿にみられるようなにやりとする笑い」である．

「前歯の見え方には男性的なものと女性的なものがある」という歯科補綴学の古い定説を不滅のものと考える矯正歯科医も多い．子供と青年の1000本近い笑顔のビデオでは，音声がないと笑顔が男性のものか女性のものかほとんど見分けがつかない．性別を容易に判断できるとすれば成人のものであろう．また，矯正歯科医にとっては驚くべきことだが，最も魅力的な笑顔がオーバージェットの大きい人のものである場合がある．潜在的に軽度のⅡ級1類で，動きのあるディスプレイゾーンでの前歯の見え方が許容範囲内にある患者では，矯正歯科治療を受けないほうが笑顔はよいかもしれない．最後に，矯正歯科医にとっては極めて幻滅する問題であるが，患者によっては最も機能的な前歯部の排列は，好ましい前歯の見え方と相容れない可能性がある．たとえば，機能的咬合で犬歯誘導を得るためにはスマイルアークの平坦化が必要となるが，これは前歯が美しく見えなくなる場合がある．ここまで話を進めると，聡明な矯正歯科医なら，咬合の安定性と顔の美しさといった矯正治療のゴールのいくつかは時に矛盾するものであるということに驚かないであろう．事実，形態学的，生理学的にみて望ましい咬合をつくるという治療目標は，魅力的な笑顔における前歯の見え方に関与するいくつかの特徴とは一致しない．

歯科矯正学の診断にはスマイル分析が含まれていなければならず[21,22,23]，治療計画はスマイルデザインを組み入れたものでなければならない[24]．20世紀の矯正診断の発展はAngleの分類で始まった[25]．歯科矯正学の基本をなすこのブレイクスルーともいえる新しい概念の提示はとくに歯列の前後関係に関していえば誇張しすぎることはない．Angleの分類法はのちに，顔の美しさと同じように，空間の3平面すべてを組み入れたものに系統的に改良された[26]．系統的に特徴を記述する（分類する）うえで最も有用な診断用資料はスタディモデルと写真である．Broadbent[27]により導入されたレントゲンセファロ写真のおかげで，咬合関係と同じように骨格関係を評価することで矯正歯科医が問題の本質を明確にすることができるようになり，診断がより確かなものとなった．そして，会話したり微笑んだりしたときに前歯がどのように見えるかを録画するのにデジタルビデオを使用することで，矯正診断にスマイル分析を組み入れることが可能となったのである．いったん笑顔の特徴が体系的に示されるなら，笑顔の設計は治療計画の一つの重要な要素となる．そして，笑顔の設計は生体力学の原理を注意深く考慮することで，行うことができる．Ackerman-Proffitの不正咬合の分類システムは側貌分析に前歯の見え方を加えるよう改良されなければならない．われわれは，美容に関する分析内容を「側貌」のみから「側貌・笑顔」へと修正した．これからは美容に関する標準的な記述は，

「前突型，後方放散型，平坦スマイルアーク，極度に歯肉が見えている」といったようなものになるであろう．

20世紀の歯科矯正学では臨床の熟達度をみるための言葉はまず「スタディモデルをテーブルに置いて！」であったが，21世紀には「ビデオを見せて！」となるであろう．

謝辞

Jon Coopersmith氏とGreg Cassileth氏に，Smile Meshソフトウェアの製作に対し感謝の意を表する．

文献

1. Ackerman JL : Orthodontics : Art, science, or trans-science?, *Angle Orthod* 44 : 243-250, 1974.
2. Ackerman JL : The emerging soft tissue paradigm in orthodontic diagnosis and treatment planning, *Clin Orthod Res* 2 : 49-52, 1999.
3. Bell C : Anatomy and Philosophy of Expression, London, 1844.
4. Duchenne de Boulogne GM : The mechanism of human facial expression, Cambridge, 1990, Cambridge University Press.
5. Darwin C : The expression of emotions in man and animals, Des Moines, 1882, Meredith Publishing.
6. Frush JO, Fisher RD : The dynesthetic interpretation of the dentogenic concept, *J Prosthet Dent* 8:558-581, 1958.
7. Lombardi RE : The principles of visual perception and their clinical application to denture esthetics, *J Prosthet Dent* 29:358-382, 1973.
8. Hulsey CM : An esthetic evaluation of lip-teeth relationships present in the smile, *Am J Orthod* 57:132-144, 1970.
9. Ackerman JL, Ackerman MB, Brensinger CM, Landis JR : A morphometric analysis of the posed smile, *Clin Orthod Res* 1:2-11, 1998.
10. Janzen E : A balanced smile- a most important treatment objective, *Am J Orthod* 72:359-372, 1977.
11. Ackerman JL, Proffit WR : Diagnosis and planning treatment in orthodontics. In : Graber TM, Swain BF, eds. Current orthodontic concepts and techniques, Philadelphia, 1975, WB Saunders, 1-100.
12. Peck S, Peck L, Kataja M : The gingival smile line, *Angle Orthod* 62 : 91-100, 1992.
13. Zachrisson BU : Esthetic factors involved in anterior tooth display and the smile : vertical dimension, *J Clin Orthod* 32 : 432-445, 1998.
14. Sarver DM : Facial analysis and the facial esthetic problem list. In : Sarver DM, ed. Esthetic orthodontics and orthognathic surgery. St. Louis, 1998, CV Mosby, 2-60.
15. Rigsbee OH, Sperry TP, BeGole EA : The influence of facial animation on smile characteristics, *Int J Adult Orthodon Orthognath Surg* 3 : 233-239, 1988.
16. Rubin LR : The anatomy of a smile : Its importance in the treatment of facial paralysis, *Plast Reconstr Surg* 53 : 384-387, 1974.
17. Sarver DM : The importance of incisor positioning in the esthetic smile : The smile arc, *Am J Orthod Dentofacial Orthop* 120 : 98-111, 2001.
18. Brisman AS : Esthetics : a comparison of dentists' and patients' concepts, *J Am Dent Assoc* 100 : 345-352, 1980.
19. Kokich Jr VO, Kiyak HA, Shapiro PA : Comparing the perception of dentists and lay people to altered dental esthetics, *J Esthet Dent* 11 : 311-324, 1999.
20. Mackley RJ : An evaluation of smiles before and after orthodontic treatment, *Angle Orthod* 63 : 183-190, 1993.
21. Phillips E : The anatomy of a smile, *Oral Health* 7-13, 1996.
22. Mackley RJ : "Animated" orthodontic treatment planning, *J Clin Orthod* 27 : 361-365, 1993.
23. Sarver DM, Ackerman JL : Orthodontics about face : The re-emergence of the esthetic paradigm, *Am J Orthod Dentofacial Orthop* 117 : 575-576, 2000.
24. Morley J, Eubank J : Macroesthetic elements of smile design, *J Am Dent Assoc* 132 : 39-45, 2001.
25. Angle EH : Classification of malocclusion, *Dental Cosmos* 41 : 248-264, 350-357, 1899.
26. Ackerman JL, Proffit WR : The characteristics of malocclusion : A modern approach to classification and diagnosis, *Am J Orthod* 56 : 443-454, 1969.
27. Broadbent BH : A new X-ray technique and its application to orthodontia, *Angle Orthod* 1 : 45-66, 1931.

第Ⅱ部　シンポジウム "Orthodontics 2001"

科学的根拠に基づいた矯正歯科治療：チャレンジ

Anne Marie Kuijpers-Jagtman　　　　　　　　　　　　　　　　訳）中村玲伊子／高田健治

要旨：日々の矯正診療における臨床的な判断は，入手し得る科学的な情報のなかで最も信頼できる情報に基づいて行われなければならない．今日では，科学的根拠に基づいた患者中心の治療が強調されてきている．Sackettら[1]は，科学的根拠に基づいた医学を，「臨床的な専門知識および患者の利益を，最も優れた根拠と有機的に統合すること」と定義した．この定義はもっとわかりやすい表現に言い換えることができる．つまり，「患者を診察し治療方針を立てた後に，その治療方針が妥当であることを示す最善の科学的な根拠を探し，その根拠を評価したうえで患者に適用し，治療による変化を観察する」ということである．

　理想的には，新しく出現した知識と技術は，これらを研究・評価する過程を経たのちに，日常の診療に普及させるべきである．しかし，現実には，研究・評価という過程は，技術バイパスと知識バイパス[2]と呼ばれる二通りの方法で迂回されてしまう．技術バイパスは，新しい技術の発達が，その効果と効率を適正にテストされることなく，急速に臨床家に取り込まれるときに生じる．このよい例として，仮骨延長術がある．知識バイパスとは，新しい知識が得られても，この知識が何らかの理由により日常の矯正診療に適用されることがないことを意味する．これは歯科矯正学のように経験に基づく学問において生じる．たとえば，歯の矯正移動に最適な力の強さについて，新しい発見があった場合のように，とくに基礎科学の分野で新知識が発見されたにもかかわらず，そうした知識が適用されない場合がこれに当てはまる．

仮骨延長術－技術バイパス

　これまでのところ，顎顔面領域の仮骨延長術の日常的な外科的矯正治療への普及の仕方は，新しい治療法が生まれたときに医学の分野で通常みられる普及の仕方と同様である．臨床への導入が突如として始まり，学会での熱心な発表と成功した症例報告の投稿，「〜を3年間にわたって用いた私の治験」といった類の一連の症例報告が後に続く．それから，現在共存する他の治療法や，過去に行われていた治療法を比較の対照とした後向きの比較研究が行われる．次に，治療方法についての科学的根拠の確からしさに基づいて，集中的に検討が加えられ，ようやく無作為抽出法に

Professor and Chairperson, Dept of Orthodontics & Oral Biology, Head, Cleft Palate Craniofacial Centre University Hospital, PO Box 9101, 6500HB Nijmegen, The Netherlands
tel + 31 24 361 4065, fax + 31 24 354

よる臨床治験になる．しかし，無作為抽出法のように，最も確かな科学的根拠を備えた研究を用いた探求が行われていないにもかかわらず，多くの患者に受け入れられている治療方法があるということは，医学の世界では常識である．

頭蓋顔面複合体の仮骨延長術に関しては，1995年から2000年9月までの期間に，Medline上で88の研究報告があり，そこではおもに下顎骨の延長と上顎骨の前方移動について述べられている．使用されているMeSH語としては，「口腔外科的手技」が多く，すべて「仮骨延長術」の単語を組み合わせている．そのほとんどすべての報告では，多くの症例の中から少数症例を選び，その過去の短期間について，対照群との比較なしに評価が行われている．このタイプの研究結果には，必然的に，他の研究と比較するうえで混乱を生じさせるような多くのバイアスが伴ってくる．

現在ある文献から判断して，頭蓋顔面領域の仮骨延長術は，未だ科学的根拠に基づいた治療法とはいえないと結論付けるべきである．現代の臨床研究方法を用いた共同的アプローチが必要な，多くの未解明な疑問や未解決の問題が，今なお存在している．2000年には，EUの資金提供を受けた大きな国際共同研究機関が，仮骨延長術に関する複合的研究を始めた（EUROCRAN distraction studyと名づけられた）．その研究はオランダのNijmegen大学が主となって行っている．インターネットの以下のアドレスでその情報を得ることができる（www.eurocran.net．）．

最適矯正力－知識バイパス

Isaacsonら[3]は，「矯正力を用いた歯の移動に関する現在の概念は誤っている．伝統的な歯科矯正学の概念では，歯の移動速度は，力の強さ，あるいは傾斜移動か歯体移動かといった移動様式に左右されるとされてきた．力に対する生体の反応についてこのような混乱した理解があるのは，実験条件が明らかでない in vivoでの歯の移動に関する研究が原因であるというのが我々の主張である」と述べている．そこでわれわれの研究室において，矯正力による歯体移動のモデルとしてビーグル犬を用いて，条件を整えたうえで一連の実験を開始した[4]．この実験モデルでは，下顎第三小臼歯が抜去された後，第二小臼歯を遠心に移動させた．口腔の左右側で異なった力を発揮することのできる固定式矯正装置が用いられた．実験は10～1200cNの力を用いて行われた．この実験は今も続いているが，これまでのところ，左右側で歯の移動の割合は用いられた力の強さに比例しないことが示された．言い換えれば，10cN位の力も1200cN位の力も歯の移動には等しく効果があった[5,6]．

一方で，この20年間，臨床的な応用を目的として，さまざまな強さの力を安定して持続的に歯に与えることのできる，多くの種類のワイヤーが考案されてきた．同時に，結合組織が機械的に変形したときの細胞生物学的反応に関する文献から，膨大な量のデータが得られるようになった．得られた知識を統合すると，現在，市場で手に入るほとんどのワイヤーは最適な強さの矯正力を発揮しないと結論付けたくなる．

矯正学に関する文献による最適な根拠の調査

矯正臨床に関する文献を探すために，Sunら[7]が述べた検索方法で1990年から2000年までのMedlineを調べた．この方法で，この期間内で矯正治療に関して8345の文献があることがわかった．これらのうち49.5％はAJO，EJO，AO，JO，JCOに発表されていた．したがって，もし矯正歯科医がこれら5つの雑誌

を予約購読していたとしたら，彼らは歯科矯正学に関する文献の約半分を入手することができる．しかし，残念なことにそれ以外の論文は他の70ほどの雑誌に発表されており，見逃されている．常に最新の情報を知っておくためには1週間に14の記事を読む必要がある．これは，1日に2編，1年間に52週読む必要があることを意味している．臨床家はつねに最新の情報を知っておくために，レベルの高い根拠がある文献を効率よく選ぶことで，この膨大な量の情報を扱うことができる．

科学的根拠に基づく医学を探求しているオックスフォードセンターは，予防，診断，予測，治療，為害作用についての科学的根拠の正当性のレベルと階級についてウェブサイト（http://cebm.jr2.ox.ac.uk/docs.levels.html）で発表している．そのサイトを閲覧した人は，根拠の正当性のレベルと階級をさらに改良できるように指摘を加えることができる．このような根拠のレベルは，発表された研究の臨床的価値を評価する際に使用することができる．Richardsら[2]は，根拠のレベルと階級について理解しやすいように，以下のようなより簡潔な説明を与えている．

- 最高レベルは，複数の無作為抽出法を用いた臨床試験結果について述べられた，少なくとも一つの系統だった発表済みの評論（レビュー）から得られた強い根拠と考えられている．
- 二番目に高いレベルは，適度なサンプル数と条件を備えたうえで行われた，少なくとも一つの，無作為抽出法を用いた臨床試験の結果から得られた強い根拠である．
- 三番目は，複数の研究機関で，正しい方法で行われた実験結果から得られた根拠である．
- 四番目は，正しい無作為抽出法を行っていないが，治療の前後での効果の検証，いくつかの比較対照群を有する臨床試験の結果に基づく根拠である．
- 最も低いレベルは，権威ある者による意見や臨床治験，あるいは臨床的に評価されている団体が行った記述や報告である．

研究の良し悪しを吟味することは，文献を効果的に読むうえで重要である．前述の根拠のレベルはこの目的のために使用したいものである．研究者の助けとして，研究報告の質を改善するためにCONSORT（Consolidated Standards of Reporting Trials）ガイドラインが発達した．22のチェック項目を使用することで，作者は無作為抽出法を用いた臨床治験（randomized controlled trials；RCT）の報告を改善することができ，読者はその臨床試験の効力と限界を評価する手段としてガイドラインを使用することができる．近年，医学や歯学の多くの科学雑誌で，無作為抽出法を用いた臨床的研究を発表する際には，CONSORTガイドラインを採用するようになってきた．CONSORTに関する詳しい情報はwww.consort-statement.orgで得ることができる．

非体系的研究の問題

非体系的研究にみられる問題として，異なった研究の比較を困難にする多くのバイアスが，このタイプの研究に必然的に伴うことがあげられる．Shawら[8]は非体系的研究で生じ得るバイアスのタイプを以下のように分類した：

感受性のバイアス：行われた治療に対して感受性の高い患者がいる．もともと治療に対して感受性の高い症例群に，仮骨延長術のような，ある手技を適用した場合と，困難な症例に他の手技を適用した場合とで，その効果を比較すると，仮骨延長術の効果は過大評価

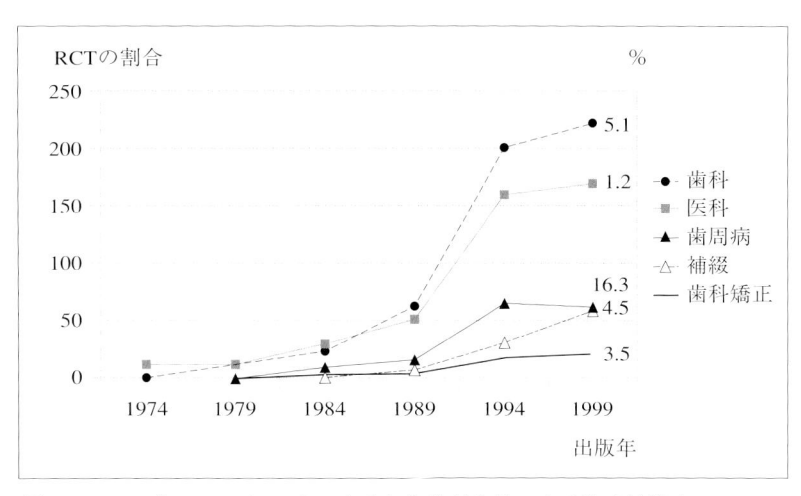

図1 SjögrenとHalling（2000）による無作為抽出法による臨床治験（randomized controlled trials；RCT）と作為抽出法による臨床治験（controlled trials；CT）の時間経過．RCTもしくはCTが行われている報告の割合は増加してきている．

されるであろう．

熟達度のバイアス：同様に，熟達した臨床医は自分の技術の効果を事実以上にみせたり，大げさに効果を賞賛したりすることができる．

結果追求のバイアス：論文の読者は，その内容全体をどれくらい信用することができるだろうか．良い結果を得た症例に対する場合と同じくらい，悪い結果になった症例群に対する追及が厳密にできているであろうか．新しい技術が試されたすべての症例を知らずして，信頼に足る結論は下せない．

除外のバイアス：治療の効果を報告する際に，期待した結果が達成できないときには，しばしばあとから症例を除外しようとする．過去の治療結果を除外する際のよくある根拠として，患者が協力的でなかったことや，もともと働きを阻害するような条件があったのではという疑いを引き合いに出すことがある．除外するために不規則に適用されるこのようなルールは，あきらかに比較の同等性を欠くことにつながる．

分析のバイアス：結果を分類するための正当な評価方法がなければ，報告した内容には必然的に一貫性がない．偏見のない独立した評価方法で，客観的な評価が行われなければ，その比較は決して信頼できない．

報告のバイアス：臨床研究では，肯定的発見に比べて否定的発見が報告されることは少ない．スポンサー企業の商業的利益も客観性をあいまいにする．また，肯定的な発見については報告がなされる傾向が強く，これらの報告は，学術雑誌へ掲載されやすく，学会においても容認されやすい．そしてこれらの報告は，しばしば英語で出版されることが多く，後の雑誌に引用されやすい[9, 10]．

結論

SjögrenとHalling[11]によると，1969年から1999年までの期間に，歯学研究の出版数は年々減少しているにもかかわらず，作為抽出法による臨床治験（controlled trials；CT）とRCTの割合は増加してきている．図1のグラフはその出版数をあらわす．1990年代から，歯学，

医学の文献でのRCTの報告の割合が増加している．歯科矯正学の領域では，1999年には，すべての出版物のうち，3.5％しかCTとRCTが報告されていないが，この数は年々，わずかずつではあるが増加している．

　残念なことに，科学的根拠に基づくアプローチに対して，臨床医や歯学研究機関から，未だに多くの抵抗がある．科学的根拠によらずに，単に年齢や臨床経験の長さ・豊富さのみが支配的であるならば，当然，科学的根拠に基づく歯学はその支配力に対する脅威になる[12]．しかし，科学的根拠に基づく歯学・歯科矯正学へと進展していくことは，避けて通れないチャレンジである．近代歯科矯正学に，解明すべき神話が多くある限り，臨床研究の方法論に対して，ますます注目が集まることは確実である．

文献

1. Sackett DL, Rosenberg WM, Gray JA, Haynes RB, Richardson WS：Evidence based medicine：what it is and what it isn't, *Br Med J* 312:71-72, 1996.
2. Richards D：Use of best evidence in making decisions：a challenge for the scientist and the practitioner. In：Evidence based dentistry, Walther W and Micheelis W, eds. Köln/München,2000, Deutscher Zahnäzte Verlag DÄV-Hanser.
3. Isaacson RJ, Lindauer SJ, Davidovitc M：On tooth, movement, *Angle Orthod* 63：305-309, 1993.
4. Kuijpers-Jagtman AM, Maltha JC, Von den Hoff JW, Van Leeuwen EJ, Van Driel WD：Back to basics：tooth movement in orthodontics. In：The future of orthodontics, Carels C and Willems G, eds. Leuven,1998, Leuven University Press.
5. Pilon JJGM, Maltha JC, Kuijpers-Jagtman AM：Magnitude of orthodontic tooth movement and rate of bodily tooth movement. An experimental study in Beagle dogs, *Am J Orthod Dentofac Orthop* 110:16-23, 1996.
6. Van Leeuwen EJ, Maltha JC, Kuijpers-Jagtman AM：Tooth movement with light continuous and discontinuous forces in Beagle dogs, *Eur J Oral* Sci 106：468-474, 1999.
7. Sun RL, Conway S, Zawaideh S, Niederman R：Benchmarking the clinical orthodontic evidence on Medline, *Angle Orthod* 70:464-470, 2000.
8. Shaw WC, Mandall NA, Mattick CR：Ethical and scientific decision making in distraction osteogenesis, *Cleft Palate Craniofac J*, in press.
9. Easterbrook PJ, Berlin JA, Gopalan R, Matthews DW：Publication bias in clinical research, *Lancet* 337:867-872, 1991.
10. Dickersin K, Min YI, Meinert CL：Factors influencing publication of research results：follow-up of publications submitted to two institutional review boards, *JAMA* 263:374-378, 1992.
11. Sjögren P, Halling A：Trends in dental and medical research and relevance of randomized controlled trials to common activities in dentistry, *Acta Odontol Scand* 58:260-264, 2000.
12. Cruz M：Dental education, dental practice, and the use of evidence, *J Evid Base Dent Pract* 1:81-82, 2001.

ティッシュ・エンジニアリングの進歩と
歯科矯正学への応用

E. Dianne Rekow[1], Joshua Simon[2], John L. Ricci[3]　　　　　　　　訳）山下和夫／高田健治

要旨：生体組織とインプラント（人工移植材料）との相互作用は，その局所における細胞の種類や環境，材料の化学的性質，表面性状，多孔度，3次元の立体構造に関わるため，極めて複雑である．この複雑な関係を明らかにすることが，ティッシュ・エンジニアリングの中心課題である．ティッシュ・エンジニアリングの目標とは，適切に成長しなかったり外傷や疾患の後で自然治癒しないと考えられる組織が正常に成長するのを促すための，再生拠点となる最適な材料を新たに開発することにほかならない．

　インプラント材料の生体適合性は骨の再生に欠かせない条件である．しかし，単に材料の無毒性が保証されればよいというわけではなく，それよりはるかに複雑な生体反応を考慮する必要がある．骨欠損に移植された多孔性ブロックの孔の内部は何週間かすれば骨で満たされるが，同じ材質の顆粒材では骨は再生しない．表面の粗いインプラントでは骨とのインテグレーションが得られるが，同じ材質でも表面の滑らかなものは線維性の中間層によって覆われてしまう．インプラント表面に掘られた溝のサイズが適度であれば，細胞は溝の内壁に並び，溝と溝との間に散らばりにくくなる．また，同じ埋入部位でも，インプラントの多孔度や孔のサイズによっては発育する組織の種類が変わってくる．$40\sim100\mu m$の孔の中には類骨が作られるが，$100\sim350\mu m$の孔には骨組織が作られる．さらに，再生拠点として用いられるインプラントの3次元的構造は，骨欠損を埋めるのに要する時間に深く関わりながら骨形成のパターンに影響を及ぼす．現在進行中の研究から得られたこれらの知識を統合することで，われわれは口蓋裂や異常な成長パターンをもつ患者に正常な顔面を形成するという頭蓋顔面複合体の再建術を大きく進歩させることができるであろう．

はじめに

　ティッシュ・エンジニアリングの中心課題は，生体組織との間で最適な相互作用を発揮する新しい材料を開発することである．材料が細胞や組織と接触すると細胞応答が生じ，一連の反応が引き起こされる．つまり，生体反応を起こさない材料はない[1]．しかし，その材料の表面を加工することによって，その

---

[1] Professor, Department of Basic Science, College of Dentistry, New York University, 345 E. 24th Street, Ny, NY 10010, USA, tel : 212 998-9490, fax : 212 995-4087, e-mail : edrl@nyu.edu
[2] Graduate student, Joint Doctoral Program, Rutgers University and the University of Medicine and Dentistry of New Jersey Departments of Biomedical Engineering and Orthopedics
[3] University of Medicine and Dentistry of New Jersey, Department of Prothodontics and Biomaterials

組織応答を変えることはできる[2,3]．ほんの少しの材質の変化でさえ，驚くほど異なった反応を引き起こす場合がある．例えば，ある新しいポリマーの研究では，ポリマー鎖が一炭素分伸びただけで，80パーセントあった骨形成を17パーセントにまで下げるのである[4]！

ティッシュ・エンジニアリングのさらなる目標とは，おそらく，"命じるままに"骨が発育できるように再生拠点となる材料と構造を物理的に変化させることであろう．この場合の変化とは，表面を粗くすること，骨接合の方向を誘導するため表面に秩序正しい模様をつけること，必要とする組織を発育させるために多孔度を変化させること，骨増殖のパターンを制御するために3次元的構造を与えることなどである．

材料の粗さによる組織応答の違い

金属，セラミックあるいはポリマーから作られた滑らかな表面のインプラントを用いると厚い線維性の被包が作られるが，同じ材質でも表面が粗いインプラントでは骨との密接なインテグレーションが促進される[5-11]．この違いを説明する機序として考えられるのは，インプラントの粗い表面では血小板の付着とフィブリン血餅の接着が強化され[12,13]，結果としてインプラントと組織との界面が安定し，創傷治癒の際の拘縮が改善されるというものである．

細胞を培養するとき，培養皿の表面の粗さは，細胞の分化，生物学的メディエーターに対する細胞の応答，あるいは骨細胞の調節因子産生に影響を及ぼす[1,14,15]．細胞の増殖と分化との間には相反的な関係がある．細胞は付着してから伸展し[16-19]，増殖はその伸展によって刺激される[18,20]．培養皿の表面が粗いと細胞の伸展は阻害され，逆に細胞はより強力に分化状態へと導かれる．再生拠点となるインプラントの設計にあたっては，これら2つの相反する現象の間のバランス，すなわち，付着のために十分な粗さを提供しながらも，細胞がインプラント全体に増殖することも保証し，そのうえ，要求される組織形成のために適切な細胞の表現型を維持するという，バランスを実現するように注意しなければならない．

生体内ではインプラント表面の粗さが増加すると，骨芽細胞様細胞（MG63）の増殖が低下し，代わりに分化が亢進する[21]．チタン[14]とプラスチック[22]のいずれのインプラントでも，表面の粗さが増加するにつれ細胞はますます骨芽細胞の形態を示し，オステオカルシンの産生も増加する．PGE_2と潜在性のTGF-B_1の遺伝子レベルはどちらも粗い表面で増加し[1,14]，その遺伝子産物は，in vitroとin vivoで骨芽細胞の分化を活性化するビタミンD代謝物$1,25\text{-}(OH)_2D_3$に対して感受性を有する[23]．$1,25\text{-}(OH)_2D_3$の効果はインプラント表面の粗さによる効果と相乗的であるので，粗い表面に存在する成熟度の高い骨芽細胞は滑らかな表面に見いだされた未成熟な骨芽細胞とは，全身的にも局所的にも異なった調節因子に応答すると考えられている．BMP-2の発現も，表面粗さの影響を受けることが観察されており[24]，表面性状が成長因子の情報伝達に影響することが証明されている．

表面粗さの程度は重要な変数である．粗い表面の突起部には$2\mu m$から$10\mu m$の高さがあり，ちょうど骨芽細胞の大きさと一致している[24,25]．多くの観察者は，この大きさの微小形態が，細胞の形態と細胞の行動に著しく影響することを明らかにしている[26-39]．

したがって，表面粗さは①インプラントに付着する細胞の種類を決定し，②細胞が表現型へ分化する割合と程度を変えることができるという2点において重要である[25]．

骨接合方向の制御

材料の表面形状は2つの成分によって特徴づけることができる．すなわち，表面粗さとテクスチャーである[40]．表面粗さとは無秩序な大きさと分布をもった陵と窩である．つまり，サンドブラストによって作られた表面形態である(そして，上で述べた組織応答を作る)．一方，テクスチャーとは，溝，稜線，丘，孔などといった形が秩序をもって配列したものである．テクスチャーとは連続した一定の形態として特徴づけられる．

材料のテクスチャーは細胞の移動方向を制御することができる．この効果は，細胞をクモの巣で培養し細胞の移動がクモの巣の単繊維によって誘導されるのを観察したHarrisonによって1912年に初めて指摘された[41]．その後の研究で培養皿表面にある溝に沿って細胞移動の方向付けができることが示された[37,42-51]．この現象は接触誘導と呼ばれている．

骨内インプラントは組織応答に関する多くの研究に利用されている．チタンインプラントにレーザーで掘られた微小溝は，サンドブラストや器械により作られた構造のない表面よりも有機的な骨形成と骨インテグレーションを促進する[52]．表面粗さの場合と同様に，溝のサイズは重要である．1〜15μm程度の形が接触誘導を誘発するのに最も効果的である[26-29,36,53]．チタン表面では，12〜24μm離れた深さ6〜12μmの溝上で，最適な組織(骨)の内部成長と細胞の整列，さらに金属との融和が得られた[52]．適切なサイズの微小溝は線維性の被包化を阻止し，骨のインテグレーションを促進し，付加された骨の局所微小構造を制御する．

細胞は移動したり伸展する際に細胞突起を伸ばすが，おそらくその際の細胞骨格の機械的性質が接触誘導を調節するのであろう[43,45]．細胞内の張力の整合性を意味するテンセグリティーは，細胞の組織構造，固有形態の安定性，接触誘導，プログラム細胞死(アポトーシス)[18]，メカニカル・ストレスに対する細胞応答[54-56]などを説明するモデルである．HuangとIngberは，"細胞が特定の成長因子や細胞外基質分子と結合すると，特定の遺伝子やシグナルタンパクを活性化するが，その後に誘導される細胞の運命は細胞の形態によって異なる"と提案している[56]．秩序ある形状は細胞の配列を制御し，結果として秩序的な組織を構築する．この現象は骨接合方向の制御と呼ばれる．

多孔度が骨反応に及ぼす影響

再生拠点として用いられるインプラントの細孔間の連通機構は骨芽細胞の移動と骨接合能を刺激し[57]，インプラント内の細胞と組織を支えるのに役立つ．孔があれば，細胞が拡がり栄養分が行きわたるだけでなく，不用物の除去もできる．移植骨が生きるか死ぬかは，移植骨固有の特性によって決定されるのではなく多孔度によって決定される[58]．その際，孔のサイズと多孔度(インプラント内部の空隙の容積分率)の両者が重要である．

組織再生にとって最適な孔のサイズは必要とされる組織の種類によって異なる．すなわち，新しい血管新生には5μm[59]，線維芽細胞の内部成長には5〜15μm[60]，哺乳類の成獣の皮膚には20〜125μm[61]，類骨の内部成長には40〜100μm[62]，骨には130〜350μm[62-66]の孔が最適である．骨の再生に最適な孔のサイズに関してはいまだ意見の一致が得られていない．最近の研究で，16μmほどの小さな孔によって骨の内部成長が達成されたとの報告がある[64]．われわれの研究では，制御された孔サイズとその規則性があれば，骨(とそれを支える栄養系)は直径40μmの孔内で成長できることが示唆された．その議論は，骨原性細

胞，毛細血管，血管周囲組織が，移植を受けた側の骨から移植骨の内部へ"じわじわ入り込んで置き換わること"によって成長する3次元的なプロセス，すなわち骨接合の概念に一部関わっている[67]．Whangらは，骨の再生は血腫の安定化と骨促進を通して達成されるので，骨接合は必要ないことを示唆した[64]．

骨の内部成長の速度はインプラント表面の多孔性によって加速することができる．骨内インプラントを用いて，45μmから150μmのビーズで焼結加工した表面（35％から40％の孔容積空隙率と孔間連結を有する）に対する組織応答と，プラズマ・スプレーで吹きつけられた粒子で処理した表面（5〜10％の低い空隙率と連通性がほとんどない不規則な表面）に対する組織応答とが比較された[68, 69]．ウサギに移植後8日もすると，焼結加工した表面の孔内にはより石灰化した組織が形成された．このことから，適度な多孔度によって治癒速度が加速され得ることが示唆された．

多孔性のインプラントは，溶液鋳型法，ゲル鋳型法，溶媒鋳造微粒子濾過法，振動粒子微粒子濾過法，高圧ガス成形微粒子濾過法，ガス飽和法，凍結乾燥法，線維接着法，不織布法，相分離法，3Dプリンティング法[70]，FDM法（溶融積層法）[71]などの方法によって作り出すことができる．最も伝統的な製作方法では，インプラント内の孔サイズは広範囲にばらついていた．最近になってようやくそのばらつきを減じることができるようになった．商品化されたハイドロキシアパタイト製のインプラント材料（Interpore, Interpore Cross, Irvine, CA）は平均486±263μmの孔サイズを持つが，われわれの研究室で研究中の3Dプリンティング法で製作したインプラント材料（Theriform, Therics, Inc., Princeton, NJ）は平均630±41μmのサイズであった[72]．今までのほとんどの研究では，用いられた材料の孔サイズが広範囲にばらついていたため，孔サイズの組織応答に果たす役割をはっきりと明らかにすることが困難であったといえる．

3次元構造に対する組織応答

他の条件と同様，再生拠点として用いられるインプラントの3次元構造は組織応答に影響する．ハイドロキシアパタイトのブロックと顆粒材がラットに移植されると，骨はブロックの中には形成されたが顆粒剤の周りにはできなかった[73, 74]．骨形成の"強力な"タンパク誘導物質（BMPやOP-1）がその顆粒剤とともに加えられたときでさえ，骨はまったく成長しなかった．したがって，骨形成は，少なくとも部分的には，"形成がある限り，材料の3次元構造によって"制御される[74]．インプラント内への骨の内部成長とは，多くの細胞を含んだ血管新生結合組織の基質が孔を貫いて成熟し発達する一連の過程である[74]．この過程がうまくいくには，必要とされる組織にとって適切な表現型をもつ細胞と，栄養素を供給する脈管構造の両者でインプラントが満たされなければならない．もしインプラントが適切に設計されたならば，前駆細胞の浸潤は創傷からの血液がインプラントに吸着することによって育成される[64]．

吸着された血液は，骨形態形成タンパクbone morphogenetic proteins（BMPs），形質変換成長因子-transforming growth factor（TGF）-β，線維芽細胞成長因子-fibroblast growth factor（FGF），血小板由来成長因子-platelet-derived growth factor（PDGF），血管内皮細胞成長因子-vascular endothelial cell growth factor（VEGF），上皮成長因子-epidermal growth factor（EGF），インシュリン様成長因子-insulin-like growth factor（IGF）-1[75, 76]，ならびにBMP-4，BMP I型レセプター[77]などの成長因子や分化誘導因子と前駆細胞が豊富に存在する安定した血腫

図1 ポリマー製の再生拠点として用いられるインプラント．左のインプラントには軸方向と放射状方向の直交性の溝がある．溝の交差によって500μm平方の孔が作られる．右のインプラントには同じポリマーから作られた，軸方向の溝（1mm平方×深さ2mm）と4つの放射状の溝（幅1.6mm×深さ1mm）（写真上では見えない）がある．

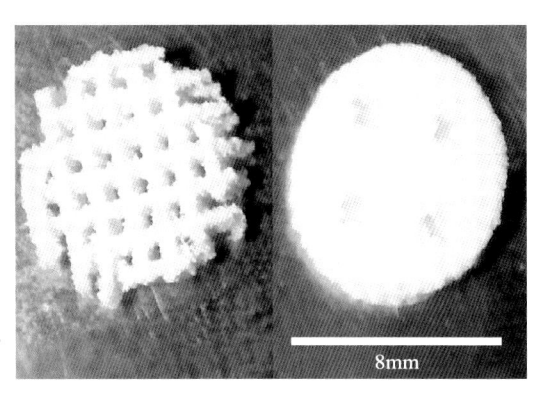

図2 インプラントの3次元構造に対する組織応答．高解像度レントゲン像（10×）で，*図1*に示したインプラントへの組織の内部成長を示す．移植16週間後．左に見られるのが直交性の溝と孔に対する組織応答である．右に見られるのが放射状と軸方向の溝に対する組織応答である．矢印は欠損部の元の境界を示す．

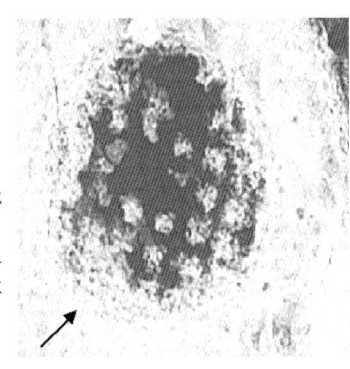

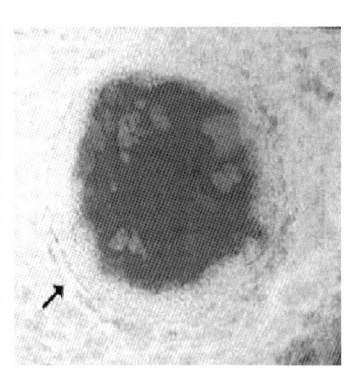

を作る．骨折時の血腫に骨形成活性があることが実証され，それが細胞の骨形成能と細胞外基質の骨産生能の両者によるものであることが明らかとなった[7,8]．骨形成がうまくいくために必要な鍵は，骨原性細胞の浸潤，付着，増殖を促進する能力，血管新生を促進する能力，石灰化の足場となる細胞外基質を合成するように骨原性細胞の分化を促す能力を備えていることである[64]．

中間構造（サイズが数十μmから数mmの形態）は骨形成の様式を歴然と変化させる．われわれの研究で，中間構造の異なる，直径8mm，厚さ3mmのポリマーのインプラントが数種製作され，骨格的に成熟したNew Zealand白ウサギの冠状欠損に移植された．インプラントの一つには直交性の溝（500μm四方）と多孔性の壁を設けた．もう一つのインプラントには幅1.6mm，深さ1mmの放射状の溝と硬膜側に作られた1mm四方，深さ2mmの4つの筒状の溝を設けた（*図1*）．組織の内部成長は溝の形に沿ってできあがった（*図2*）．この結果は，インプラント内への骨の形成様式と形成位置がインプラントの構造によって制御されることを示唆している．*図2*の左にみられる新生骨の複数の成長部位は，*図1*や*図2*の右にあるインプラントよりも速くインプラント内を満たしながら合流点に達するまで広がるであろう．

歯科矯正学との関連

顎顔面の著しい形成異常や口蓋裂のために，患者とその家族は生活の質に大きな影響を受ける．形態と機能を回復するための骨の供給源は極めて少ない．ヒト由来の材料は組織適合性のある供与者が見つかるかどうかにかかっている．自家移植では量に限度があり，

供与部位に苦痛も伴う．異種移植は，低い確率ではあるが，感染と免疫原性としての危険がある．商品化された天然材料とその類似物から作られたインプラントは形に大きなばらつきがあり，合理的で組織特異的な形に加工するのが難しい．前述のティッシュ・エンジニアリングの研究は，自然には成長しない組織が成長するよう生体に促すために解決せねばならない局面の多くを明らかにしてきた．成長中に空隙として残った腔を埋めるために最適な形をイメージすることはできないし，当然それを現実に作ることもできない．現時点でできることといえば，特定の3次元的な中間構造と多孔性，また，骨接合のための溝，さらに，配列されたテクスチャーをもった再生拠点となるインプラントを作ることである．インプラント内に満たされる骨の成長様式を変えることもできる．必要な方向に骨の成長を向けることもできるし，インプラント内に成長する細胞の種類をどうすれば限定できるかも知っている．それでもなお，インプラントの特性と材料の組み合わせが組織とどのような相互作用をもつかについて完全に解明されたわけではない．ティッシュ・エンジニアリングは世界で最高の知力を持った人々の思想と情熱を統合するという刺激的な分野である．われわれは，口蓋裂や異常な成長パターンをもった患者に正常な顔貌を形成するため，頭蓋顔面複合体の再建における大きな進歩に向けて着々と準備を整えている．

謝辞

インプラントの異なった構造に対する組織応答を理解するというわれわれの試みは，ニュージャージー科学技術委員会の経済援助，Therics株式会社，Integra LifeSciences社の現物支給による援助，Josh Simon, Tithi Dutta Royと他の多くの学生，技術者，教職員のご協力によるものであり，ここに謝意を表する．

文献

1. Boyan B, Z Schwartz : Modulation of osteogenesis via implant surface design, in Bone Engineering, J. Davies, Editor. 2000, em squared incorporated : Toronto, Canada. p. 232-239.
2. de Bruijn J, et al : Osteoinductive biomimetic calcium-phosphate coatings and their potential use as tissue-engineering scaffolds, in Bone Engineering, J. Davies, Editor. 2000, em squared incorporated : Toronto, Canada. p. 421-431.
3. Healy K, et al : Osteoblast interactions with engineered surfaces, in Bone Engineering, J. Davies, Editor. 2000, em squared incorporated : Toronto, Canada. p. 268-281.
4. James K, et al : Small changes in chemical structure of a polymer can have a significant effect on the hard-tissue response in vivo, in Bone Engineering, J. Davies, Editor. 2000, em squared incorporated : Toronto, Canada. p. 195-203.
5. Albrektsson T, Hansson H-A, Ivarsson B : Interface analysis of titanium and zirconium bone implants, *Biomaterials* 6 : 97-101, 1985.
6. Thomas K, Cook S : An evaluation of variables influencing implant fixation by direct bone apposition, *J Biomed Mater Res* 19 : 875-901, 1985.
7. McAuslan BR, Johnson G : Cell responses to biomaterials. I : Adhesion and growth of vascular endothelial cells on poly (hydroxyethyl methacrylate) following surface modification by hydrolytic etching, *J Biomed Mater Res* 21 (7) : 921-35, 1987.
8. Haddad RJ, Cook S, KA T : Biological fixation of porous-coated implants, *J Bone Joint Surg* 69A : 1459-1466, , 1987.
9. Thomas K et al : The effect of surface macrotexture and hydroxylapatite coating on the mechanical strengths and histologic profiles of titanium implant materials, *J Biomed Mater Res* 21 : 1395-1414, 1987.
10. Linder L et al : Clinical aspects of osteointegration in joint replacement : a histologic study of titanium implants, *J Bone Joint Surg* 70B : 550-555, 1988.
11. Ricci J, et al : Modulation of bone ingrowth by surface chemistry and roughness., in The Bone Material Interface, J. Davies, Editor. 1991, University of Toronto Press : Toronto, Canada. p. 334-349.
12. Gemmell C, Park J : Initial blood interactions with endosseous implant materials, in Bone Engineering, J. Davies, Editor. 2000, em squared incorporated : Toronto, Canada. p. 108-117.
13. Davies J : Mechanisms of endosseous integration, *Int J Prosthodont* 11 : 391-401, 1998.
14. Kieswetter K, et al : Surface roughness modulates the local

production of growth factors and cytokines by osteoblast-like MG-63 cells, *J Biomed Mater Res* 32 : 55-63, 1996.

15. Batzer R et al : Prostaglandins mediate the effects of titanium surface roughness on MG63 osteoblast-like cells and alter cell responsiveness to 1a,25-(OH)$_2$D$_3$, *J Biomed Mater Res* 41 : 489-496, 1998.
16. Ingber DE, Madri JA, Folkman J : A possible mechanism for inhibition of angiogenesis by angiostatic steroids : induction of capillary basement membrane dissolution, *Endocrinology* 119 (4) : 1768-75, 1986.
17. Re F et al : Inhibition of anchorage-dependent cell spreading triggers apoptosis in cultured human endothelial cells, *J Cell Biol* 127 (2) : 537-46, 1994.
18. Chen C et al : Geometric control of cell life and death, *Science* 276 : 1425-1428, 1997.
19. Dike LE et al : Geometric control of switching between growth, apoptosis, and differentiation during angiogenesis using micropatterned substrates, *In Vitro Cell Dev Biol Anim* 35 (8) : 441-448, 1999.
20. Folkman J, Moscona A : Role of cell shape in growth control, *Nature* 273 : 345-349, 1978.
21. Martin JY et al : Effect of titanium surface roughness on proliferation, differentiation, and protein synthesis of human osteoblast-like cells (MG63), *J Biomed Mater Res* 29 (3) : 389-401, 1995.
22. Schwartz Z et al : Differential regulation of prostaglandin E2 synthesis and phospholipase A2 activity by 1,25-(OH)$_2$D$_3$ in three osteoblast-like cell lines (MC-3T3-E1, ROS 17/2.8, and MG-63), *Bone* 13 (1) : 51-58, 1992.
23. Boyan BD et al : Titanium surface roughness alters responsiveness of MG63 osteoblast-like cells to 1 alpha,25-(OH)$_2$D$_3$, *J Biomed Mater Res* 39 (1) : 77-85, 1998.
24. Ong JL et al : Osteoblast responses to BMP-2-treated titanium in vitro, *Int J Oral Maxillofac Implants* 12 (5) : 649-654, 1997.
25. Boyan BD, Schwartz Z, Boskey, AL : The importance of mineral in bone and mineral research, *Bone* 27 (3) : 341-342, 2000.
26. Ricci J, Alexander H, Howard C : The influence of surface microgeometry on fibroblast colonization of synthetic surfaces. in Materials Research Society Symposium. 1992. Pittsburgh, PA : Materials Research Society.
27. Ricci J et al : Influence of surface microgeomtry on in vitro cell growth and migration. in Surface Modification Techniques, T. Sudarshan, Editor. 1994, Institute of Materials : London. p. 491-508.
28. Ricci J et al : In vitro effects of surface roughness and controlled surface microgeometry on fibrous tissue cell colonization. *Trans Soc Biomat* 18 : 115, 1995.
29. Ricci J et al : Cell interaction with microtextured surfaces. Fifth World Biomaterials Congress, I : p. 937, 1996.
30. Grew J et al : Attachment, shape and cytoskeletal organization of 3T3 fibroblasts cultured on micropatterned substrates, in 4th Symposium NJ Center Biomat Med Devices. 1997b.
31. Grew J et al : Effects of surface microgeometry on fibroblast shape and cytoskeleton. *Trans Soc Biomat* 1997a. 22 : p. 32.
32. den Braber E. et al : Orientation of ECM protein deposition. fibroblast cytoskeleton and attachment complex components on silicone microgrooved substrates, *J Biomater Med Res* 40 : 291-300, 1998.
33. Frenkel S et al : Osseointegration on metallic surfaces : Effects of microgeometry and growth factor treatment, *Trans Soc Biomater* 21 : 66, 1998.
34. Grew J et al : Cytological characteristics of 3T3 fibroblasts cultures on micropatterned substrates, *Trans Soc Biomater* 21 : 40, 1998.
35. Grew J, Ricci J : Cytoskeletal organization in three fibroblasts variants cultured on micropatterned substrates, *Trans World Biomat Congr* 6 : 1006, 2000.
36. van Kooten T, Whitesides J, vonRecum A : Influence of silicone (PDMS) surface texture on human skin fibroblast proliferation as determined by cell cycle analysis, *J Biomater Med Res* (Appl Biomater) 43 : 1-14, 1998.
37. Walboomers XF et al : Contact guidance of rat fibroblasts on various implant materials *J Biomed Mater Res* 47 (2) : 204-212, 1999.
38. Frenkel S et al : Effects of microgeometry and growth factor treatment on osseointegration of metallic implant surfaces, *Trans Orthopaedic Res Soc* 24 : 891, 1999.
39. Walboomers X et al : Attachment of fibroblasts on smooth and microgrooved polystyrene, *J Biomater Med Res* 46 : 212-220, 1999.
40. von Recum AF et al : Surface roughness, porosity, and texture as modifiers of cellular adhesion, *Tissue Engineering* 2 (4) : 241-253, 1996.
41. Harrison RG : The cultivation of tissue in extraneous media as a method of a morphogenic study, *Anatomic Record* 6 : 181, 1912.
42. Brunette DM : Spreading and orientation of epithelial cells on grooved substrata, *Exp Cell Res* 167 (1) : 203-17, 1986.
43. Clark P et al : Topographical control of cell behaviour. I. Simple step cues. *Development* 99 (3) : 439-448, 1987.
44. Chehroudi B, Gould TR, Brunette DM : Titanium-coated micromachined grooves of different dimensions affect epithelial and connective-tissue cells differently in vivo, *J Biomed Mater Res* 24 (9) : 1203-1219, 1990.
45. Clark P et al : Topographical control of cell behaviour : II. Multiple grooved substrata. *Development* 108 (4) : 635-644, 1990.
46. Guenard V, Valentini RF, Aebischer P : Influence of surface texture of polymeric sheets on peripheral nerve regeneration in a two-compartment guidance system, *Biomaterials* 12 (2) : 259-263, 1991.
47. Schmidt JA, von Recum AF : Macrophage response to microtextured silicone, *Biomaterials* 13 (15) : 1059-1069, 1992.
48. Morgan S, Darling D : Animal cell culture, Bios Scientific, 1993.
49. Brunette DM, Chehroudi B : The effects of the surface topography of micromachined titanium substrata on cell behavior in vitro and in vivo, *J Biomech Eng* 121 (1) : 49-57, 1999.
50. Stepien E, Stanisz J, Korohoda W : Contact guidance of chick embryo neurons on single scratches in glass and on underlying aligned human skin fibroblasts, *Cell Biol Int* 23 (2) : 105-116, 1999.
51. Kam L et al : Axonal outgrowth of hippocampal neurons on micro-scale networks of polylysine-conjugated laminin,

Biomaterials 22 (10) : 1049-1054, 2001.

52. Ricci J et al : Bone response to laser microtextured surfaces, in Bone Engineering, J. Davies, Editor. 2000, em squared incorporated : Toronto, Canada. p. 282-292.

53. Wang X et al : Effect of collagen denaturation on the toughness of bone, *Clin Orthop* 371 : 228-239, 2000.

54. Ingber D, Madri J, Jamieson J : Role of basal lamina in the neoplastic disorganization of tissue architecture, *Proc Natl Acad Sci USA* 78 : 3901-3905, 1981.

55. Chicurel M et al : Integrin binding and mechanical tension induce movement of mRNA and ribosomes to focal adhesions, *Nature* 392 : 730-733, 1998.

56. Huang S, Ingber D : Shape-dependent control of cell growth, differentiation, and apoptosis : Switching between attractors in cell regulatory networks, *Exp Cell Res* 261 : 91-103, 2000.

57. Cornell C, Lane J : Current Understanding of osteoconduction in bone regeneration, *Clin Orthop* 355 : S267-S273, 1998.

58. Fialkov J, Holy C, Antonyshyn O : Strategies for bone Substitutes in Craniofacial Surgery, in Bone Engineering, J. Davies, Editor. 2000, em squared incorporated : Toronto, Canada. p. 548-557.

59. Brauker JH et al : Neovascularization of synthetic membranes directed by membrane microarchitecture, *J Biomed Mater Res* 29 (12) : 1517-1524, 1995.

60. Boyan BD et al : Role of material surfaces in regulating bone and cartilage cell response *Biomaterials* 17 (2) : 137-146, 1996.

61. Yannas IV et al : Synthesis and characterization of a model extracellular matrix that induces partial regeneration of adult mammalian skin, *Proc Natl Acad Sci USA* 86 (3) : 933-937, 1989.

62. Klawitter JJ, Hulbert SF : Application of porous ceramics for the attachment of load-bearing internal orthopedic applications, *J Biomed Mater Res* 2 : 161, 1971.

63. Robinson BP et al : Calvarial bone repair with porous D,L-polylactide, *Otolaryngol Head Neck Surg* 112 (6) : 707-713, 1995.

64. Whang K et al : Engineering bone regeneration with bioabsorbable scaffolds with novel microarchitecture, *Tissue Eng* 5 (1) : 35-51, 1999.

65. Pilliar R : Powder metal-made orthopedic implants with porous surface for fixation by tissue ingrowth, *Clin Orthop* 176 : 42-51, 1983.

66. Schliephake H, Neukam F, Klosa D : Influence of pore dimensions on bone ingrowth into porous hydroxylapatite blocks used as bone graft substitutes : a histomorphometric study, *Int J Oral Maxillofac Surg* 20 : 53-58, 1991.

67. Urist MR : Bone transplants and implants, in Fundamental and Clinical Bone Physiology, M.R. Urist, Editor. 1980, Lippincott : Philadelphia. p. 331-368.

68. Simmons C, Pilliar R : A biomechanical study of early tissue formation around bone-interfacing implants : The effect of implant surface geometry, in Bone Engineering, J. Davies, Editor. 2000, em squared incorporated : Toronto, Canada. p. 369-380.

69. Simmons CA Valiquette N, Pilliar RM : Osseointegration of sintered porous-surfaced and plasma spray-coated implants : An animal model study of early postimplantation healing response and mechanical stability, *J Biomed Mater Res* 47 : 127-138, 1999.

70. Agrawal CM, Ray RB : Biodegradable polymeric scaffolds for musculoskeletal tissue engineering, *J Biomed Mater Res* 55 (2) : 141-150, 2001.

71. Hutmacher DW et al : Mechanical properties and cell cultural response of polycaprolactone scaffolds designed and fabricated via fused deposition modeling, *J Biomed Mater Res* 55 (2) : 203-216, 2001.

72. Simon JL : Engineered cellular response to scaffold architecture in a rabbit trephine defect, in Biomedical Engineering. 2001, Rutgers University : Piscataway.

73. Ripamonte U : Smart biomaterials with intrinsic osteoinductivity : Geometric control of bone differentiation, in Bone Engineering, J. Davies, Editor. 2000, em squared incorporated : Toronto, Canada. p. 215-222.

74. Ripamonti U, Ma S, Reddi H : The critical role of geometry of porous hydroxyapatite delivery system in induction of bone by osteogenin, a bone morphogenic protein. *Matrix* 12 : 202-212, 1992.

75. Einhorn TA et al : The healing of segmental bone defects induced by demineralized bone matrix. A radiographic and biomechanical study, *J Bone Joint Surg Am* 66 (2) : 274-279, 1984.

76. Cornell CN, Lane JM : Newest factors in fracture healing, *Clin Orthop* 277 : 297-311, 1992.

77. Ishidou Y et al : Enhanced expression of type I receptors for bone morphogenetic proteins during bone formation, *J Bone Miner Res* 10 (11) : 1651-1659, 1995.

78. Mizuno K et al : The osteogenetic potential of fracture haematoma. Subperiosteal and intramuscular transplantation of the haematoma, *J Bone Joint Surg Br* 72 (5) : 822-829, 1990.

79. Tsunoda M, Mizuno K, Matsubara T : The osteogenic potential of fracture hematoma and its mechanism on bone formation--through fracture hematoma culture and transplantation of freeze-dried hematoma. *Kobe J Med Sci* 39 (1) : 35-50, 1993.

矯正歯科治療におけるデジタルテクノロジーの変化

保田好隆

　1980年代後半からのデジタルテクノロジーの進化は，矯正歯科治療における診断および治療計画の立案に大きな影響を及ぼしてきた．さらに近年，デジタルテクノロジーの飛躍的な進化により，コンピュータは治療計画の立案をサポートする役割から，矯正歯科治療を行ううえで必要不可欠なパートナーへと変化しつつある．このセッションの目的は，最新の矯正歯科治療における診断と治療方針の立案に関わる，デジタルテクノロジーの最新情報を提供することにあり，4名の演者が最新のデジタルテクノロジーについて紹介する．その前に，私から，大阪大学におけるデジタルテクノロジーの臨床応用例を2つ示す．

　はじめに，インダイレクトボンディング法における自動ブラケット装着位置印記装置について紹介する．まず，われわれの診療室で採用しているインダイレクトボンディング法（白須賀法[1-3]）について紹介する．図1に白須賀法用のトランスファートレーを示す．

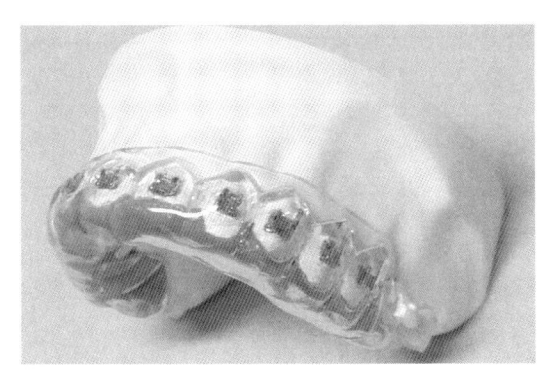

　このトランスファートレーの特徴としては，オクルーザルストップ（図2），1次コア（図3）および2次コア（図4）の3層構造になっていることがあげられる．オクルーザルストップは，模型上で行ったブラケットのポジショニングをより正確に口腔内で再現し，さらにトランスファートレーの変形を防ぐために，熱可塑性プラスチックにより作成する．また1次コアは，ブラケットを保持する目的で，高弾性シリコン系印象材（エミルマ®：松風株式会社，京都）を用いて製作し，2次コアはトランスファートレーを一体化し，1次コアの変形を防ぐ目的で，厚さ2mmのソフトマウスガードマテリアルを加熱軟化して使用する．

　患者にボンディングする際には，エッチング操作の後，歯面とトランスファートレーの内面の各ブラケットベースにボンディング液を塗布し，さらに各ブラケットベースに化学重合レジンを適量盛り付けて口腔内にトランスファートレーを装着する．唇側面より約2分間適度な力でトランスファートレーを歯面

図1 白須賀法用のトランスファートレー．

大阪大学大学院歯学研究科顎顔面口腔矯正学教室助教授

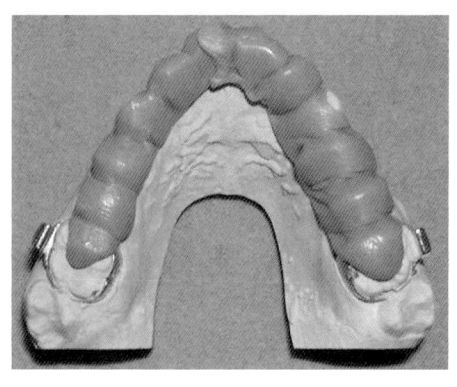

図2 オクルーザルストップ.

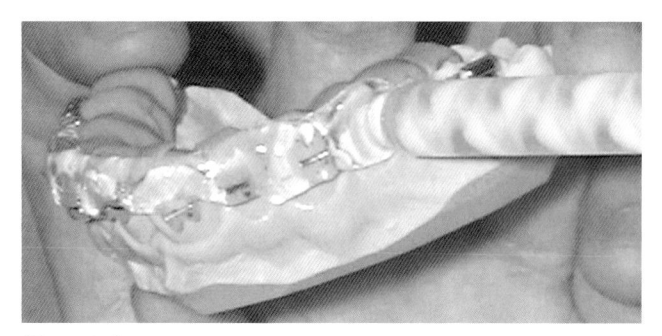

図3 1次コア.

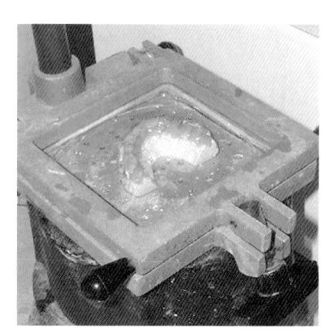

図4 2次コア.

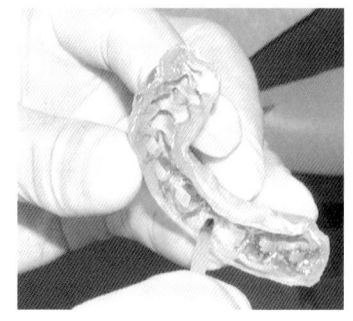

図5 トランスファートレーの圧接方法.

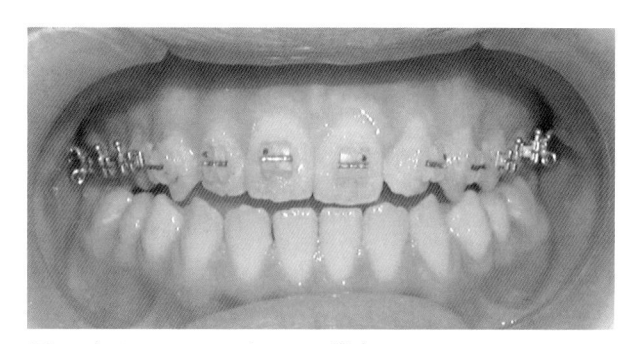

図6 トランスファートレーの撤去.

に圧接する(*図5*). さらに2分間放置した後, ハンドスケーラーなどを用いてトランスファートレーを撤去する(*図6*).

この方法を用いればボンディングの際の所要時間は, ダイレクトボンディングの約2分の1に短縮される. またボンディング後6か月間における, ブラケットの脱離率は, ダイレクトボンディング法と比較して有意に少ないことが示されている. しかし, プリアジャストエッジワイズ装置を用いた治療を行う場合, ブラケットのポジショニングは最も重要な要素である. いかに優れたボンディング法とはいえ, 模型上の適確な位置にブラケットが位置づけされていなければ, プリアジャストエッジワイズ装置を用いた治療は成功しない. そのためアタッチメントは模型上のFAポイントに設置されなければならない(*図7*).

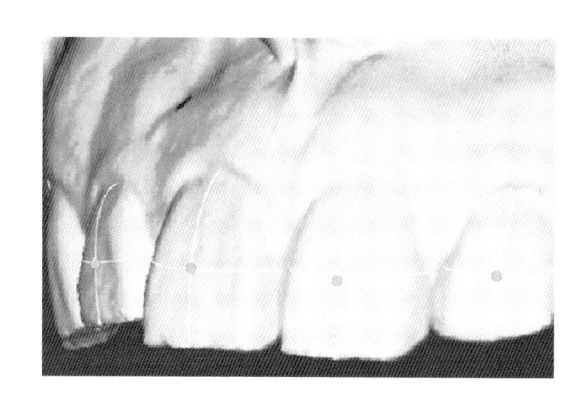

図7 FAポイント.

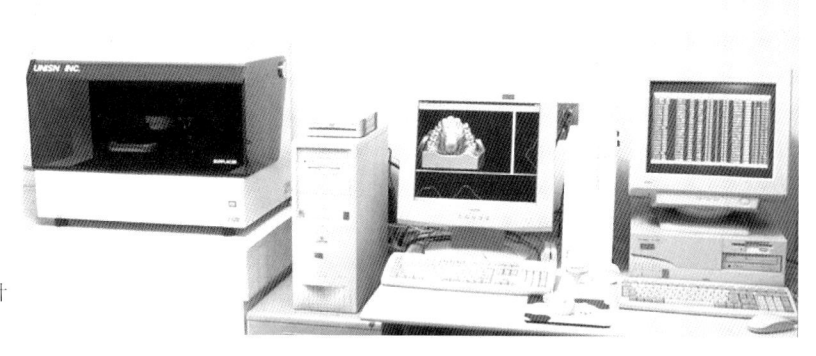

図8 非接触3次元口腔模型計測装置.

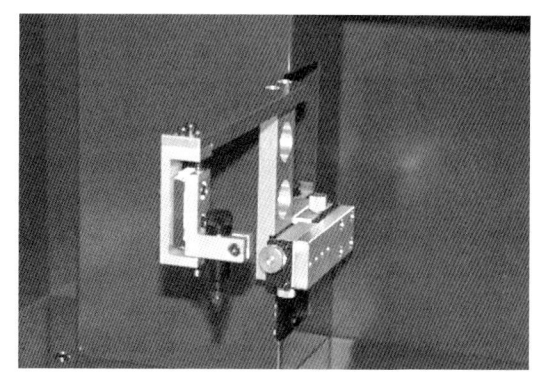

図9 マーキング用ジグ.

インダイレクトボンディング法は，ダイレクトボンディング法と比較して，FAポイントにブラケットを設置することは容易であるが，その操作の良否は術者の経験によって左右されることが多い．そのため，アタッチメントを模型に自動的に装着できれば治療率が上がり，治療結果の均質化および患者サービスの向上がはかれるものと考えた．そこで，図8に示す非接触3次元口腔模型計測装置（SURFLACER, VMD-25, 株式会社UNISN, 大阪）を用いて，歯の表面形状を3次元座標データ化し，頬側面における近遠心的および垂直的中央の点を抽出した．複数の被検者から抽出された上下各14のFAポイントについてアルゴリズムを算出した．それによりFAポイントを自動的に抽出し，計測に使用した模型上に自動的にマーキングできるようにした（図9）．さらにこの装置のマーキング用ジグ部を改良し，ブラケットを自動的に模型上に装着できるようにする予定である．

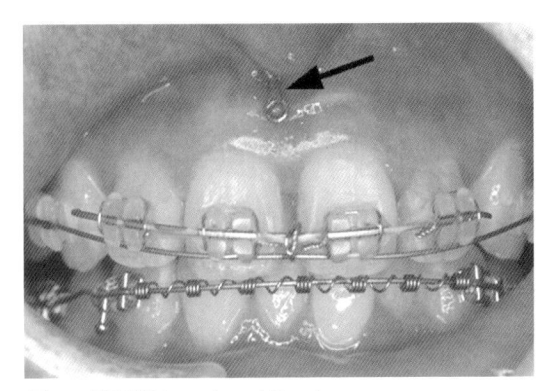

図10 矯正用ミニインプラント.

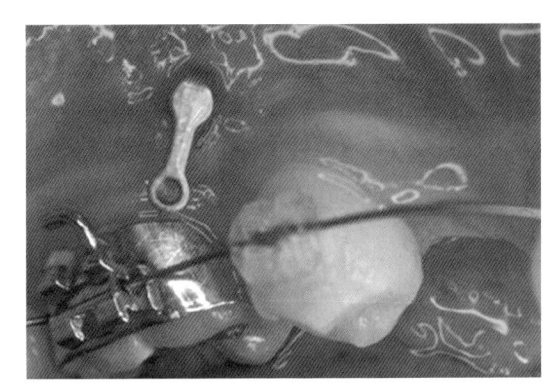

図11 矯正用ミニインプラントの使用例.

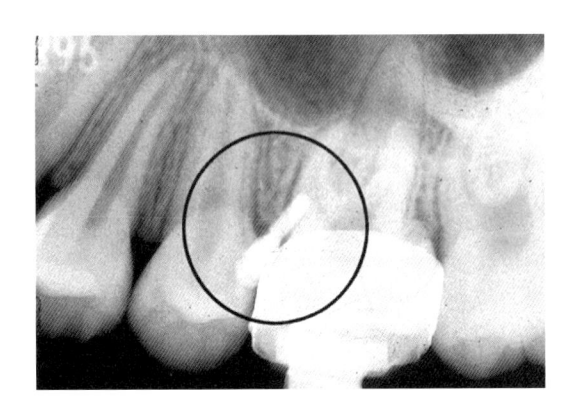

図12 矯正用ミニインプラントと上顎第一大臼歯歯根が近接していた症例.

　次に矯正歯科用ミニインプラント植立のステントの作製について紹介する．近年，矯正歯科治療の際に，アンカレッジとしてミニインプラントが使用される機会が増えてきている．我々も2000年11月以来，チタン製ミニインプラント（*図10*）（オーソアンカーK1システム：デンツプライ三金株式会社，東京）をアンカレッジとして使用した矯正歯科治療を行っている．*図11*に植立後4か月経過した症例を示す．

　インプラントを口蓋部中央に植立するのであれば，インプラントが歯根や上顎洞あるいは下顎管を傷つける心配はない．しかし，前歯部や臼歯部に植立する場合には，このような構造物に注意を払わなければならない（*図12*）．そこで，骨内の構造物に損傷を与えずに，インプラントを植立する方法を考案したので紹介する．

　まず，粘膜より下の部分はCTより，粘膜より上の部分は，先ほど紹介した非接触3次元口腔模型計測装置よりデータを採得する．得られた2種類のデータを，西井ら[4]の方法により合成する（*図13*）．合成されたデータをもとに光造形システムを用いて，実体模型（*図14*）を作製する．この実体模型では，歯根部分はレジンを重合せずに空洞している．外部より観察しやすいように，歯根の空洞部分に赤い塗料を流している（*図15*）.

　この実体模型上に実際にチタン製のミニインプラントを植立し，歯根や上顎洞などの構造物にインプラントが接触していないことを

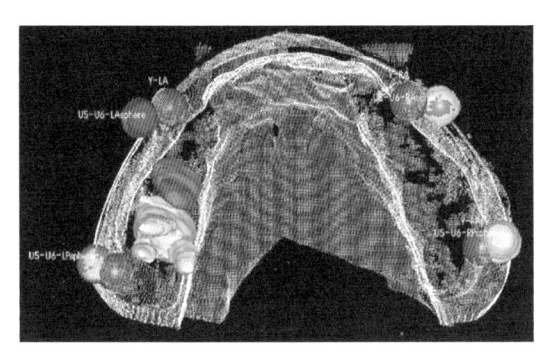

図13 CTデータと口腔模型データの合成.

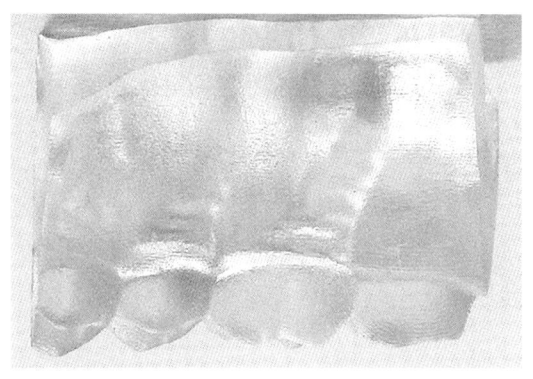

図14 光造形システムにより製作された実体模型.

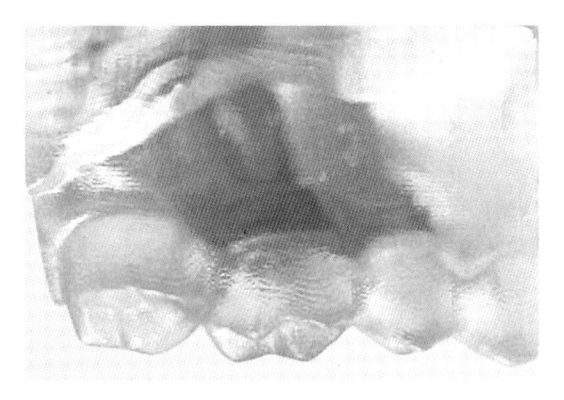

Buccal view

図15 歯根部を赤色インクにて着色.

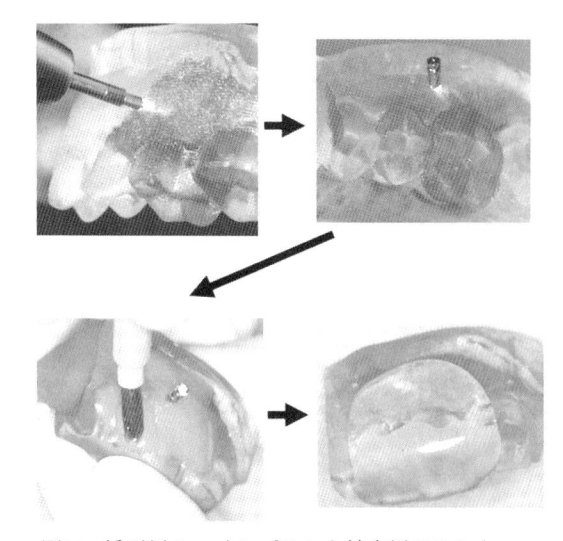

図16 矯正用ミニインプラント植立用ステント.

確かめたうえで,即時重合レジンを用いてステントを作製した(図16).このステントを用いてドリリングする際のずれを最小限に抑えるために,直径1.5mm,長さ4mmの金属製のチューブを用いている.また,冷却水用の小孔も設置している.

以上,大阪大学におけるデジタルテクノロジーの臨床応用例を2例紹介した.

文献

1. Shirasuka N, Onose M : Orthodontic treatment and indirect bonding (in Japanese), *Dental Outlook* 86 (2) : 361-376, 1995.
2. Yasuda Y, Takada K, Shirasuka N : Indirect bonding method. Part 1, *The Quintessence* 20 (11) : 83-92, 2001.
3. Yasuda Y, Takada K, Shirasuka N : Indirect bonding method. Part 2, *The Quintessence* 21 (1) : 187-198, 2002.
4. Nishii Y, Nojima K, Takane Y, Issiki Y : Integration of the maxillofacial three-dimensional CT image and the three-dimensional dental surface image, *Orthodontic Waves* 57 (3) : 189-194, 1998.

3次元セファロ分析

Sven Kreiborg　　　　　　　　　　　　　　　　　　　　　　　訳）北井則行／高田健治

　要旨：歯科矯正学の研究者ら[1,2]は，子供の顔の形態や顎の成長を定量的に調べることのできる方法を模索し，レントゲンセファロ計測法の技術を70年前に開発した．このBroadbentの方法は，臨床および研究のために不可欠な方法として，歯科矯正学の分野で幅広く受け入れられている．Broadbentのセファロ計測法の基本的な技術は，年月が経ってもほとんど変わっていないが，いくつかの重要な技術的改善がなされ，正確な分析法の発展に寄与している．セファロ計測法の重大な欠点は，2次元計測しか行えないことである．また，この方法により，骨格構造の研究を行うことはできるが，例えば，咀嚼筋の研究を行うことはできない．

　高解像度CTおよびMRスキャンを顎顔面領域に応用することによって，硬・軟両組織の構造を3次元的に再構築することができるようになった．この方法により，骨格形態，歯および軟組織を含めて，顎顔面形態，機能，成長および成長予測の3次元定量分析を行うことができる．現在のところ，この方法の欠点は，放射線量が比較的高いこと，利用が限られていること，およびコストが高いことである．しかし，重度の顎顔面形成異常を有する子供を治療しているほとんどの顎顔面チームは，診断，治療計画および予後観察のために，CT・MRIをルーティンに使用している．このような子供の顎顔面についてのCT・MRデータ量は着実に増加し，縦断的なデータの利用が可能となってきている．いくつかのタイプの顎顔面形成異常では，特異的な顎顔面領域のみに形成異常が認められ，他の領域は正常な発育を示している（たとえば，Apert症候群およびCrouzon症候群では，上顎骨がおもに障害されているが，下顎骨は障害されていない），そのため，さまざまなタイプの顎顔面形成異常を伴う子供のデータから，顎顔面の形態と成長，歯の萌出および口腔機能に関して，異常所見のみならず正常像も得ることができる．

　コペンハーゲン大学顎顔面部，コペンハーゲン大学附属病院3次元医用画像研究所，コペンハーゲン大学歯学部，デンマーク工科大学が協力して，CTとMRスキャンを用いた3次元セファロ分析の技術を発展させることに取り組んでいる．

Professor and Chairman, Department of Pediatric Dentistry and Clinical Genetics and The 3D-Laboratory, School of Dentistry, Faculty of Health Sciences, University of Copenhagen, Nörre Allé 20, DK-2200 Copenhagen, Denmark and the Copenhagen Craniofacial Unit (CCFU), Department of Clinical Genetics, Copenhagen University Hospital Blegdamsvej 9, Dk-2100 Copenhagen, Denmark
tel : + 45 3532 6760, fax : + 45 3532 6760, e-mail : sven. kreiborg@odont. ku. dk

セファロ計測法とその分析（とくにBjörkとその共同研究者が提唱したもの）についての経験に基づいて，顔の形態（距離，角度および体積の測定），顔の成長（重ね合わせの技術：頭蓋底，上顎骨，下顎骨における），歯の萌出および口腔機能を分析するために，規格化された3次元的方法について研究中である．これらの研究は，Jeffrey L. Marsh先生（ワシントン大学，セントルイス）と高田健治，北井則行，村上秀明各先生（大阪大学）と協力して行われている．本論文では，CTスキャンを用いた重ね合わせ法に重点を置き，顔の成長および歯の萌出の3次元分析に焦点を絞って述べる．

はじめに

　本論文では，顔の形態や成長の研究に用いる従来のセファロ計測法と新しい計測法（CTおよびMRスキャンを用いた3次元セファロ計測法）の利点と欠点を，文献に基づいて述べる．セファロ計測法は，2次元から3次元へ移行していくことが予想され，顎の成長分析を3次元的に行うために，いくつかの提案がなされてきている．

セファロ計測法

　歯科矯正学の研究者ら[1,2]は，子供の顔の形態や顎の成長を定量的に調べることのできる方法を模索し，レントゲンセファロ計測法を70年前に開発した．このBroadbentの方法は，臨床および研究のために不可欠な方法として，歯科矯正学の分野で幅広く受け入れられている．

　長年にわたって，多くのセファロ分析法が開発され，多くの人種についての標準値が発表されている．Rickettsは歯科矯正臨床にセファロ計測法を応用した論文を広範囲にわたって紹介している[3]．さらに，幼児のセファロ計測法の進歩[4,5]とともに，同方法は顎顔面領域の形成異常の分野でも広く用いられるようになった．著者は顎顔面の形成異常についての研究にセファロ分析を用いた論文を発表している[6]．

　Broadbentのセファロ計測法の基本的な技術は，年月が経ってもほとんど変わっていないが，正確な分析法[7,9-14]を確立するために，頭の位置決めの改善，拡大率の固定および軸位投影[5,7,8]の導入など，いくつかの重要な技術的改善がなされてきた．

　しかし，セファロ計測法の重大な欠点は，2次元計測しか行えないことである．側面および正面から撮影したセファロ計測用フィルム[15-19]から3次元の情報を得るための試みがなされてきた．しかし，側面および正面のそれぞれのセファロ計測用フィルム上で，同じ解剖学的指標を同定しにくいことが，この方法の精度の限界を表している．また，メタリックインプラントを用いて，あるいは用いずに，2方向の画像から3次元計測を行おうとした報告もある[20-24]．しかし，おもに必要なソフトウェアを入手できないという理由で，これらの方法を使いこなすことは難しい．また，これらの方法では，詳細な解剖学的構造を3次元的に分析することは不可能であり，一般的に受け入れられている方法はない．このように，現在でもセファロ計測法は基本的に2次元的な分析にのみ有効な方法である．また，この方法により，骨格構造の研究を行うことはできるが，例えば，咀嚼筋の研究を行うことはできない．セファロ計測法の利点と欠点を，リストに示す（表1）．

表1 セファロ計測法に関する利点と欠点

利点	欠点
広く利用されていること	2次元に限られていること
低い放射線量	基本的に骨と歯だけの情報に限られる
低いコスト	頭の位置決めの問題
分析方法と標準値が利用できる	被曝を繰り返す必要があるかもしれない

表2 CT・MRスキャンを用いた3次元セファロ分析法に関する利点と欠点

利点	欠点
3次元情報が得られる	利用が限られていること
骨，歯，軟組織，筋肉の情報が得られる	比較的高い放射線当量
頭の位置決めの問題がない	高いコスト
被曝を繰り返す必要がない	分析方法と標準値が利用できない

CT・MRスキャンを用いた3次元セファロ分析法

高解像度CTおよびMRスキャンを顎顔面領域に応用することによって，硬・軟両組織の構造を3次元的に再構築することができるようになり[25, 26]，CT・MRスキャンを用いたセファロ分析法は，定量的な測定についても有効であることが明らかになってきた[27-35]．この方法により，骨格形態，歯および軟組織を含めて，顎顔面形態，機能[39]，成長[40-42]および成長予測[43]の3次元定量分析[27, 31, 35-38]を行うことができる．しかし，現在のところ，これらの方法は多くの欠点を有している．CT・MRスキャンを用いた3次元セファロ計測法の利点と欠点を，リストに示す(表2)．

CTおよびMRスキャンの利用が限られていることは，明らかに高コストと関連している．しかし，将来的にコストは低くなり，スキャナーは小さくなることが予想される．さらに，CTスキャンは，レントゲン技術に基づいているので，放射線量が比較的高い．しかし，放射線量を低くするためのCTスキャナーが製造されてきている．MRスキャナーは，人体に為害性がないことが報告されている．

最近では，重度の顎顔面形成異常を有する子供を治療している世界中のほとんどの顎顔面チームは，診断，治療計画および予後観察のために，CT・MRIをルーティンに使用している．このような子供の顎顔面についてのCT・MRデータ量は着実に増加し，縦断的なデータが利用可能となってきている．いくつかのタイプの顎顔面形成異常では，特異的な顎顔面領域のみに形成異常が認められ，他の領域は正常な発育を示している（例えば，Apert症候群およびCrouzon症候群では，上顎骨がおもに障害されているが，下顎骨は障害されていない[13, 42, 44]）．そのため，さまざまなタイプの顎顔面形成異常を伴う子供のデータから，顎顔面形態と成長，歯の萌出および口腔機能に関して，異常所見のみならず正常像も得ることができる．3次元顎顔面形態および成長についての標準値データは少ない[45]が，将来的には，これらの標準値データも利用できるようになると考えられる．

このように，前述した欠点のほとんどは，将来的には解決され，臨床および研究へ応用されるセファロ計測法は2次元から3次元へ移行していくと著者は考えている．3次元セ

ファロ計測法について，表2に記述した中で最後に残った欠点は，顔の形態と成長についての3次元分析法が少ないことである．

3次元セファロ分析

コペンハーゲン大学顎顔面部，コペンハーゲン大学附属病院3次元医用画像研究所，コペンハーゲン大学歯学部，デンマーク工科大学が協力して，CTとMRスキャンを用いた3次元セファロ分析の技術を発展させることに取り組んでいる．

セファロ計測法とその分析（とくにBjörkとその共同研究者が提唱したもの）についての経験に基づいて，顔の形態（距離，角度および体積の測定），顔の成長（重ね合わせの技術：頭蓋底，上顎骨，下顎骨における），歯の萌出および口腔機能を分析するために，規格化された3次元的方法について，研究中である．これらの研究は，Jeffrey L. Marsh先生（ワシントン大学，セントルイス）と高田健治，北井則行，村上秀明各先生（大阪大学）と協力して行われている．以下は，CTスキャンを用いた重ね合わせ法に重点を置き，顔の成長および歯の萌出の3次元分析に，焦点を絞って述べる．

CTスキャン

すべてのCTスキャンはシーメンス社のスパイラルCTを用いて，スライス厚さ2mmで行った．データは，3次元医用画像研究所に設置された画像処理用コンピュータ（SiliconGraphics Onyx2）に転送した．顎顔面の硬組織については，画像処理ソフトウェアAnalyze™とVolren（シリコングラフィックス社）を用いて3次元的に画像を再構築した．歯については，Mvox™を用いてセグメント化（構造物の輪郭を描くこと）を行った．縦断的データを対称軸に沿って一列に並べ，非対称を伴う症例では，非対称の特徴[46]を参考にしてデータを個々に整列した．

重ね合わせの技術

重ね合わせは，BjörkとSkieller[11, 12]が提唱した側面位頭部レントゲン規格写真の重ね合わせのための2次元的方法に従って行った．前頭蓋底，上顎骨，下顎骨のそれぞれにおいて，3次元画像の重ね合わせを行った．

前頭蓋底における重ね合わせ

BjörkとSkieller[12]は，側面位頭部レントゲン規格写真では，①トルコ鞍前壁の輪郭，②中頭蓋窩前壁の輪郭，③前床突起下縁とトルコ鞍前壁の交点，④篩板の輪郭，⑤両側前頭篩骨稜の輪郭を重ね合わせのための基準として用いることができると提唱した．CTスキャンを用いて得られた各々の3次元画像を，正中矢状断面で切断する．トルコ鞍前壁上の点は，上記のとおり位置決めをし，盲孔を含む篩板と前頭篩骨稜を同定する．重ね合わせはトルコ鞍を基準点として行い，これらの3次元画像を他の解剖学的構造とともに，コンピュータ・スクリーン上に表示する．このように重ね合わせた画像を図1に示す．

上顎骨における重ね合わせ

BjörkとSkieller[11]は，側面位頭部レントゲン規格写真上で，上顎骨頬骨突起の前面，歯根の形成が開始していない歯胚，眼窩下管および頬骨突起前部の輪郭を重ね合わせのための基準として用いることができると提唱した．CTスキャンを用いて，上顎骨頬骨突起の前面，永久歯の歯胚，眼窩下管および切歯管のセグメント化を行い，上顎骨頬骨突起の前面とともに重ね合わせのための基準として用いる．

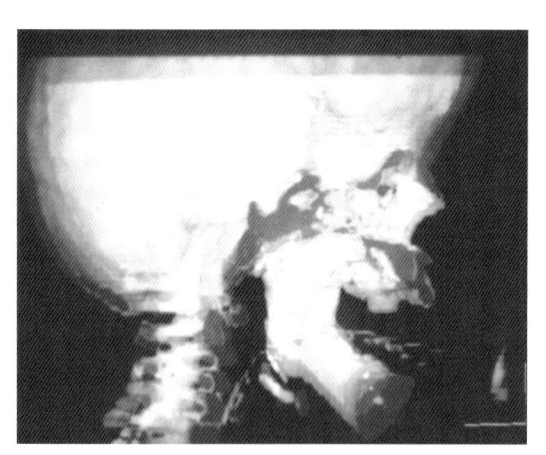

図1a 患者の9か月および21か月時の顎顔面部について，前頭蓋底の解剖学的構造物を基準として重ね合わせた3次元画像．

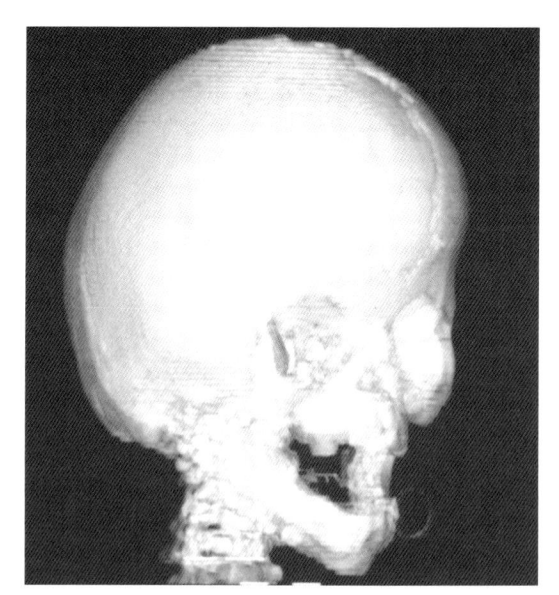

図1b 重ね合わせた3次元画像．

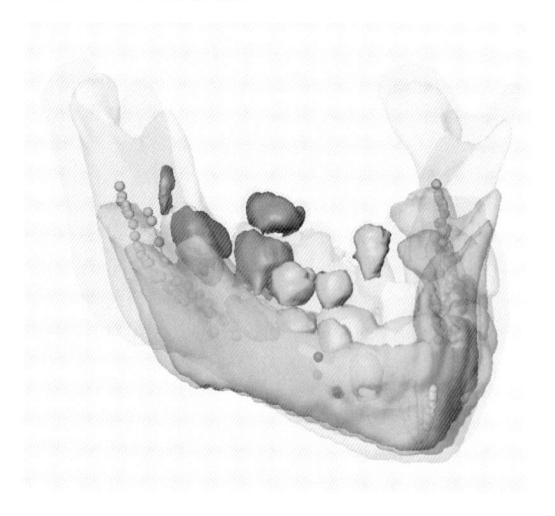

図2 図1で示した患者の9か月，21か月，および7歳時の下顎骨を変化の少ない解剖学的構造物を基準として重ね合わせた画像を，セグメント化した歯とともに示す．

下顎骨における重ね合わせ

BjörkとSkieller[12]は，下顎骨において，側面位頭部レントゲン規格写真上で，重ね合わせのための基準として用いることができる解剖学的基準構造を提案した：①オトガイの前方輪郭，②下顎結合下縁の皮質骨の内側の輪郭，③下顎管の外形線，④歯根形成前の石灰化した臼歯歯胚，小臼歯歯胚の外形線．CTスキャンを用いて，永久歯歯胚と両側の下顎管のセグメント化を行い，前述の他の構造物とともに，3次元画像の重ね合わせのための基準として用いる．このように重ね合わせた画像を，セグメント化した歯とともに，*図2*に示す．

まとめ

セファロ計測法は，臨床および研究に不可欠な方法として，歯科矯正学の分野で世界的

に受け入れられてきた．これは，広く利用されていて，コストは低く，被曝放射線量は低い．また，数多くの分析法が発達し，多くの人種において標準値が報告されている．しかし，この方法は，頭の位置決めに関して問題があり，基本的に骨と歯に関する情報だけしか得られず，しかも2次元に限られている．

頭蓋顔面のCTとMRスキャンによって，3次元画像再構築が可能となり，骨，歯および軟組織に関する情報が得られ，頭の位置決めの問題は解決する．過去2，3年の間に，CT・MRスキャンについて，精度を含めた有効性が確認されてきた．しかし，これらの手法は，利用が限られていて，コストは高く，CTスキャンのための被曝放射線量が比較的高く，分析方法と標準値データは，現在のところほとんどない．しかし，これらの技術的な欠点は，将来的に解決されると考えられている．

著者の意見では，頭蓋顔面の先天異常による症例だけでなく，極端な顎骨の成長パターンを有し，外科的矯正治療を必要とするような顎の非対称症例などにおいても，歯の萌出を含む頭蓋顔面の形態および成長について，有用な情報を得るために，セファロ計測法は2次元から3次元へ移行していくであろう．このような分析によって，正常な顎骨の成長と歯の萌出に関する重要で新しい情報も得ることができる．本報告は，顎骨の成長と歯の萌出を3次元的に分析する方法を考案するための最初の試みを提起するものである．

謝辞

この報告において紹介された研究は，IngeborgとLeo Dannin財団，John and Birthe Meyer財団およびSchioldann財団の支援による．研究はおもにコペンハーゲンのPanum Instituteにある3次元医用画像研究所の以下の研究者と協力して行われている：Tron A. Darvann, Per Larsen, John Sporring, Soren Krarup.

文献

1. Broadbent BH：A new X-ray technique and its application to orthodontia, *Angle Orthod* 1：45-66, 1931.
2. Hofrath H：Die Bedeutung der R?ntgenfern- und Abstandsaufnahme f?r die Diagnostik der Kieferanomalien, *Fortschr Orthod* 1：232-258, 1931.
3. Ricketts RM：Perspectives in the clinical application of cephalometrics, *Angle Orthod* 51：115-150, 1981.
4. Pruzansky S, Lis EF：Cephalometric roentgenography of infants：Sedation, instrumentation, and research, *Am J Orthod* 44：159-186, 1958.
5. Kreiborg S, Dahl E, Prydsoe U：A unit for infant roentgencephalometry, *Dentomaxillofac Radiol* 6：29-33, 1977.
6. Kreiborg S：The application of roentgencephalometry to the study of craniofacial anomalies, *J Craniofac Genet Dev Biol*, Suppl. 1：31-41, 1985.
7. Björk A：The use of metallic implants in the study of facial growth in children：Method and application, *Am J Phys Anthropol* 29：243-254, 1968.
8. Solow B, Kreiborg S：A cephalometric unit for research and hospital environments, *Eur J Orthod* 10：346-352, 1988.
9. Björk A：Prediction of mandibular growth rotation, *Am J Orthod* 55：585-599, 1969.
10. Björk A, Skieller V：Facial development and tooth eruption. An implant study at the age of puberty, *Am J Orthod* 62：339-383, 1972.
11. Björk A, Skieller, V：Postnatal growth and development of the maxillary complex. In： Factors Affecting the Growth of the Midface, ed. J.A. McNamara, Ann Arbor 1976, Center for Human Growth and Development, The University of Michigan, 61-99.
12. Björk A, Skieller V：Normal and abnormal growth of the mandible. A synthesis of longitudinal cephalometric implant studies over a period of 25 years, *Eur J Orthod* 5：1-46, 1983.
13. Kreiborg S： Crouzon syndrome. A clinical and roentgencephalometric study, *Scand J Plast Reconstr Surg*, Suppl. 18：1-198, 1981.
14. Hermann NV, Jensen BL, Dahl E, Darvann TA, Kreiborg S：A method for three projection infant cephalometry, *Cleft Palate Craniofac J* 38：300-316, 2001.
15. Savara BS：A method for measuring facial bone growth in three dimensions, *Human Biol* 37：245-255, 1965.
16. Grayson B, Cutting C, Bookstein FL, Kim H, McCarthy JG：The three-dimensional cephalogram：theory, technique,

and clinical application, *Am J Orthod Dentofac Orthop* 94 : 327-337, 1988.

17. Brown T, Abbott AH : Computer-assisted location of reference points in three dimensions for radiographic cephalometry, *Am J Orthod Dentofac Orthop* 95 : 490-498, 1989.

18. Bookstein, FL, Grayson B, Cutting CB, Kim HC, McCarthy JG : Landmarks in three dimensions : reconstruction from cephalograms versus direct observation, *Am J Orthod Dentofac Orthop* 100 : 133-140, 1991.

19. Mori Y, Miyajima T, Minami K, Sakuda M : An accurate three-dimensional cephalometric system : a solution for the correction of cephalic malpositioning, *J Orthod* 28 : 143-149, 2001.

20. Hollender L, Kaasila P, Sarn?s K-V : Basic accuracy of a method for stereoscopic cephalometric roentgenography, *Am J Orthod* 54 : 60-67, 1968.

21. Baumrind S, Moffitt F : Mapping the skull in 3-D, *J Calif Dent Assoc* 48 : 22-31, 1972.

22. Rune B, Jacobsson S, Sarn?s K-V, Selvik,G : Roentgen stereophotogrammetry applied to the cleft maxilla in infants, *Scand J Plast Reconstr Surg* 11 : 131-137, 1977.

23. Baumrind S, Moffitt FH, Curry S : Three-dimensional x-ray stereometry from paired coplanar images : a progress report, *Am J Orthod* 84 : 292-312, 1983.

24. Baumrind S, Moffitt FH, Curry S : The geometry of three-dimensional measurement from paired coplanar x-ray images, *Am J Orthod* 84 : 313-322, 1983.

25. Marsh JL, Vannier MW : The "third" dimension in craniofacial surgery, *Plast Reconstr Surg* 71 : 759-766, 1983.

26. Murakami S, Kreiborg S, Brage K, Larsen P, Darvann TA, Fuchihata H : Three and four dimensional diagnosis for TMJ. In : Computer Assisted Radiology, eds. H.U. Lemke, M.W. Vannier, K. Inamura, A.G. Farman, Amsterdam, 1998, Elsevier Science B.V., 88-91.

27. Abbott AH, Netherway DJ, Brown T : Application and comparison of techniques for three-dimensional analysis of craniofacial anomalies, *J Craniofac Surg* 3 : 119-134, 1990.

28. Hildebolt CF, Vannier MW, Knapp RH : Validation study of skull three-dimensional computerized tomography measurements, *Am J Phys Anthrop* 82 : 283-294, 1990.

29. Corner BD, Lele SL, Richtsmeier JT : Measuring precision of three-dimensional landmark data, *Quantitative Anthrop* 3 : 347-359, 1992.

30. Waitzman AA, Posnick JC, Armstrong DC, Pron GE : Craniofacial skeletal measurements bases on computed tomography : Part I. Accuracy and reproducibility, *Cleft Palate Craniofac J* 29 : 112-117, 1992.

31. Richtsmeier JT, Paik CH, Elfert PC, Cole TH, Dahlman HR : Precision, repeatability and validation of the localization of cranial landmarks using computed tomography scans, *Cleft Palate Craniofac J* 32 : 217-227, 1995.

32. Corvini SW, Mitnick RJ, Shprintzen RJ, Cisneros GJ : The accuracy of measurements of three-dimensional computed tomography reconstructions, *J Oral Maxillofac Surg* 54 : 982-990, 1996.

33. Cavalcanti MGP, Yang J, Ruprecht A, Vannier MW : Accurate linear measurements in the anterior maxilla using orthoradially reformatted spiral computed tomography, *Dentomaxillofac Radiol* 28 : 137-140, 1999.

34. Kitaura H, Yonetsu K, Kitamori H, Kobayashi K, Nakamura T : Standardization of 3-D CT measurements for length and angles by matrix transformation in the 3-D coordinate system, *Cleft Palate Craniofac J* 37 : 349-356, 2000.

35. Schleidt DT : Validation of three-dimensional craniofacial imaging of computed tomography. Thesis, Faculty of Health Sciences, University of Copenhagen 2002, 1-157.

36. Kreiborg S, Marsh JL, Cohen MM Jr., Liversage M, Pedersen H, Skovby F, B?rgesen SE, Vannier MW : Comparative three-dimensional analysis of CT-scans of the calvaria and cranial base in Apert and Crouzon syndromes, *J Craniomaxillofac Surg* 21 : 181-188, 1993.

37. Bro-Nielsen M : Mvox : Interactive 2-4D medical image and visualization software. In : Computer Assisted Radiology, eds. M.W. Vannier, H.U. Lemke, K. Inamura, C.C. Jaffe, Amsterdam, 1996, Elsevier Science B.V., 335-338.

38. Richtsmeier JT, Cole TN, Krovitz G, Valeri,CJ, Lele S. : Preoperative morphology and development in sagittal synostosis, *J Craniofac Genet Dev Biol* 18 : 64-78, 1998.

39. Kitai N, Kreiborg S, Bakke M, Paulsen HU, M?ller E, Darvann TA, Takada K : Three-dimensional magnetic resonance image of the mandible and masticatory muscles in a case of juvenile chronic arthritis treated with the Herbst appliance, *Angle Orthod* 72 : 81-87, 2002.

40. Bro-Nielsen M, Gramkow C, Kreiborg S : Non-rigid registration using bone growth model. In : Lecture Notes in Computer Science 1205, eds. J. Troccaz, E. Grimson, R. M?sges, Berlin, 1997, Springer, 335-338.

41. Kreiborg S, Andresen PR, Cohen MM Jr., Darvann TA, Dobrzeniecki A, Hermann NV, Kitai N, Larsen P, Nielsen M, Quistorff B, Saavedra D, Schleidt DT, Therkelsen I, Thuesen G : 3-D techniques in studies of craniofacial anomalies. In : Oral and Maxillofacial Radiology Today, ed. H. Fuchihata, Amsterdam, 2000, Elsevier Science B.V., 273-279.

42. Kreiborg S, Larsen P, Schleidt DT, Darvann TA, Hermann NV Dobrzeniecki A, Skov L : New technologies for assessment of craniofacial growth. In : Orthodontics at the Turn of the Century, eds. A.M. Kuijpers-Jagtman, M. Leunisse, Nijmegen, 2001, Nederlandse Vereniging voor Orthodontische Studie, 181-188.

43. Andresen PR, Bookstein FL, Conradsen K, Ersb?ll BK, Marsh JL, Kreiborg S : Surface-bounded growth modelling applied to human mandibles. *IEEE Transactions on Medical Imaging* 19 : 1053-1063, 2000.

44. Kreiborg S, Aduss H, Cohen MM Jr. : Cephalometric study of the Apert syndrome in adolescence and adulthood, *J Craniofac Genet Dev Biol* 19 : 1-11, 1999.

45. Waitzman AA, Posnick JC, Armstrong DC, Pron GE : Craniofacial skeletal measurements based on computed tomography : Part II. Normal values and growth trends, *Cleft Palate Craniofac J* 29 : 118-128, 1992.

46. Kreiborg S : Craniofacial growth in plagiocephaly and Crouzon syndrome, *Scand J Plast Reconstr Surg* 15 : 187-197, 1981.

右脳のように働くVLSIプロセッサ：
専門家の知識を生かした知的画像処理へのアプローチ

柴田　直

要旨：最新の半導体技術を用いて心理学的脳モデルからヒントを得たVLSI（大規模集積回路）チップを開発し，そしてこれをベースとした脳モデルが開発された．このシステムは，大量の過去の経験をチップ上の膨大なメモリに格納し，入力データに対し，過去の出来事の中から最も似かよった事柄を瞬時に連想して取り出す．検索はチップ上で完全な並列処理で実行されるので反応は非常に速い．このシステムを用いて，強力な画像認識を行うために，PAP（主軸投影法）アルゴリズムが開発された．このアルゴリズムによって，2次元の画像は，コンパクトな特徴ベクトルによって表現される．この2次元の画像を表す特徴ベクトルは，人間の視覚がよく似ていると判断する感覚をよく再現している．本論文では，手書きパターン認識とセファロ写真計測点の同定への本システムの適用について，実例をあげて紹介する．

はじめに

　コンピュータはかつてないほどの性能を誇っているにもかかわらず，人間のような柔軟な情報処理は未だ実現することはできない．われわれは日常生活のほとんどすべての問題を，おもに過去に経験した知識によって解決している．専門家もまたその専門的な仕事を，それぞれの分野での長い経験と訓練を通して蓄積された専門知識に基づいて行っている．どちらの場合においても，過去の経験の記憶に基づいた連想と直観が，重要な役割を果たしている[1]．このような人の思考構造は，デジタルコンピュータで処理されてきた構造とは大きく異なっている．コンピュータは，どのような問題も単なる数値計算の遂次処理によって解決しようとする．その処理は，あらかじめそれぞれの問題に特化して最適化されたソフトウェアプログラムによって行われる．例えば，医者は専門の経験をすべて総動員することにより診断を行う．このような専門家の頭の中で行われている判断過程をソフトウェアプログラムで完全に記述することは，ほとんど不可能であるように思われる．ここでは，数値計算の遂次処理によってではなく，過去に蓄積された経験に基づく連想によって解を見つける，新しい概念を基にした電子演算システムを提案する．著者らはまさにハードウェアレベルで頭脳処理を模倣した，VLSI（大規模集積回路）システムを開発してきた．すなわち，われわれのシステムにお

東京大学大学院新領域創成科学研究科基盤情報学専攻教授
Tel：+81-3-5841-8567　Fax：+81-3-5841-6724　E-mail：shibata@ee.t.u-tokyo.ac.jp

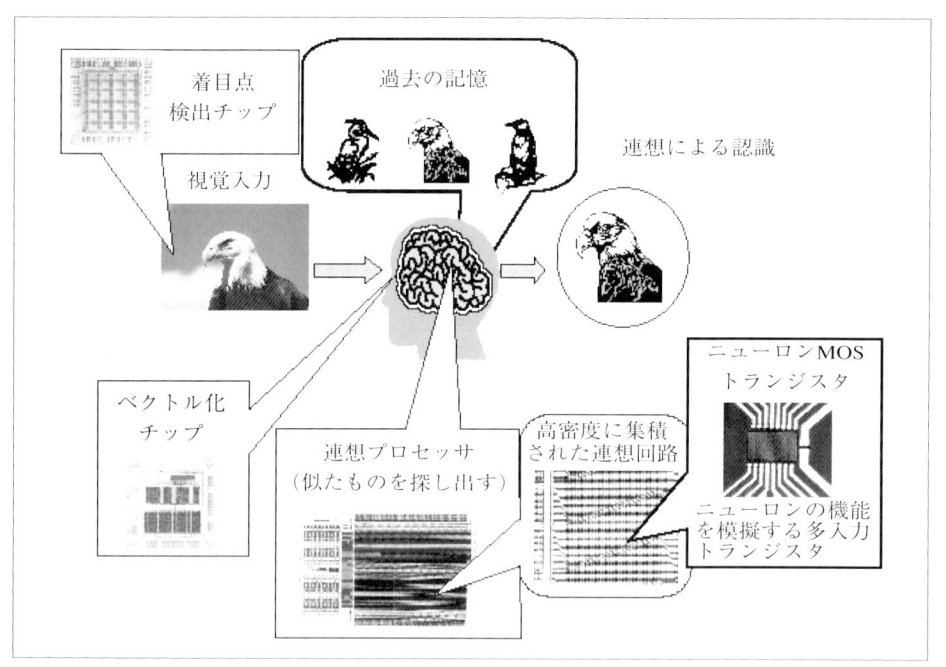

図1 最先端の半導体技術を用いた知的情報処理システム．

ける連想は，ソフトウェアによってではなくトランジスタと回路の動作によって直接実行されるのである．

研究はまだ途上にあるが，いくつかの予備実験の結果を将来への可能性を示す例として，手書きのパターン認識およびセファロ写真計測点の同定への応用について示す．

半導体技術で実現する人間のような判断を行う知的情報処理システム

著者らが開発している，人間のような知的情報処理を行うVLSIシステムの全体像を図1に示す[4]．着目点検出チップは，選択的に注意を向ける興味のある部分（ROI）を抽出するために利用される．この特別なチップは，対象物の動きに基づいてROIを検出することを目的としている．このチップは，複雑な背景のなかで多数の動いている対象物を発見することができる[5,6]．ROIを検出した後は，連想プロセッサによる処理が可能となるように，64×64ピクセルの画像は64次元の特徴ベクトルに変換される[7,8]．この処理も専用のベクトル化VLSIチップ[9]によって行われる．連想プロセッサとは，完全超並列に最も類似したものを見つけ出す処理を行う検索エンジンで，過去の経験によって蓄積された記憶の中から，今日に映ったものに最も似通った事例を見つけ出す．連想プロセッサの処理は，デジタル技術あるいはアナログ技術のいずれによってもVLSIチップ化されている[10-16]．アナログ不揮発性メモリ技術はアナログ情報のままでテンプレートベクトルを格納するために開発されたものである[17-19]．また，不揮発性メモリトランジスタは類似度演算回路と融合されているため，コンパクトな連想回路が実現できた[15,16,19]．

アナログVLSIによる処理[12-15]においては，ニューロンMOS技術が大きな役割を果たしている．ニューロンMOSトランジスター（略

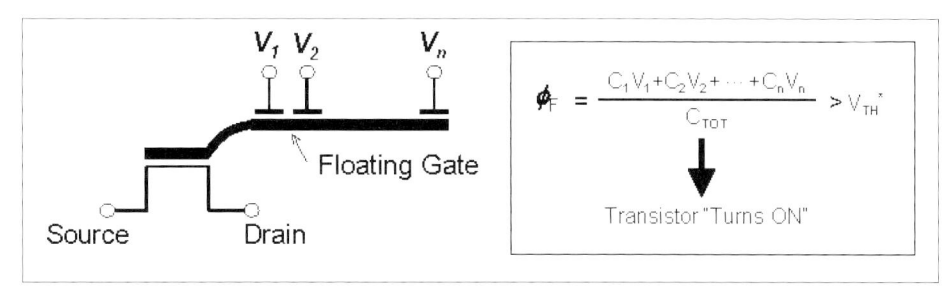

図2 ニューロンMOSトランジスタの概念.

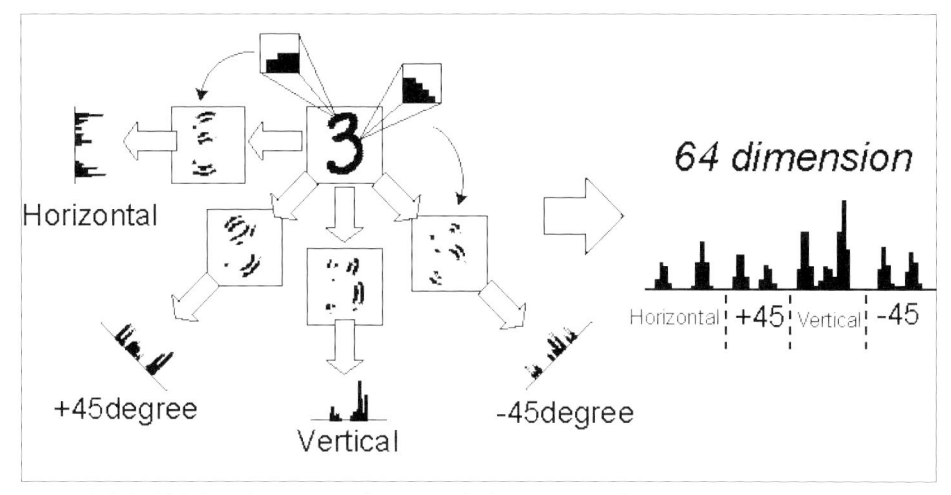

図3 主軸投影法(PAP)アルゴリズムによる特徴ベクトル生成.

してneuMOSあるいはνMOS)[20-22]は複数の入力ゲートを持つフローティングゲートMOSデバイスであり，その概念を図2に示す．フローティングゲート(注：まわりを絶縁膜で覆われ，電気的に浮遊状態となっている電極のこと)の電位は容量結合により多数の入力信号によって決定され，この電位がトランジスターのオンオフの状態をコントロールする．このような動作がニューロンの数学モデル[23]と類似しているため，ニューロンMOSという名前を持つ．デジタルコンピュータ内で単なるスイッチとして働いている普通のMOSトランジスタに比べ機能性が高められているため，数多くの興味深いアプリケーションの開発が現在世界中で行われている．

画像の特徴ベクトル表現

図3に画像からベクトル表現を生成する方法について示す[7,8]．入力された画像(64×64ピクセル)は最初に1ピクセルずつ空間フィルタがかけられ，4方向(水平，垂直，+45度，-45度)のエッジ(輪郭線)が検出される．検出されたエッジには，エッジがあるところには1，ないところには0というかたちで標識が立てられ，4方向のエッジに対応する4つの特徴マップが生成される．特徴マップのエッジを示す二次元の標識配列はエッジ方向に足し合わせることによって一次元の数値列に変換される．すなわち，水平方向のエッジ標識は水平の方向へそれぞれ累積され，垂直軸上に投影される．垂直，+45度および-45度のエッジ標識は，それぞれ，水平，-45度

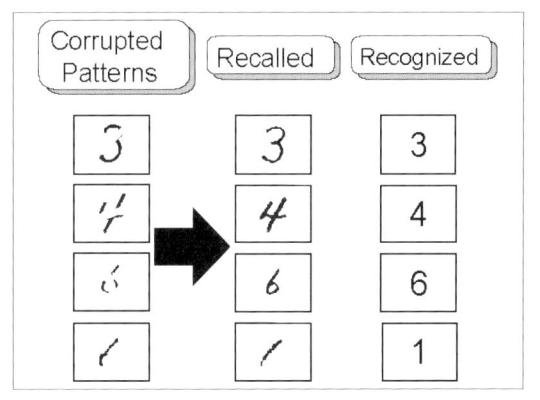

図4 最も類似した画像を呼び出すことによって，欠落部分のある画像を修復する例．はじめの3例は正しく認識しているが，最後のものは誤っている．

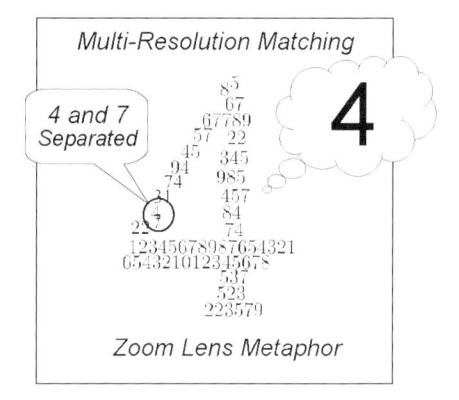

図5 多重解像度マッチング法による数字の認識．

および+45度の軸に投影される．このようなことから，著者らはこのアルゴリズムを「主軸投影法(PAP)」と名付けた．こうして得られた4つの投影データ群はHR，+45，VR，-45の順序で連結され特徴ベクトルを形成する．そして，隣り合う4つの要素は1つの要素に重み付けをして融合され，最終的に64次元のベクトルが作成される．

PAPで表現した特徴ベクトルは，人間が「類似していると判断する」感覚をうまく再現している．このような特徴を持つため，連想プロセッサ上で，単純なテンプレートマッチング技術に基づいた認識を行うことが可能になる．PAPアルゴリズムの最適化に関しては，参考文献[24]で詳細が述べられている．

画像認識実験

ハードウェア技術を基にした認識アルゴリズムの研究は，その最適化に関して，さまざまな問題を対象にしたコンピュータシミュレーションによって行われた．いくつかの例を以下に示す．

欠落部分のある画像の修復および認識[8]への応用を図4に示す．一番左側の画像群はシステムへの入力画像である．これらの文字画像は一部が欠落している．中央の画像群には，入力に最も類似したものとしてシステムが連想した画像が示されている．右側の画像群が認識結果である．一番目の「3」と二番目の「6」の認識には成功したが，一番下にある「6」は認識に失敗した．この理由としては，「6」の欠落部分が大きすぎて，システムは「6」を連想することができず，代わりに「1」のほうが似ていると連想したのである．

われわれが欠落したパターンを見る場合，われわれの脳内に記憶されている類似したパターンを参照し自動的に欠落部を埋め，欠落していない画像を連想する．この観点では，このアルゴリズムは人間の知覚処理方法に極めて類似している．

失敗した「6」の問題を解決するために，著者らは連想処理中に局所的な特徴をより詳細に考慮するスキームも開発した．

図5は，多重解像度マッチング法による数字の認識例を示している．ミクロなスケールでは，小さい数字の認識はもちろん，2つの重なり合った数字「4」および「7」を分離・認識することに成功した．また一方，マクロなスケールでは，小さな数字から構成された

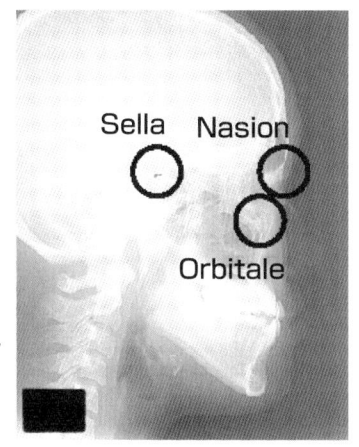

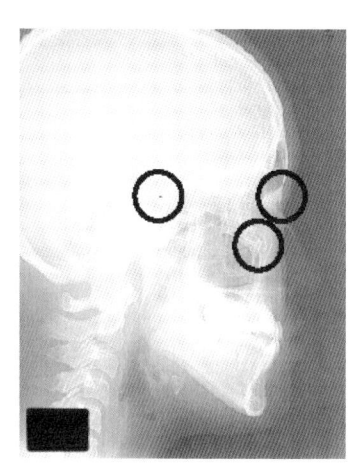

図6 セファロ写真計測点Sella, Nasion, Orbitaleの認識結果．左：われわれのシステムによる，右：3名の矯正専門医による．

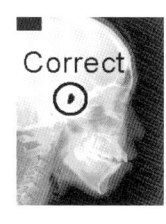

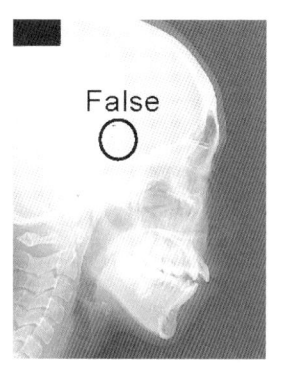

図7 右：狭い範囲の高解像度画像上で誤った点を認識したのに対し，左：4倍の領域の低解像度画像上で正しい点を認識した．

「4」の大きな像が正しく認識された[25]．アナログ連想プロセッサを用いた，より複雑な手書き重なりパターンの分離方法は，もうすでに検証されている[26]．

グレイスケール画像認識への応用を以下に示す．PAP特徴ベクトル表現手法をセファロ写真計測点の同定（Sella，NasionおよびOrbitale）に適用した[7,9,25]．これは歯科矯正において，歯科医が行う最も重要な仕事のうちの1つであり，コンピュータによる自動同定が研究されている[27,28]．

著者らのシステムによる認識結果を，大学病院おいて10年間以上の経験を有する3人の専門医による判定結果と比較した例を，図6に示す．このように，極めて有望な結果が得られた．

失敗例を図7に示す．左の画像については，著者らのシステムを用いた場合，正しい部位とはまったく異なるポイントがSellaであると同定された．しかし，実際のSellaパターンを含む局所領域の中で最も類似した点もまた同定されている．しかし，誤認識点が正しい位置よりも類似度が高いという理由のために，間違った位置が認識されていたのである．

人間の視覚的な処理においては，周囲から得られるより多くの情報を利用するため，このような間違いは生じない．同様の処理を著者らのシステムで試みた．すなわち，入力画像とテンプレート画像共に，扱う解像度を落とし，よりマクロな視点での対象の認識を

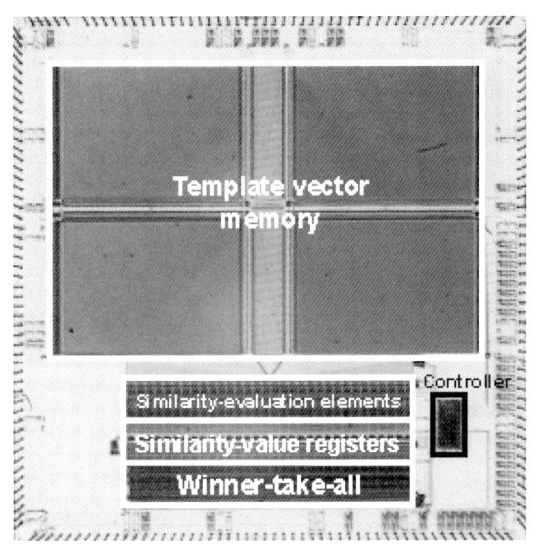

図8 CMOSデジタル技術を用いた汎用連想プロセッサーチップの顕微鏡写真.

行った．図の中で示される8×8解像度を用いた認識は，4×4解像度の認識で使用されるものより縦横2倍大きなテンプレート・サイズを使用して行った（4つの隣り合うピクセル・データを，解像度を縮小するために1つに融合した）．高解像度の4×4の解像度を用いた認識に比べ，さらにまわりの情報が認識処理において考慮されるため，正しい場所が同定された．したがって，低解像度の認識（マクロビジョンサーチ）によって同定されたエリアを，高解像度で認識する（ミクロビジョンサーチ）という形で，より高精度の認識を実現することができる．

このセクション中で示された認識対象は，本質的に非常に異なっている．しかし，対象に特化した特定のアルゴリズムを利用することなく，同じPAP画像表現とマッチング処理がすべての問題に適用され優れた成果があげられたことは注目すべきである．このようなことは，それぞれの特定の問題に特化してアルゴリズムが最適化され変更される従来のソフトウェアのアプローチとは対照的である．

連想プロセッサのVLSI上での実行

連想プロセッサのシステム構成の特徴的な点は，チップ上に巨大なデータベースを構築し，それを用いて，最も類似した対象を完全並列処理で検索できるということである．連想プロセッサはCMOSデジタル技術だけでなくCMOSアナログ技術[12-16]によってもチップとして実現されている[10,11]．

CMOSデジタル技術を用いた連想プロセッサの実装例の特徴は，非常に柔軟性の高い連想機能をオプションとして提供していることにある．図8のチップ写真はCMOSデジタル技術による実現例[11]である．

その特徴としては，効率的な演算のためにWinner（勝者）のビットを2次元方向に伝播させるWTA（Winner-Take-All）回路の適用，新たに導入された可変ビットブロックアドレス指定による柔軟なテンプレートの設定が可能な点，そして，それほど回路を大きくせずにマッチングにおけるベクトルの各要素に重みをつけることが出来る機能が実現されている点が挙げられる．このような汎用的な連想プロセッサの知的インターネット検索への応用については，参考文献[29,30]に記した．

一方，アナログ技術における処理では，膨大な集積化および低消費電力の動作が可能で，メモリおよび計算上のリソースが制限されている携帯電話やモバイルコンピュータなどに利用することができるものと期待される．チップ内に記憶されたテンプレート・ベクトルと入力ベクトル間のベクトル要素マッチング回路の例を図9に示す[14,15]．この回路は，CMOSインバータの貫通電流特性におけるベル型電流電圧特性を利用している[31]．ニューロンMOS[20]の概念の導入によって，類似性評価関数は図10に示されるようにリアルタイムで用途に応じて変更可能である．

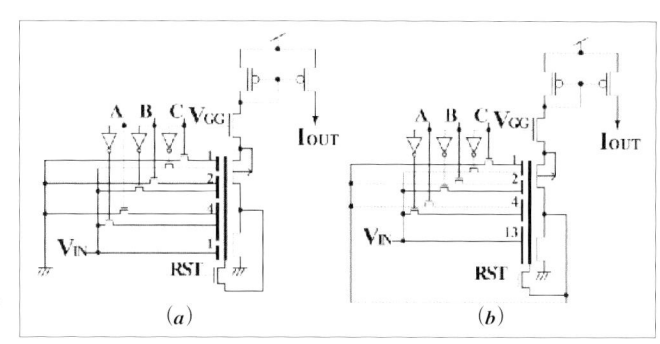

図9 ベクトル要素マッチング回路の模式図．
a：Gaussianタイプ，b：台地タイプ．

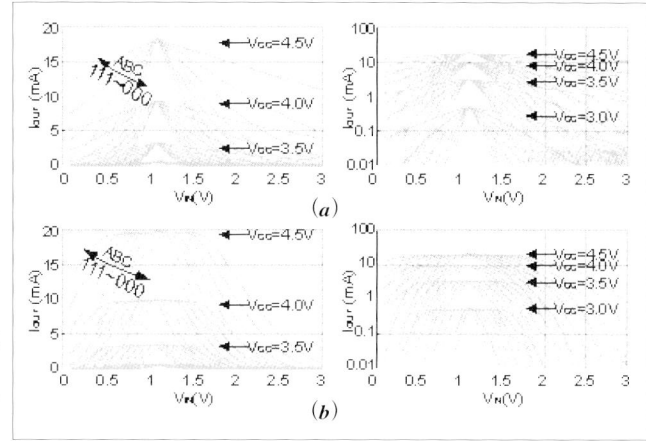

図10 マッチング回路の特徴．a：Gaussianタイプ，b：台地タイプ．V_{GG}を減らすことにより閾値以下の動作が得られ，消費電力を低減できる（注：閾値以下の動作では，MOSトランジスタがオフ状態となり，漏れ電流だけで回路が動作する．本回路はそれでも正しく動作する）．

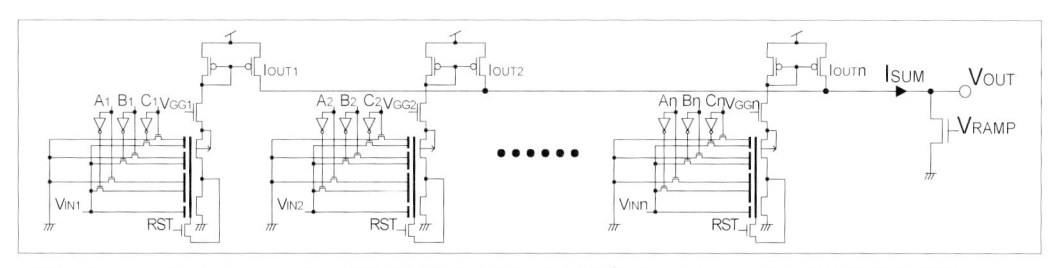

図11 Gaussianタイプのマッチング要素回路を利用した16方向ベクトルマッチング回路の模式図．

入力ベクトルとテンプレート・ベクトルの間の類似性を評価するベクトルマッチング回路は，図11の中で示されるように要素マッチング回路のI_{OUT}を繋ぎ電流の合計をとることで容易に実現できる．そして，I_{SUM}（I_{OUT}の合計）はV_{RAMP}入力をもったNMOSに流れ込む．これは電流比較回路を形成し，I_{SUM}とV_{RAMP}入力のNMOSにおけるシンク電流を比較する．その後，最も類似したテンプレートベクトルを見つけ出すWTA回路は，ベクトルマッチング回路全体のV_{RAMP}ノードに共通のランプ電圧を与えることにより非常に簡単に実現することができる．V_{RAMP}がV_{DD}から０Ｖまで落ちる間に，最大のI_{SUM}を生成するベクトルマッチング回路が最初にひっくりかえり，出力電圧（V_{OUT}）は０から１へ遷移する．この遷移を検出することで，どのテンプレートが最も類似しているのかが認識される．図12に，このような処理機能を実現する連想プロセッサのテストチップの写真を示す．

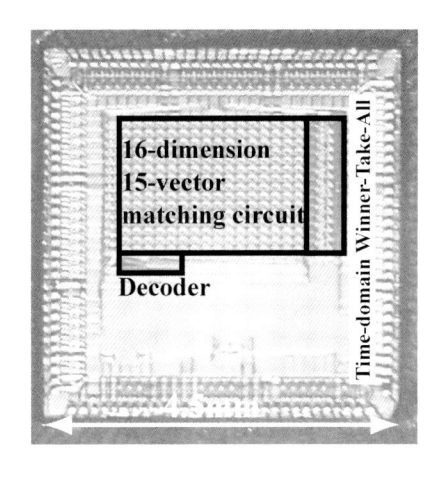

図12 アナログ連想プロセッサの試験チップの顕微鏡写真.

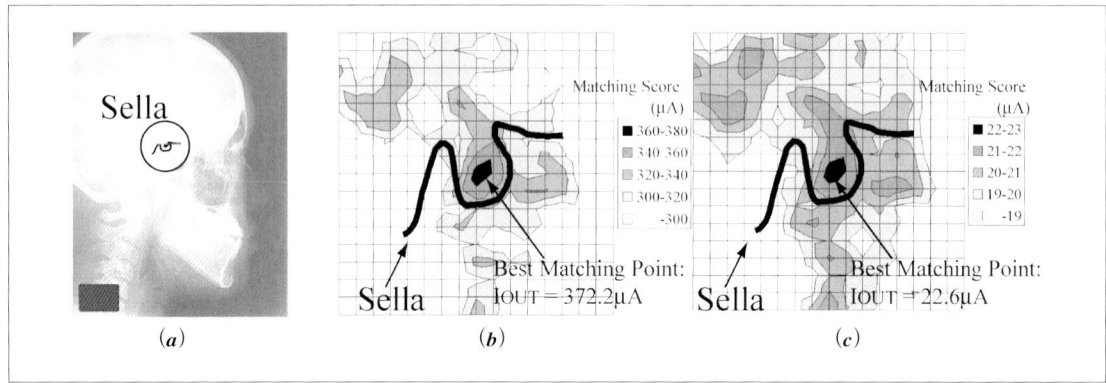

図13 Gaussianタイプ回路によるSellaのマッチング結果. **a**：入力画像，**b**：閾値以上処理による等高線図，**c**：閾値以下処理による等高線図.

Sella認識実験を，アナログの連想プロセッサチップを閾値以上領域および閾値以下領域の両方で動作させて行った．（動作は，図9のバイアス電圧V_{GG}の変更により選択された．）結果を図13に示す．

認識すべきSellaパターンの正しい位置は，各評価値等高線図中に示されている．Sella認識では，特徴ある半円形のおおよその中心点を識別する必要がある．アナログ連想プロセッサ回路の閾値以上領域での動作（b）と同様に閾値以下領域での動作（c）でも，正確な同定が行われた．

閾値以下領域で回路を動作させることで極めて消費電力の少ないシステムが実現可能となる．この実験において，消費電力が3桁小さくなっても，位置検出の劣化は見られなかった．PAP画像表現はベクトルマッチング処理中のアナログの演算精度にそれほど影響されないので，アナログ技術の特徴を生かした低消費電力連想プロセッサに基づいた画像認識手法は，将来，携帯電話などを用いた知的処理システムに応用できる有望な方法になるであろう．

結論

本論文では，心理学的な脳モデルにヒントを得て，人間のように柔軟に認識するVLSI

システムを提案した．この研究の中で，基礎的なVLSIチップはアナログCMOSとデジタルCMOS技術の両方で開発された．そして，ハードウェアが扱いやすい画像表現アルゴリズムもまた開発され，画像認識におけるその柔軟性を実験で示した．従来のデジタルコンピュータは非常に時間を費やす遂次処理方式を採用しているため，時間と消費電力に関する制約は極めて厳しいものである．そのようなデジタルコンピュータでは到達できなかった即時応答システムを実現するうえで，著者らのシステムは極めて重要な役割を果たすであろう．

著者らのシステムは私たちの右脳のように動作する．つまり，チップは計算によってではなく過去の経験からの連想によって対象を認識するのである．また，このような連想は，チップ上で完全に並列処理によって実行され，非常に高速に行われる．このような強力な連想機能が，現在のマイクロプロセッサ・チップの論理処理能力と結び付けられ融合させることができれば，人間のような知的システムが実現されるであろう．これは，おもに論理的に情報処理を行う左脳と直観によって情報を処理する右脳が協調的に働くわれわれの脳の構造に類似している．例えば，もし歯科医の専門知識と経験がシステムに組み込まれれば，極めて柔軟性の高い自動診断システムの実現が今後可能になるであろう．

謝辞

著者らに歯科矯正学の専門知識を提供して頂き共同研究をさせて頂いている大阪大学大学院歯学研究科顎顔面口腔矯正学教室の高田健治教授と同教室の学生および，東京大学における学生諸氏に，研究を進めるうえで頂いた多大なる貢献に感謝の意を表す．また，本研究は文部科学省による科学研究費（11305024番）と科学技術振興事業団（CREST）によって部分的に支援を受けた．本研究のテスト・チップはRohm株式会社とToppan Printing株式会社の協力のもと，東京大学のVLSI設計および教育センター（VDEC）のチップ製作プログラムで作成されたものである．

文献

1. Nakano K: Associatron-A Model of Associative Memory, IEEE Trans Syst Man Cybern Vol. SMC-2 (3): 380-388, 1972.
2. Anderson JA: A simple neural network generating an interactive memory, Math Biosci 14, pp. 197-220 (1972).
3. Kohonen T: Self-Organization and Associative Memory, New York: Springer-Verlag, 1995.
4. Shibata T: Intelligent signal processing based on a psychologically-inspired VLSI brain model, IEICE Trans Fundamentals, Vol. E85-A (3): 600-609, 2002.
5. Kimura H, Shibata T: A hardware-friendly algorithm for motion-based saliency detection, Proceedings, 6th International Conference on Soft Computing (IIZUKA 2000), pp. 703-709, Iizuka, Fukuoka, Japan October 1-4, 2000.
6. Kimura H, Shibata T: A motion-based analog VLSI saliency detector using quasi-two-dimensional hardware algorithm, Proceedings, 2002 IEEE International Symposium on Circuits and Systems (ISCAS 2002), Arizona, May 26-29, 2002 (in press).
7. Yagi M, Adachi M, Shibata T: A hardware-friendly soft-computing algorithm for image recognition, Proceedings, 10th European Signal Processing Conference (EUSIPCO 2000), Tampere, Finland, Sept. 4-8, 2000, 729-732.
8. Adachi M, Shibata T: Image representation algorithm featuring human perception of similarity for hardware recognition systems, Proceedings, International Conference on Artificial Intelligence (IC-AI'2001), H. R. Arabnia, ed, I: 229-234 (CSREA Press, ISDBN: 1-892512-78-5), Las Vegas, Nevada, USA, June 25-28, 2001.
9. Yagi M, Shibata T: An associative-processor-based mixed signal system for robust image recognition, Proceedings, 2002 IEEE International Symposium on Circuits and Systems (ISCAS 2002), Arizona, May 26-29, 2002 (in press).
10. Nakada A, Shibata T, Konda M, Morimoto T, Ohmi T: A fully-parallel vector quantization processor for real-time motion picture compression, IEEE Journal of Solid-State Circuits 34 (6): 822-830, 1999.
11. Ogawa M, Ito K, Shibata T: A general-purpose vector-quantization processor employing two-dimensional bit-

11. propagating winner-take-all, Digest of Technical Papers, 2002 Symposium on VLSI Circuits, Honolulu, June 13-15, 2002 (in press).

12. Konda M, Shibata T, Ohmi, T : A compact memory-merged vector-matching circuitry for neuron-MOS associative processor, *IEICE Transactions on Electronics*, Vol. E82-C (9) : 1715-1721, 1999.

13. Nakada A, Konda M, Morimoto T, Yonezawa T, Shibata T, Ohmi T : Fully-parallel VLSI implementation of vector quantization processor using neuron-MOS technology, *IEICE Transactions on Electronics*, Vol. E82-C (9) : 1730-1737, 1999.

14. Yamasaki T, Shibata T : An analog similarity evaluation circuit featuring variable functional forms, Proceedings, 2001 IEEE International Symposium on Circuits and Systems (ISCAS 2001) : III-561-564, Sydney, Australia, May. 6-9, 2001.

15. Yamasaki T, Yamamoto K, Shibata T : Analog pattern classifier with flexible matching circuitry based on principal-axis-projection vector representation, Proceedings, 27th European Solid-State Circuits Conference (ESSCIRC 2001), F. Dielacher and H. Grunbacher, eds., (Frontier Group), Villach, Austria, September 18-20, 2001, pp. 212-215.

16. Ogawa M, Shibata T : NMOS-based Gaussian-element-matching analog associative memory, Proceedings, 27th European Solid-State Circuits Conference (ESSCIRC 2001), F. Dielacher and H. Grunbacher, eds., (Frontier Group), Villach, Austria, September 18-20, 2001, pp. 272-275.

17. Yamasaki T, Suzuki A, Kobayashi D and Shibata T : A fast self-convergent flash-memory programming scheme for MV and analog data storage, Proceedings, 2001 IEEE International Symposium on Circuits and Systems (ISCAS 2001), Sydney, Australia, May. 6-9, 2001, pp. IV-930-933.

18. Wee KH, Nozawa T, Yonezawa T, Yamashita Y, Shibata T, Ohmi T : High-precision analog EEPROM with real-time write monitoring, Proceedings 2001 IEEE International Symposium on Circuits and Systems (ISCAS 2001), pp. I-105-108, Sydney, Australia, May. 6-9, 2001.

19. Kobayashi D, Shibata T, Fujimori Y, Nakamura T, Takasu H : A ferroelectric analog associative memory technology employing hetero-gate floating-gate-MOS structure, Digest of Technical Papers, 2002 Symposium on VLSI Technology, Honolulu, June 11-13, 2002 (in press).

20. Shibata T, Ohmi T : A functional MOS transistor featuring gate-level weighted sum and threshold operations, *IEEE Trans. Electron Devices* 39 (6) : 1444-1455, 1992.

21. Shibata T, Ohmi T : Neuron MOS binary-logic integrated circuits : Part I : Design fundamentals and soft-hardware-logic circuit implementation, *IEEE Trans Electron Devices*, 40 (3) : 570-576, 1993.

22. Shibata T, Ohmi T : Neuron MOS binary-logic integrated circuits : Part II, Simplifying techniques of circuit configuration and their practical applications, *IEEE Trans Electron Devices* 40 (5) : 974-979, 1993.

23. McCulloch WS, Pitts T : A logical calculus of the ideas immanent in nervous activity, *Bull Math Biophys* 5 : 115, 1943.

24. Yagi M, Shibata T, Takada K : Optimizing feature-vector extraction algorithm from grayscale images for robust medical radiograph analysis, Proceedings of Fourth International Conference on Multimedia and Image Processing, June 9-13, 2002, Orlando, USA (in press).

25. Yagi M, Shibata T : A human-perception-like image recognition system based on PAP vector representation with multi-resolution concept, Proceedings of 2002 IEEE International Conference on Acoustics, Speech, and Signal Processing (ICASSP 2002), Florida, May 13-17, 2002 (in press).

26. Yamasaki T, Shibata T : Analog soft-pattern-matching classifier using floating-gate MOS technology, Advances in Neural Information Processing Systems 14 (in press).

27. Parthasarathy S, Nugent, ST, Gregson PG, Fay DF : Automatic landmarking of cephalograms, *Comput Biomed Res* 22 : 248-269, 1989.

28. Rudolph DJ, Coggins JM, Moon H : Investigation of filter sets for supervised pixel classification of cephalometric landmarks by spatial spectroscopy, *Int J Med Inf* 47 : 182-191, 1997.

29. Xu H, Mita Y, Shibata T : Intelligent internet search applications based on VLSI associative processors, Proceedings, 2002 International Symposium on Applications and the Internet (SAINT-2002), Nara, Japan/ Jan.28 - Feb.1, 2002, pp. 230-237.

30. Xu H, Mita Y, Shibata T : Similarity-measure-based VLSI searching system for MPEG-7, Proceedings, Fourth International Conference on Multimedia and Image Processing, June 9-13, 2002, Orlando, USA (in press).

31. Anderso J, Platt J C, Kirk DB : An analog VLSI chip for radial basis functions, in : SJ Hanson, JD Cowan, and CL Giles Eds, Advances in Neural Information Processing Systems, San Maetro, CA ; Morgan Kaufmann, vol. 5, pp. 765-772, 1993.

I級不正咬合の早期治療について

Chris D. Stephens　　　　　　　　　　　　　　　　　　　　　　訳）谷川千尋／高田健治

要旨：ヘルスケアに関するコストが増加し，予防的な治療にますます重点がおかれるようになっている今日，科学的な証拠に基づいた治療を行うことは当然のことと考えられている．抑制矯正治療は信頼性の高い方法として矯正専門医にとってのひとつの目標とされてきた[1]が，現在，この治療方法には科学的な根拠がないことがわかっている[2,3]．効果的であるといわれている他の治療方法の中にも，後のエッジワイズ治療を避けるには開始するのが遅すぎるものがあることもわかってきた[4-7]．とくにアングルI級不正咬合では，上下歯列の位置関係に不調和がないため，一般開業医が問題に気づかず，治療のタイミングをのがしていることがある．この論文では，叢生や開咬の早期治療について考察し，また，一般開業医が混合歯列期における発達の異常を発見するのを支援するエキスパートシステムについて述べる．

はじめに

I級不正咬合は，一般に，簡単に治療できる不正咬合の集合体であると考えられている．前後的な上下顎関係の不調和がほとんどなく，不正咬合の原因の多くが叢生や局所的な要因にあるためである．しかし，数値で示すとI級不正咬合は不正咬合の60％を占めるものであり，このタイプの不正咬合には多くのもっと深刻な問題が含まれている[8]．I級不正咬合は，叢生，空隙歯列弓，交叉咬合，開咬，局所的な要因などに小分類される．ここでは，そのうち3種類に関してのみ，それらの早期評価と早期治療について述べようと思う．

叢生の早期治療

叢生の改善を目的とした歯列弓の拡大はEdward Angleによって推奨された．しかし，発表された長期的観察に基づく研究すべてから，歯列弓を拡大したケースの多くは後戻りを生じやすいことがわかっている[9]．叢生は，最初，切歯の萌出時にあらわれることが多く，これが不正咬合の唯一の原因であるならば，早期治療を考慮することは魅力的である．計画的に乳犬歯を抜去し，その後第一小臼歯の抜去を行う方法は，Kjellgren[3]によって提唱されたが，より正確には，Bunon[10]が1743年にその方法を発表している．

Kjellgrenが述べた連続抜歯法は，現代矯正

Professor Emeritus of Child Dental Health, University of Bristol Dental School, Department of Oral and Dental Science, University of Bristol Dental School, Lower Maudlin Street, Bristol, BS1 2LY, UK
tel : +44 117 9284355, fax : +44 117 9299898, e-mail : c.d.stephens@bris.ac.uk

ではほとんど行われていない．彼の連続抜歯法は矯正装置がまだ発達しておらず，装置を用いる治療が広く普及していなかった時代に開発されたものである．それにしても，歯科矯正治療を単純化しようとする萌出誘導の発想は無視されるべきではない．連続抜歯法は今でも特定の状況では有用であり，乳犬歯のみの抜去は以下の場合，妥当なものであるといえる．

1) I級叢生症例において，口蓋側に転位した萌出途中の上顎側切歯が交叉咬合にならないよう空隙を作る場合．オーバーバイトがいったんプラスになってしまうと，たとえ空隙ができても転位した上顎側切歯が自然に治ることはない．

2) 口蓋側に転位し交叉咬合を示すようになった上顎切歯を治すために，混合歯列期の前期に空隙をつくる場合．

3) 過剰歯があることで萌出が遅れていた切歯を萌出させるために，十分な空隙を与える場合．その場合，動的矯正治療を行うか否かは関係ない．

4) 口蓋側に異所萌出した上顎犬歯を排列するよう促す場合[5]．

5) 重度の叢生状態を示す下顎切歯が自然に並ぶための空隙を与える場合．この方法は，下顎歯の歯周組織の健康が脅かされているときにのみ適用される．

後半に記した症例の場合，反応は極めてさまざまである．症例によっては奇跡的な変化を示すものもあるが，ほとんどの場合は部分的にしか並ばない．一方，混合歯列期の早い時期に装置を用いるか用いないかに関わらずきれいに並んだ切歯は，その後変化しにくいようである[11]．下顎乳犬歯の抜去を適用するうえで答えておかなければならない重要点を以下にあげる．

a．叢生状態の切歯に対して成長のみで提供できる空隙はどのくらいか？

成長の予測をもっと正確に行うことができるようになれば，この疑問に答えられるかもしれない．今のところ，混合歯列期前期の犬歯間幅径の増加と切歯の唇舌的傾斜角度を予測することは，個々の症例で利用できるほど正確にはできない．言えることは，混合歯列期前期において下顎切歯の叢生が2mmかそれ以下の場合は，残りの歯がすべて萌出しアーチレングスディスクレパンシーが正確に計測できるようになるまでは，そのまま放置しておくべきである．

b．空隙をつくった場合，切歯の叢生はどのくらい改善されるのか？

切歯は，乳犬歯を早期に抜去したときだけでなく，乳犬歯は抜かずに後に第一小臼歯を抜去してもきれいに並ぶ．このことは一般に上顎歯列弓においてあてはまるが，往々にして下顎歯列弓でもはっきりと認められることがある．もし，矯正装置が使用できないならば（例えばハンディキャップをもった患者さんで）乳犬歯の早期抜去によっていったいどのような利益を患者さんが得られるのかということは重要な問題である．この課題は，Bristol大学のわれわれの研究室で検討されてきた．4本すべての乳犬歯が存在する40症例と同数の対照群とを比較した．それぞれのグループで，6か月ごとに，印象を採得した．正常咬合の切歯切端の傾斜角度と比較して，切歯の排列の変化を検証した（表1）．切歯切端の傾斜角度の計測には高精度光学計測法を用いた（図1, 2）．結果を表1から表3に示す．切歯の捻転改善の程度と，治療前の捻転の程度との間に高い相関が認められた．このこと

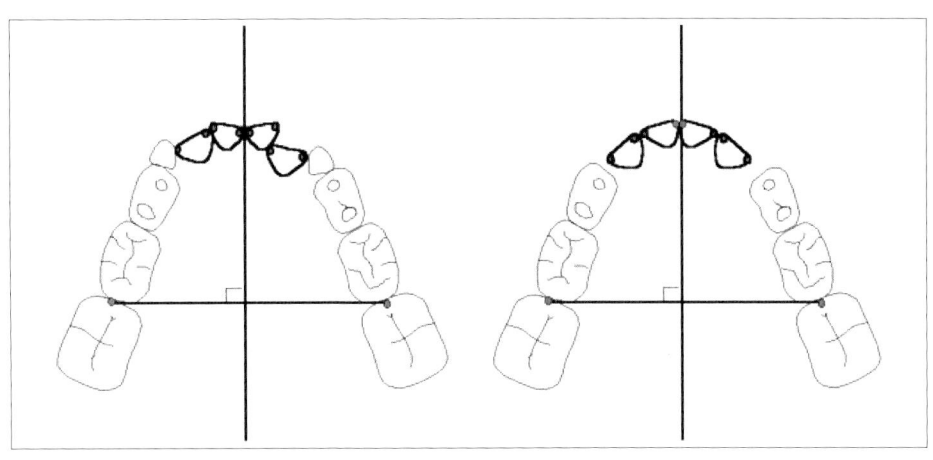

図1 光学測定法で用いた計測点．ソフトウエアが角度を計算した．

表1 I級で理想的な前歯部の排列をもつ16症例において，水平面上で計測した正中線に対する下顎中切歯と側切歯の角度．このデータは表2に要約して示した治験群の切歯捻転の改善を評価するために用いた．

	下顎側切歯	下顎中切歯
最大値	61.0	78.0
最小値	72.8	87.0
平均値	65.6	82.6
標準偏差	3.3	2.4

表2 治験群40症例における抜歯前の切歯切端の正中線に対する角度

	下顎側切歯	下顎中切歯
最大値	61.0	78.0
最小値	72.8	87.0
平均値	65.6	82.6
標準偏差	3.3	2.4

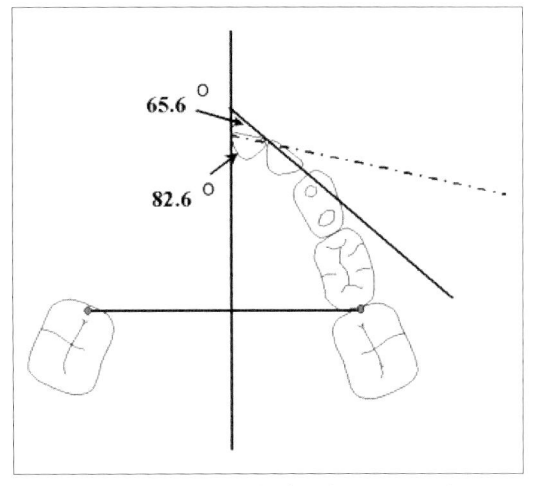

図2 正常な混合歯列の児童16名について計測した中切歯と側切歯の下顎正中線に対する平均角度

表3 下顎乳犬歯を抜去した治験群40症例と非抜歯の対照群40症例および平均年齢12.2歳で第一小臼歯が抜歯された13症例の下顎側切歯の捻転の自然治癒についての比較．それぞれの群で抜歯後6か月時に評価した．

	変化量の平均	標準偏差	
下顎乳犬歯抜歯群	8.11	6.02	⎤ $p<0.05$
第一小臼歯抜歯群	2.77	2.19	⎦
対照群	3.7	3.15	NS

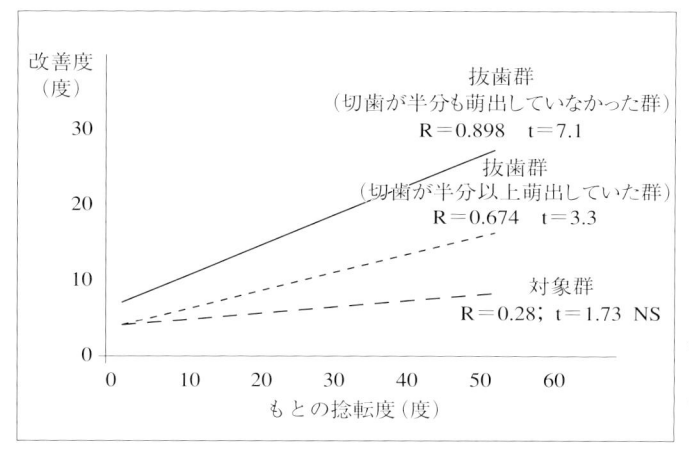

図3 最初の側切歯の捻転状態と2つの治験群（切歯が半分も萌出していなかった群と半分以上萌出していた群）での捻転の改善状態，および対照群との関係を示すグラフ．

は側切歯にのみ認められ，側切歯が部分的に萌出している場合に最も大きな改善が得られた（図3）．また，下顎切歯の叢生を改善するために後から小臼歯を抜去した症例群での自然な叢生改善に比べ，乳犬歯を抜去した際の改善のほうが明らかに大きかった（表3）．

c．小臼歯抜去によりひき起こされる臼歯部の近心移動量は何によって決定されるのか？

下顎乳犬歯を抜去した後のスペースロスはまず間違いなく起こる．そのため，第一小臼歯の抜去後に保隙をしなければ，永久犬歯は歯列弓内に排列されずに唇側に転位しやすくなる．このスペースロスはなぜ変動が大きいのであろうか．垂直的な成長が抜歯後の臼歯の近心移動に大きな役割を果たしていることを強く示唆するいくつかのデータが得られている．下顎歯列弓ではこの臼歯の近心移動はおもに歯の萌出によってもたらされているようである[12]．この効果は，「近心ドリフト」の原因として過去に指摘された咬合力や歯間線維の収縮のような他のメカニズムに対して補足的なメカニズムであると考えられるであろう．しかし，抜歯症例の年間の近心移動の割合[12]と非抜歯症例について計測した近心移動の割合[13]は，男性，女性共にほとんど等しかった．14～18歳では，女性より男性のほうが明らかに大きな臼歯の近心移動と大きなスペースクローズが認められ，これは男性の平均的な垂直的顔面高の成長が女性よりも大きいことを反映していると考えられる．

開咬の早期治療

開咬に関する問題点の一つに，その成因が多因子であることがあげられる．ヨーロッパでは，指しゃぶりは80％ほどの高頻度でみられ[14]，その結果習癖が3歳から12歳の間に消失すると開咬の罹患率は急速に減少する．この年齢以降骨格的な要因が目立ってくるにつれ開咬の発現率はわずかに増加し，その結果イギリスにおける大人の開咬の発現率は4％となる[15]．

Larsson[14]やその他の研究では，成長の終わりまで続けられた吸指癖の影響は完全には解消されないという示唆もあるが，長期的に見ると吸指癖はオーバーバイトや顔面高のどちらに対しても全般的な影響を与えることはほとんどないことが判明している．垂直的な問題の早期治療の利点を考えるとき，どういった問題を治療しているのか，すなわち，それはロングフェイスなのか？開咬なのか？それ

ともガミースマイルなのか？をはっきりとさせておくことが重要である．もし，この議論を開咬のみに限定するのであれば，開咬の多くは自然と改善するので，どのように早期治療の効果があるかないかを判断するかということが最初の問題となる．どんなセファロの計測項目も，単独では予後を判定するのには役立たない[16]．しかし，近年，Richardsonが開咬の予後を決定する多因子決定法を開発した[17]．この方法は，改善するであろう開咬と改善しないであろう開咬を見分けるのに大変効果があることが示されてきた[18]．このようなツールは，将来，早期治療を検討するうえで役に立つにちがいない．

咬合発育システム（Dental Development System（DDS））を利用した局所的要因の早期確認

咬合の発育を彩る個々のできごとは，実にさまざまであり，異常な発育を同定する仕事をさらに困難にしている．簡単な例をあげると，未萌出の左右上顎中切歯は，下顎中切歯が萌出したばかりの9歳の子供（歯齢6歳）ではとくに問題ではないが，下顎の4前歯が完全に萌出している9歳の子供（歯齢8歳）では問題となるであろう．一般開業医がこのことを正しく認識できるかどうかの鍵は，一般開業医が歯の発育を，暦齢に対立する概念としての「歯齢」と関連づけることができるかどうかにある．これは歯学部で学ぶスキルであると思われているが，すべての証拠がそうではないことを示している．実際，イギリスでは矯正専門医への相談紹介のうち30％は不適切なものとみなされている[19]．一般開業医が咬合の発育を評価する際，もし診断支援エキスパートシステムが利用できれば，専門医への不必要な相談紹介は少なくなるであろうし，早期治療が必要な症例を見逃すことも少なくなるであろう．

1996年，私たちはこの問題に取り組むためにコンピュータプログラム〔歯科診断システム（The Dental Diagnosis System）〕の開発に着手した．このプログラムは歯齢を2つの方法で計算する．ひとつは，Demirjianら[20]によって提唱された方法を用いてレントゲン写真から計算するもので，Gilesら[21]によって提唱された臨床データからも計算できる．このプログラムは，今ではエキスパートシステムにすでに組み込まれて，それぞれの歯の萌出段階が，計算により得られた患者の歯齢の±2 S.D.以内にあるかどうかを調べることで，咬合発育の異常を同定する．異常と判定された場合，真の原因を確認できるように考えられるいくつかの原因と学術論文を提示するハイパーテキストのアドバイスを見ることができる．現在イギリスで，このシステムを一般に利用できるようにした場合，臨床的に得るものがあるかどうかを評価する臨床試験を行っている．

文献

1. Tweed, CH：Treatment planning and therapy in the mixed dentition, *Am J Orthod* 49：881-906, 1963.
2. Ackerman JL, Proffit WR：Preventitive and interceptive orthodontics：astrong theory weak in practice, *Angle Orthod* 50：75-87, 1980.
3. Kjellgren B：Serial extraction as a corrective procedure in dental orthopaedic therapy, *Trans Eur Orthod Soc*：134-160, 1948.
4. Brin I, Becker A, Shalhav M：Position of the maxillary permanent canine in relation to anomolous of missing lateral incisors, *Europ J Orthod* 8：12-16, 1985.
5. Ericson S, Kurol J：Early treatment of palatally erupting maxillary canines by the extraction of primary canines, *Europ J Orthod* 10：283-295, 1988.
6. Hallett GEM, Burke PH：Symmetrical extractions of first permanent molars. Factors controlling results in the lower

arch, *Trans Eur Orthod Soc* : 238-255, 1961.

7. Joondelph DR, Reidel RA : Second premolar serial extraction, *Am J Orthod* 69 : 169-184, 1976.

8. Neal JJD, Bowden DEJ : The diagnostic value of panoramic radiographs in children aged 9 to 10 years, *Br J Orthod* 15 : 193-197, 1988.

9. Little RM, Riedel RA, Stein A : Mandibular arch length increase during the mixed dentition : post retention evaluation of stability and relapse, *Am J Orthod Dentofacial Orthop* 97 : 393-404, 1990.

10. Bunon R : Essay sur les maladies des dents ou l'on propose les moyens deleur procurer une bonne confirmation des la plus tendre enfance et d'en assurer la onservation pendant tout le cours de la vie. Paris, 1743.

11. Takanobu H, Little RM : Early versus late treatment of crowded first premolar cases : post retention evaluation of relapse, *Angle Orthod* 68 : 61-86, 1998.

12. Stephens CD, Houston WJB : Facial growth and premolar extraction space closure. *Eur J Orthod* 7 : 157-162, 1985.

13. Richardson ME : Late lower arch crowding : facial growth or forward drift? *Eur J Orthod* 1 : 219-225, 1979.

14. Larsson, E : The effect of finger-sucking on the occlusion : a review. *Eur J Orthod* 9 : 279-282, 1987.

15. Todd JE, Whitworth A. : Adult dental health in Scotland, 1972. Her |Majesty' s Stationery Office, London, 1973.

16. Dung DJ, Smith RJ : Cephalometric and clinical diagnoses of open bite tendency, *Am J Orthod Dentofacial Orthop* 94 : 484-490, 1988.

17. Finlay JA, Richardson A. : Outcome prediction in open bite cases. *Eur J Orthod* 17 : 519-523, 1995.

18. Turner J, McSherry PF, Richardson A : Outcome prediction of the anterior open bite : Comparison of computer and clinician analysis of cephalograms, *J Orofac Orthop* 58 : 262-269,1997.

19. O'Brien K, Wright J, Conboy F, et al : The effect of orthodontic referral guidelines : a randomised controlled trial, *Br Dent J* 188 : 392-397, 2000.

20. Demirjian A, Goldstein LH, Tanner JM : A new system of dental age assessment, *Ann Hum Biol* 45 : 211-227, 1973.

21. Giles NB, Knott VB, Meredith HV : Increase in intra-oral height of selected permanent teeth during the quadrennium following gingival emergence, *Angle Orthod* 33 : 579-590, 1963.

ジャークコストによる不正咬合の程度とその治療結果の予測

高田健治[1]，福田哲也[2]，高木雅人[3]

要旨：ヒトの咀嚼時の下顎運動パターンはいくつかの「幾何学的パターン」に分けられて論じられることが多く，ときには特定の不正咬合と関連付けられてきた．不正咬合と咬合機能の関係を科学的に議論する場合のむずかしさのひとつは，咬合機能を客観的かつ定量的にしかも簡潔に評価できる適切な計測変量がないことである．身体の運動については，「運動時のエネルギーコストを最適化するように軌跡が選択される」ということが知られており，ジャーク率あるいは加速度の変化率という用語でこの概念が説明される．われわれは最近，咀嚼運動は最適制御理論によりモデル化できることを見出した．つまり，それぞれの咀嚼運動の軌跡は所与の食物 - 口腔環境の下で，運動の円滑性を最大にする（ジャークコストを最小化することと同義）という目的が達成できるように中枢性に制御されているということである．本稿では，ジャークコストや速度プロファイルの対称性などの運動制御学的パラメータが，不正咬合者の咬合機能を客観的に評価するうえで有効な計測変量であるということを述べる．また，不正咬合の歯科矯正治療は，円滑で効率的な咀嚼運動の獲得に寄与するということや，不正咬合に伴ってみられる咀嚼機能異常と呼ばれる問題の特質や，顎機能の観点からみた治療成績はジャークコストと速度プロファイルを用いて特徴化できることを示す．

はじめに

　美容以外の目的で，わたしたちはなぜゆがんだ歯を再排列したりあるいは歯冠を修復するのであろうか．もちろんそれは，効率のよい咬合機能というものが，口と全身の健康にとって重要であるからである．従来のパラダイムでは，この説明は暗黙のうちに次の2つの仮定が正しいものとの前提に立っている．ひとつは「不正咬合のあるところ機能異常がある」ということであり，もうひとつは「正常咬合であれば口腔機能は健康である」ということである．しかし，これらのステートメントが正しいことを証明するのは意外にむずかしい．

　咀嚼は，食物を摂取し体内にエネルギーを供給するための重要な口腔機能である．したがって，損なわれた口腔機能を回復することは，歯科医療の大きな目的でありまた存在意義でもあった．臨床的にはこれまで，ヒトの咀嚼時の下顎運動はいくつかの「幾何学的パ

---

[1] 大阪大学大学院歯学研究科顎顔面口腔矯正学教室教授　[2] NTT西日本病院　[3] 大阪大学大学院

ターン」に分けられ，ときにはそれらのパターンは特定のタイプの不正咬合と関連付けられてきた[1]．しかし議論は主観的な分類の域を出るものではなく，幾何学的に示された静的パターンが運動制御学的に何を意味するものなのかを説明するだけの，科学的な証拠は乏しい．咀嚼は周期的に開閉される単純な下顎の動きではなく，あらかじめプログラムされた脳の機能であり，その機能的な柔軟性によって，咬合状態に対応して顎，舌，口唇への運動出力を修飾することが可能なのである[2]．咀嚼のリズム，スピードそして強さは脳幹に存在するセントラルパターンジェネレータ（CPG）と呼ばれる神経細胞群によって制御されている[3,4]．

通常の咀嚼時のように，歯に加えられる圧力が徐々に増加するような場合には，歯根膜や閉口筋中に存在する受容器からの求心性信号がCPGに対して，顎・歯が食物をより一層強く噛めるように作用する[5-7]．また，出生直後より脳は食物を効率よくまた円滑に咀嚼・嚥下できるように，運動出力活動のタイミングと強さを最適化する条件を学習する[5]．学習が進むと，最適な反応パターンが意識下のレベルで認識され，記憶される．このようにして，フィード・フォワード コントロールによる食物の咀嚼が可能となる．その結果，歯根膜および咀嚼筋中の受容器からのフィードバックの果たす役割は最終的により小さくなる．一方，咀嚼中に，歯に対する圧力が急激あるいは突然に増加することがある．例えば，不意に食物の中に紛れ込んだ骨片を噛んでしまったときなどである．このような場合，歯根膜の機械受容器は反射的に脳に信号を送り，閉口筋の活動を抑制する[5-7]．

不正咬合と咬合機能の関係を検討するうえで生じるひとつの問題は，下顎運動時のあらゆる時刻において，咬合機能を客観的かつ正確に定量化しうる適切な計測変量があまり見当たらないことである．本稿では，われわれは最近，ジャークコスト[11,12]と速度プロファイルの対称性[13,14]という2つの運動制御学的変量が，矯正治療前後における不正咬合者の咀嚼効率を定量的に評価する鍵となることを見出したのでこれらの変量について述べる．

ジャークコストと咀嚼時の下顎運動

運動において達成される変数は，運動目的あるいは運動ストラテジーと呼ばれる．例えば，運動時間や運動距離を最短にすること，あるいは機械的な効率を最大にすることすなわち最小のエネルギー消費で最大の機械的効率を得ることなどである．最適運動制御理論によれば，いったんある運動ストラテジーが選択されると，最適な運動軌跡が特異的に決定される．つまり，空間内における無数の可能な軌跡の中から唯一の軌跡が選択される．ここで軌跡とは観測対象とされる物体の位置と速度の経時的な変化と定義される．最適制御理論はこれまで，手指の速度や特定の地点に正確に到達しようとする手指の動きの正確さなどの習熟した技能を対象として，ヒトのさまざまな運動ストラテジーについて説明することに成功してきた．

身体の運動については，「ジャーク（加速度の変化率）のような運動中にかかるコスト（ジャークコスト）を最適化するように軌跡が選択される」ということが知られている[15-19]．最近のわれわれの研究室における一連の研究成果から，咀嚼時の下顎運動軌跡は最適制御理論によりモデル化できることが明らかにされた[20,21]．個々の下顎運動軌跡は，それぞれの咀嚼サイクルにおける所与の食物－口腔環境の下で運動の円滑性が最大となる（ジャークコストを最小化することと同義）ように中枢性に選択される[21,22]．また個々の個体が運動

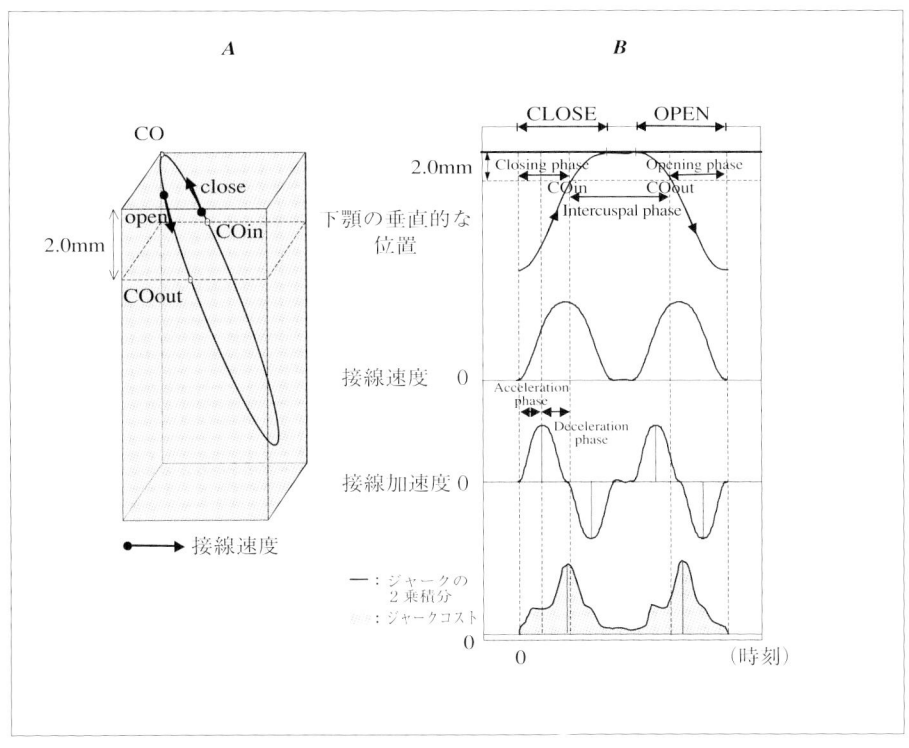

図1 単一咀嚼サイクルにおける下顎中切歯点の変位を示す図.
A：右側咀嚼時における下顎中切歯点の運動を後上方からみた図. CO, 中心咬合位；close, 閉口；open, 開口；COin, 咬合開始地点；COout, 咬合終了地点.
B：閉口相とは最大開口位から上下の歯が接触しふたたび離開するまでの時間を意味する. 閉口相は加速から減速に変化する場合の最大閉口速度時刻を境に二分される. Closing phase, 閉口相；Opening phase, 開口相；Intercuspal phase, 咬合相；Acceleration phase, 加速相；Deceleration phase, 減速相.

に習熟するにつれてジャークコストは最小化される.

*図1*には下顎の垂直的な位置と，それに対応する速度と加速度を示す. 下段のプロファイル(*図1*の***B***)はジャークプロファイルを，灰色の領域はジャークコストを示す. ジャークピークは加速から減速に移行する時刻と一致している. この時刻において，下顎運動の円滑性は最小(ジャークコストは最大)となる.

ジャークコストは咬合状態の相違を検出できるのか？

高度に習熟した運動では，末梢からのフィードバックによる運動出力の修飾は比較的無視できる程度のものである. したがって，このような運動は円滑でくり返し実行されても最終目標地点に正確に到達できる. しかし，三叉神経の運動出力は歯に加えられた力の方向[23]や垂直的な下顎の位置の変化[24]に対応して変化することが知られている. 不正咬合において予想されるように，もし感覚性フィードバックが無視できないとするならば下顎運動はどのような影響を受けるのであろうか.

人工的に歯に咬合干渉物を装着しオーバーバイトを減少させると減少量に比例してジャークコストが増加することが知られている. このジャークコストの増加には部位特異性が認められ，大臼歯よりも犬歯のほうがよ

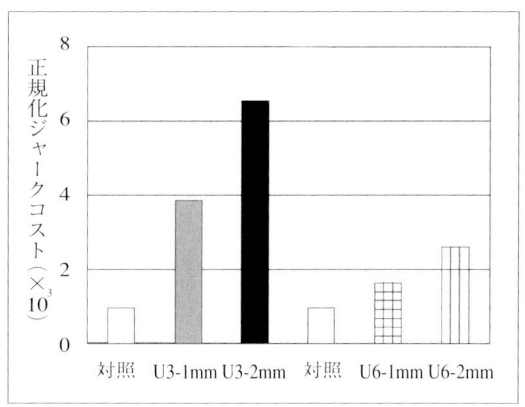

図2　1名の被験者について求めた4つの実験的咬合状態の閉口時減速相における正規化ジャークコスト（習慣性咀嚼側20サイクルの中央値）．レジンキャップを上側右側（習慣性咀嚼側）犬歯に装着し，オーバーバイトを1mmおよび2mm減少させた2種（グラフの灰および黒色）と上側右側（習慣性咀嚼側）第一大臼歯にレジンを築盛し，同様にオーバーバイトを1mmおよび2mm減少させた2種（グラフの網目および縞模様）の合計4種類．グラフの白抜きバーはこの被験者の閉口時減速相における正規化ジャークコスト（習慣性咀嚼側20サイクルの中央値）を示す．

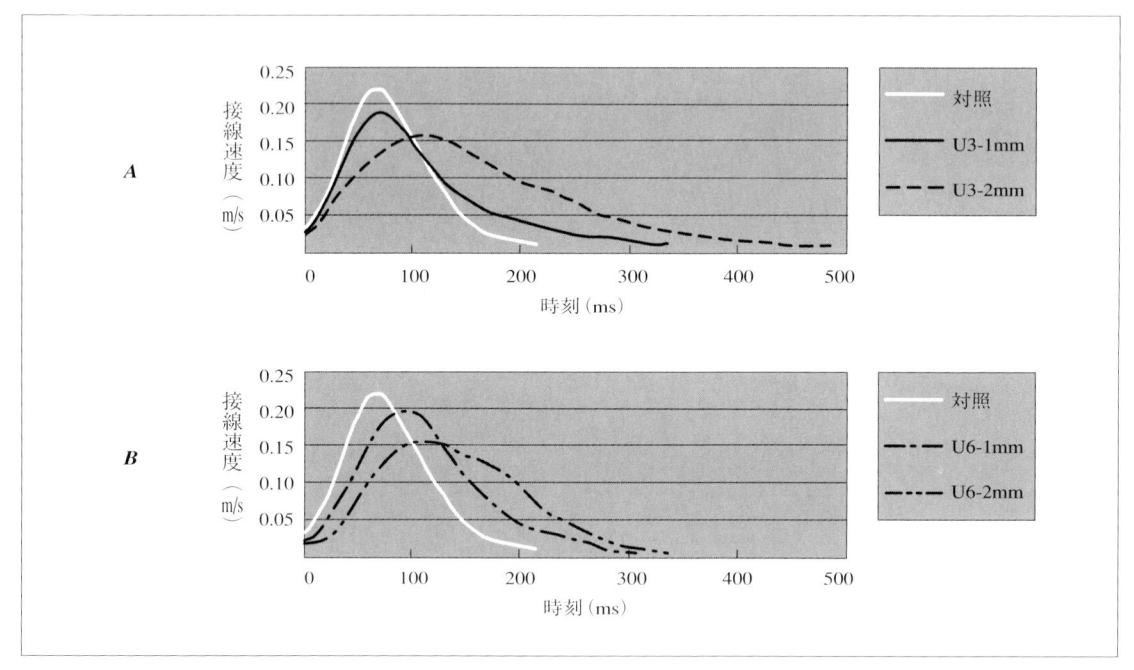

図3　1名の被験者について，咬合挙上を行わなかった場合と上側の犬歯および第一大臼歯にレジンを付与することで咬合挙上を行った合計5つの実験条件のもとで算出された習慣性咀嚼側における閉口相20サイクルの平均速度プロファイル．

り影響を受けやすい（図2）．このことは歯に加えられる咬合負荷に対して，前歯部は臼歯部よりも敏感である[25]という事実により説明できる．図3の白線に示すように，習熟した自然な運動に認められる典型的なベル型の速度プロファイル[13]は，次第に非対称な型に変化した．速度の低下と運動時間の延長を伴ったこのような所見は，円滑な下顎運動が咬合干渉の装着により大きな影響を受けたことを意味している．ジャークコストの変化に対応して中枢神経系は下顎運動を減速させると同時に運動時間を延長させることによって，それぞれの咀嚼サイクルで想定される最終咬合接触位の分散の最小化を図るものと考えられる．このことは，HarrisとWolpert（1998）が唱えた「最小分散理論」の考えに一致するもの

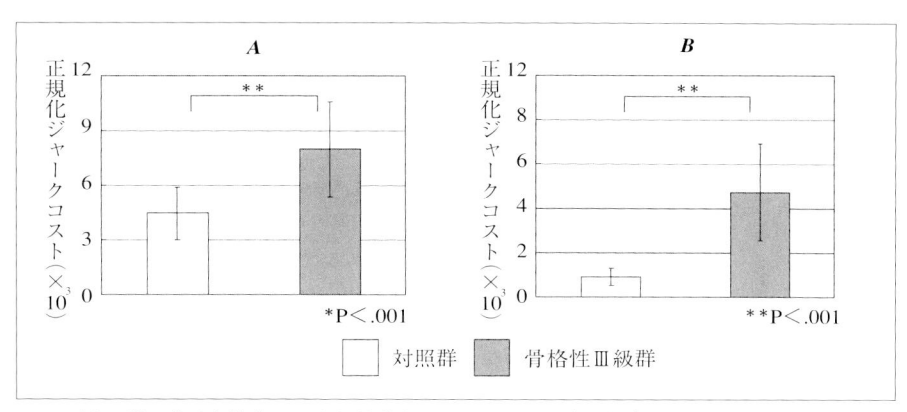

図4 対照群20名（白抜きバー）と骨格性Ⅲ級不正咬合群20名（灰色バー）における正規化ジャークコスト（習慣性咀嚼側20サイクルの中央値）の平均と標準偏差．*A*：閉口相，*B*：閉口時減速相．

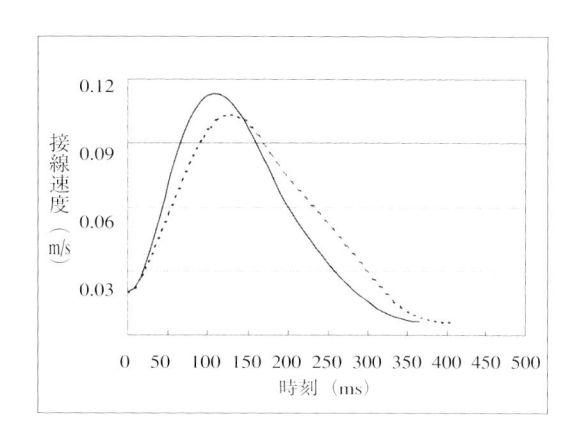

図5 対照群20名（実線）と骨格性Ⅲ級不正咬合群20名（破線）の閉口相における（習慣性咀嚼側20サイクルの平均）速度プロファイル．

である[9]．

これまでに見てきたジャークコストの変化はジャークコスト最小化の原理と矛盾するものではない．それぞれの咀嚼サイクルでみられる下顎運動の軌跡は「所与の咬合状態の下で」ジャークコストを最小化する[21,22]という目的が達成できるように選択されているということを思い出していただきたい．咬合干渉の付与に伴い末梢からの感覚入力が修飾され，下顎運動軌跡は新たに与えられた咬合状態の下で，最も円滑な運動を達成すべくサイクルごとに変化したのである．このような状況の下では下顎運動は十分に習熟していないため，感覚性フィードバックは無視できないほどに影響がありジャークコストを増加させるように作用するのである．

不正咬合者は正常咬合者と比べて，下顎運動の円滑性は損なわれているのであろうか？

*図4*のAに成人の正常咬合者と外科的矯正治療前の骨格性下顎前突症患者の閉口相について算出されたジャークコストを比較して示す．閉口時減速相におけるジャークコストには明らかな相違が認められた（*図4*の*B*）．骨格性Ⅲ級群の（閉口時減速相における）ジャークコストは，対照群の約5倍であった．つまり，骨格性下顎前突症患者は，中心咬合位近

患者 SN

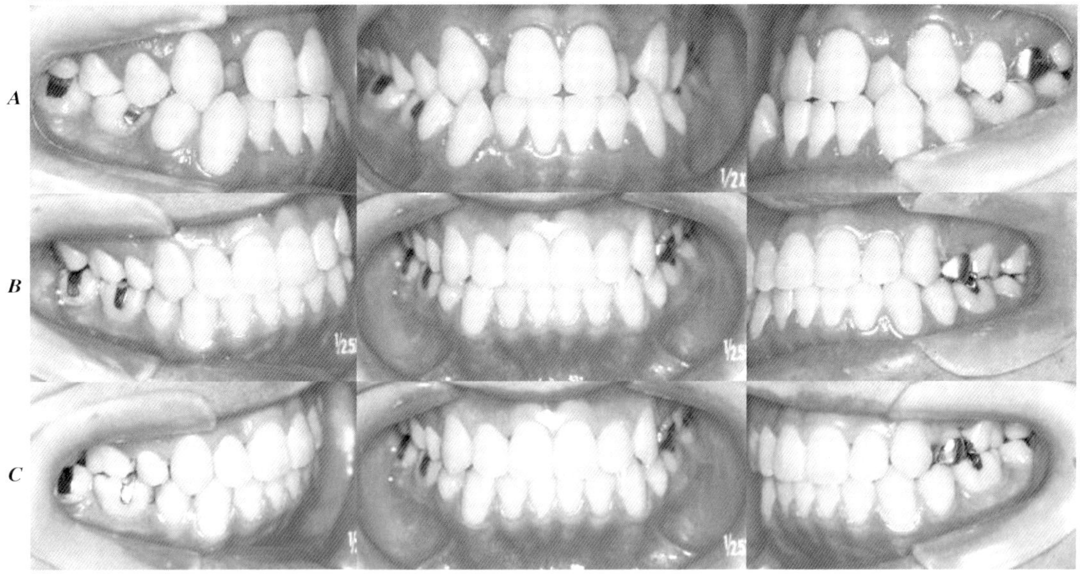

図6 患者SNの口腔内写真(正面観および側面観). *A*:初診時. *B*:2年間の保定終了時. *C*:保定終了後4年1か月経過時.

傍において，明らかに円滑性に欠けるエネルギー浪費型の閉口運動をしていることを示している．

*図5*は対照群と骨格性Ⅲ級群の閉口相における速度プロファイルを比較したものである．骨格性Ⅲ級群被検者の速度プロファイルは対照群のそれに比べてより非対称で，ピーク速度の低下と下顎閉口運動時間の延長が認められた．

矯正治療により下顎運動の円滑性は改善されるのであろうか？

*図6*の*A*にロングフェイス，前歯部の切端咬合および上下前歯部の叢生を特徴とする骨格性Ⅲ級の成人症例の初診時口腔内写真を示す．この患者は4本の小臼歯抜去を併用した外科的矯正治療を受けた．*図6*の*B*と*C*に，2年間の保定終了時ならびに保定終了後4年1か月経過したときの口腔内写真を示す．この患者は静的に安定した咬合ならびに緊密な咬合接触関係を示した．

*図7*に正常咬合を有する対照群(白抜きバー)と，この患者の矯正治療前後に記録された習慣性咀嚼側におけるジャークコストを示す．この患者の矯正治療前における1咀嚼サイクルあたりのジャークコストは対照群のそれの約3倍大きな値を示した(*図7*の*A*)．明白なことではあるが，矯正治療前と対照群のジャークコストの間に顕著な相違が認められるのは減速相(閉口相のほぼ後半)である．治療前の閉口相におけるジャークコストは対照群のそれの約10倍であった(*図7*の*B*)．このことは，この患者は矯正治療前には，咀嚼中とくに上下の歯と食物が接触している際に，円滑な下顎運動ができなかったことを意味するものである．この高いジャークコストは矯正治療完了時には劇的に減少しており，保定終了後もその状態は維持された．

*図8*に患者の術前，術後の速度プロファイル(習慣性咀嚼側での閉口相における)を正常咬

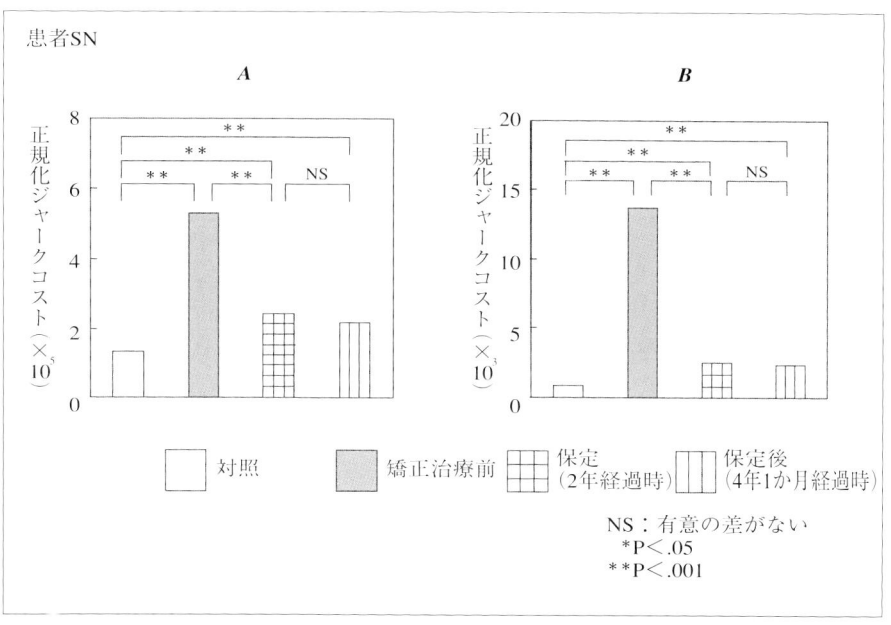

図7 患者SNの正規化ジャークコスト（習慣性咀嚼側20サイクルの中央値）．**A**：一咀嚼．**B**：閉口時減速相．

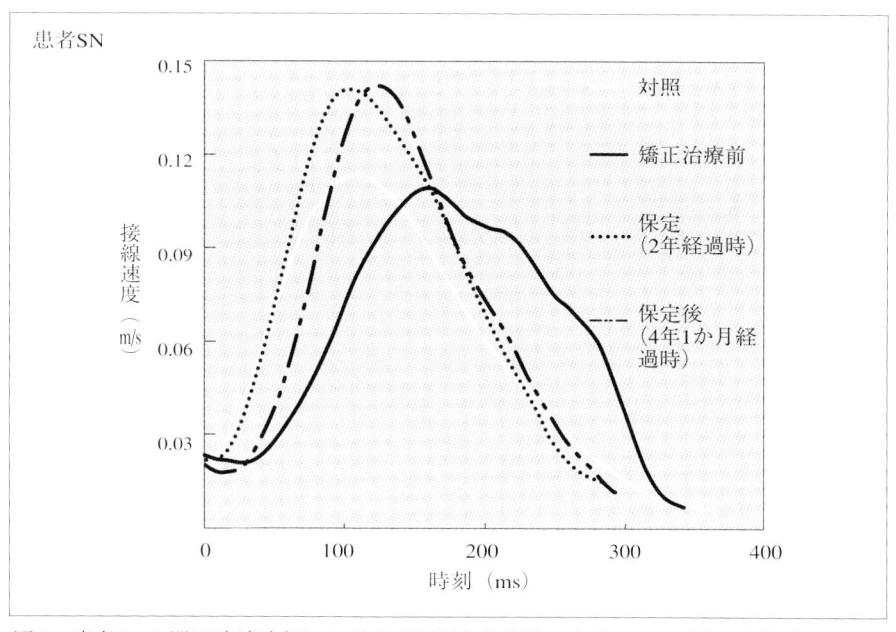

図8 患者SNの閉口時減速相における（習慣性咀嚼側20サイクルの平均）速度プロファイル．白線：対照群20名の平均．黒実線：初診時．破線：2年間の保定終了時．長2点鎖線：保定終了後4年1か月経過時．

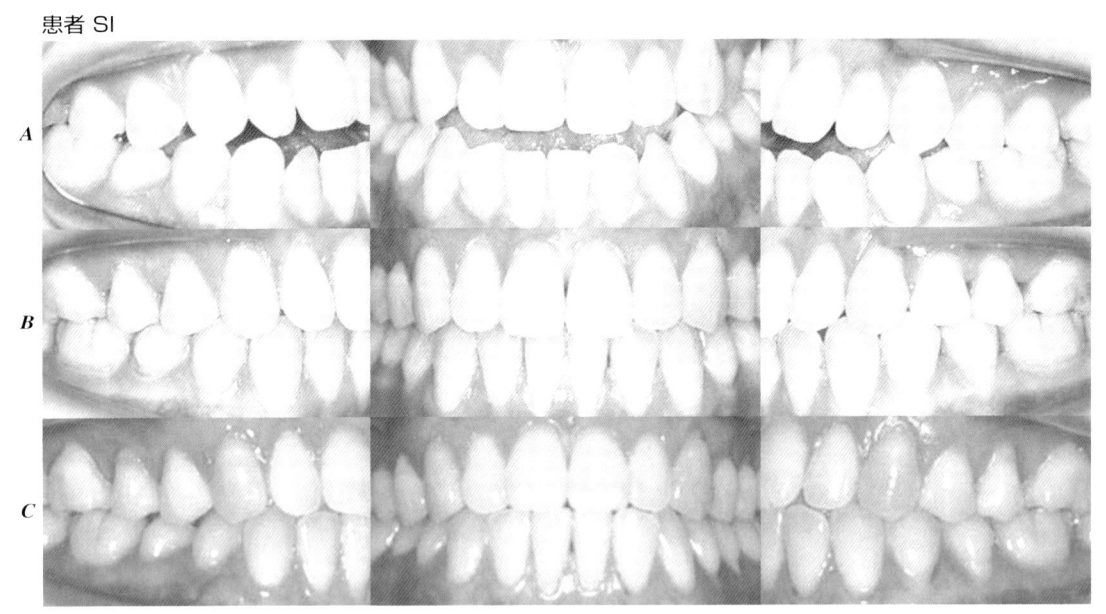

図9 患者SIの口腔内写真(正面観および側面観).*A*:初診時.*B*:2年間の保定終了時.*C*:保定終了後6年9か月経過時.

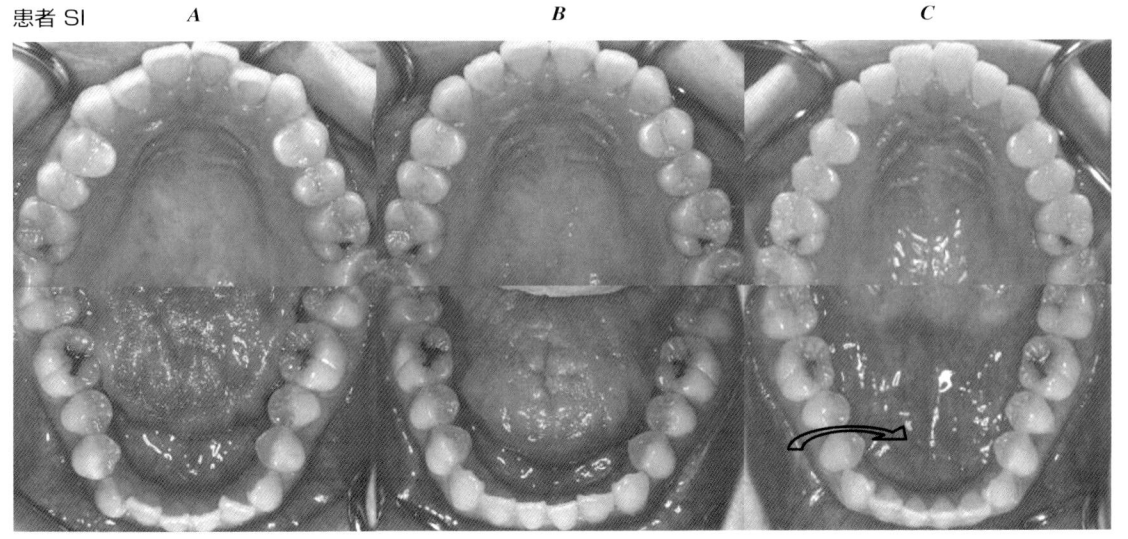

図10 患者SIの口腔内写真(咬合面観).*A*:初診時.*B*:2年間の保定終了時.*C*:保定終了後6年9か月経過時(矢印は下顎右側小臼歯部の再舌側傾斜を示す).

合者のそれと比較して示す.術前の速度プロファイルは非対称であり,ピーク速度時刻の遅延を伴った不安定な波状パターンを示しており,その結果,咬合接触前の閉口速度は急激な低下を示した.術後において,患者の速度プロファイルは対称性を示すようになり,対照群よりもさらに対称的であった.このことは場合によっては,歯科矯正治療によりつくり出される咬合は,自然に形成される正常咬合よりも,より円滑な下顎運動をもたらすことがあることを意味している[26].このデータは歯科矯正治療の価値を示す運動制御学に

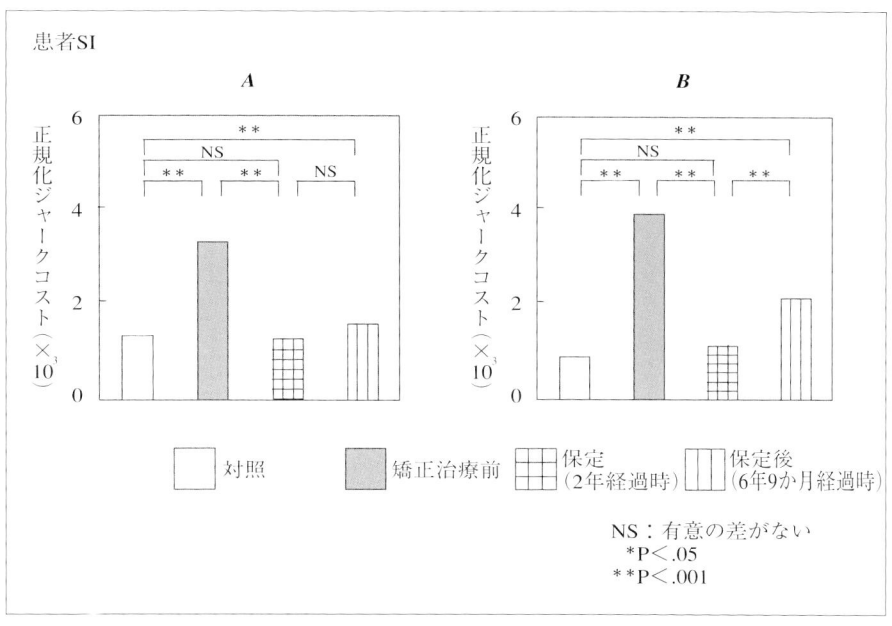

図11 患者SIの正規化ジャークコスト（20サイクルの中央値）．*A*：左側咀嚼の閉口時減速相．*B*：右側咀嚼の閉口時減速相．

みた科学的根拠となるものである．

もうひとつの症例は，ロングフェイスと前歯部開咬（*図9*の*A*および*図10*の*A*）を呈する骨格性Ⅲ級不正咬合患者である．この患者は非抜歯にて矯正治療ならびに下顎枝矢状分割術を受けた．本症例の外科的矯正治療の術前，術後における特徴はすでに報告した（辰巳ほか，1990年）．

*図9*の*B*と*C*および*図10*の*B*と*C*に，2年間の保定終了時ならびに保定終了後6年9か月経過したときの口腔内写真を示す．この患者は静的には緊密な咬合が得られているが，詳しくみると保定終了後にオーバーバイトの減少と下顎右側小臼歯部の後戻り（再舌側傾斜）が生じた（*図10*の*C*を参照のこと）．

患者の術前，術後における左右咀嚼時の閉口時減速相（上下の歯と食物が接触する近傍）でのジャークコストを対照群のそれと比較した結果を*図11*に示す．

この患者の治療前のジャークコストは左右咀嚼側ともに対照群のそれよりも明らかに著しく高い値を示した．そして，保定終了時には左右咀嚼側ともにジャークコストは大きく減少した．しかし，保定終了後の右側咀嚼においてジャークコストの増加が認められた（*図11*の*B*）．これらの所見に一致して治療前には，患者はピーク速度の減少と閉口相時間の延長を呈していたが，保定後にはピーク速度の明らかな上昇と運動時間の減少を伴った明瞭なベル型の速度プロファイルを示した．保定終了後において，左側咀嚼時の速度プロファイルに著しい変化はなかったが，右側咀嚼時の速度プロファイルはピーク速度の減少と閉口相時間の延長を伴い，非対称性が増した（*図12*）．保定終了後の運動制御学的パラメータ値の変化は'後戻り'（下顎右側小臼歯部の再舌側傾斜）という現象に関連するものと推測される（*図10*）．

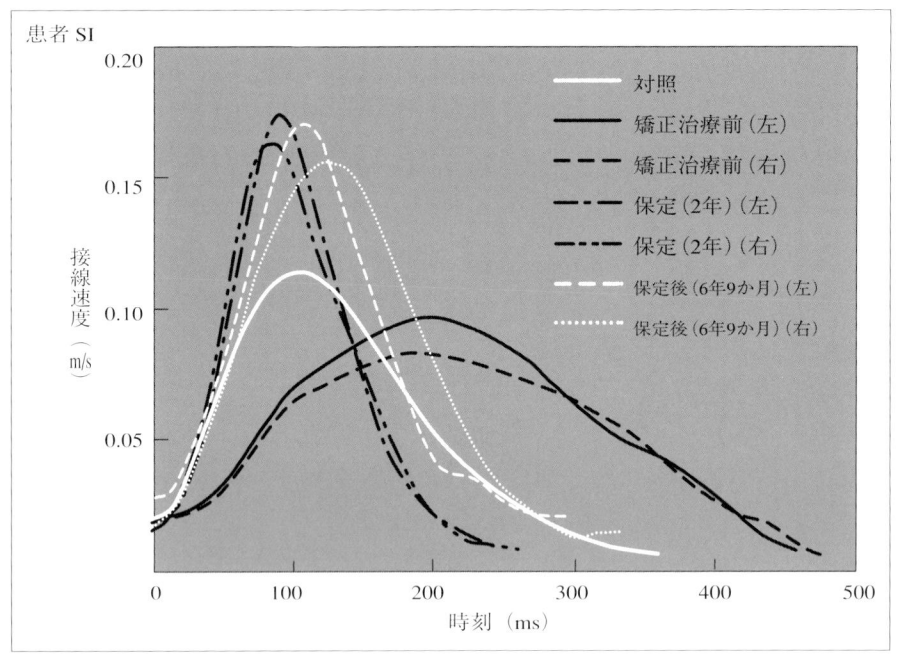

図12 患者SNの閉口時減速相における（20サイクルの平均）速度プロファイル．白実線：対照群20名から得られた閉口相における（習慣性咀嚼側20サイクルの平均）速度プロファイル．黒実線：初診時左側咀嚼．黒破線：初診時右側咀嚼．長鎖線：2年間の保定終了時左側咀嚼．長2点鎖線：2年間の保定終了時右側咀嚼．白破線：保定終了後6年9か月経過時左側咀嚼．白点線：保定終了後6年9か月経過時右側咀嚼．

本症例について算出されたジャークコストは最初に提示した症例ほどは高くはないことも明記しておくべきであろう．このことは最初の症例が切歯切端咬合および側切歯の交叉咬合を呈しており，2番目の症例が前歯部開咬であったことを思い出していただければ理解していただけるであろう．前述したように，ジャークコストは臼歯部よりも前歯および犬歯における早期接触に，より大きく影響される．前歯部の望ましくない咬合接触は臼歯部のそれよりも咀嚼時の下顎運動に影響を及ぼしやすいということである．

対照群に比べ，骨格性Ⅲ級不正咬合者の速度プロファイルでは運動時間の延長とピーク速度の低下が認められた．作業に正確さを要求されるほど運動時間は増加するので，中枢神経系は仮に不正咬合が存在したとしても最終的に到達する下顎の位置のばらつきを可及的に咬頭嵌合位の近傍に収束するために，運動時間を延長するように設計されているのではないかとわれわれは推測している．矯正治療終了時には，運動時間が明らかに減少し，ピーク速度は増加した．その状態はその後も維持されていた．さらに重要なことは，患者が習熟した速い自然な動きに見られる典型的なベル型の速度プロファイル[13, 14, 26]を呈し始めたという事実である．

結論

不正咬合では，咀嚼時の下顎運動のピーク速度の減少と円滑性の欠如および咀嚼サイクル時間の延長が認められる．不正咬合を矯正治療することで下顎運動が再構成され，その結果，より円滑で効率的な咀嚼運動がつくり

出される．神経系の役割を含む軟組織パラダイムの重要性を理解することは，臨床医が科学的にしっかりとした根拠に基づく正しい診断を行い，生物学的に効果のある装置や修復物を設計し，また口の健康のエキスパートとしてのわれわれの仕事の意義を高めるうえで大いに役立つであろう．

ジャークコストや速度プロファイルの対称性などの運動制御学的計測変量は，不正咬合によってもたらされる咬合機能障害の程度や，歯科矯正治療による機能回復の程度を予測するうえで有効である．

文献

1. Ahlgren J : Mastication movements in man. In : Mastication. Anderson D.J., Matthews B., editors. Bristol : Weight, 1976, pp. 119-130.
2. Takada K, Yashiro K, Sorihashi Y, Morimoto T and Sakuda M : Tongue, jaw, and lip muscle activity and jaw movement during experimental chewing efforts in man, J Dent Res 75 : 1598-1606, 1996.
3. Chandler SH, Goldberg LJ : Differentiation of the neural pathways mediating cortically induced and dopaminergic activation of the central pattern generator (CPG) for rhythmical jaw movements in the anesthetized guinea pig, Brain Res 323 : 297-301, 1984.
4. Lund JP, Enomoto S : The generation of mastication by the mammalian central nervous system. In : Neural control of rhythmic movements. (Cohen H., Rossignol S. and Grillner S., editors), New York : Wiley, 1988, pp. 41-71.
5. Hidaka O, Morimoto T, Kato T, Masuda Y, Inoue T, Takada K : Behavior of jaw muscle spindle afferents during cortically induced rhythmic jaw movements in the anesthetized rabbit, J Neurophysiol 82 : 2633-2640, 1999.
6. Lavigne G, Kim JS, Valiquette C, Lund JP : Evidence that periodontal pressoreceptor provide positive feedback to jaw-closing muscles during mastication, J Neurophysiol 58 : 342-358, (1987).
7. Morimoto T, Takada K, Hijiya Y, Yasuda Y, Sakuda M Changes in facial skin temperature associated with chewing efforts in man : A thermographic evaluation, Arch Oral Biol 36 : 665-670, 1991.
8. Komuro A, Masuda Y, Iwata K, Kobayashi M, Kato T, Hidaka O, Morimoto T : Influence of food thickness and hardness on possible feed-forward control of the masseteric muscle activity in the anesthetized rabbit, Neurosci Res 39 : 21-29, 2001.
9. Harris CM, Wolpert DM : Signal-dependent noise determines motor planning, Nature 394 : 780-783, 1998.
10. Jacobs R van Steenberghe : Effects of delayed visual/feedback on jaw, finger, and toe positioning in man, J MotorBehavior 27 : 31-40, 1995.
11. Wiegner AW, Wierzblicka MM : Kinematic models and human elbow flexion movements : Quantitative analysis, Exp Brain Res 88 : 665-673, 1992.
12. Hreljac A : The relationship between smoothness and performance during the practice of a lower limb obstacle avoidance task, Biol Cybern 4 : 375-379, 1993.
13. Nagasaki H : Asymmetric velocity and acceleration, Exp. Brain Res 87 : 653-661, 1989.
14. Nagasaki H : Asymmetrical trajectory formation in cyclic forearm movement in man, Exp Brain Res 87 : 653-661, 1991.
15. Nelson WL : Physical principles for economies of skilled movements, Biol. Cybern 46 : 135-147, 1983.
16. Flash T, Hogan H : The coordination of arm movements : An experimentally confirmed mathematical model, J Neurosci 5 : 1688-1703, 1985.
17. Edelman S, Flash T : A model of handwriting Biol Cybern 57 : 25-36, 1987.
18. Uno Y, Kawato M, Suzuki R : Formation and control of optimal trajectory in human multijoint arm movement : Minimum torque-change model, Biol Cybern 61 : 89-101, 1989.
19. Hogan N : An organizing principle for a class of voluntary movements, J Neurosci 4 : 2475-2754, 1984.
20. Yashiro K, Yamauchi T, Fujii M, Takada K : Smoothness of human jaw movement during chewing, J Dent Res 78 : 1662-1668, 1999.
21. Yashiro K, Fujii M, Hidaka O and Takada K : Kinematic modeling of jaw closing movement during food-breakage, J Dent Res 80 (11) : 2030-2034, 2001.
22. Takada K, Miyawaki S, Tatsuta M : The effects of food consistency on jaw movement and posterior temporalis and inferior orbicularis oris muscle activities during chewing in children, Arch Oral Biol 39 : 793-805, 1994.
23. Trulsson M, Johansson RS and Olsson KA : Directional sensitivity of human periodontal mechanoreceptive afferents to forces applied to the teeth, J Physiol 447 : 373-389, 1992.
24. Ostry DJ, Munhall KG : Control of jaw orientation and position in mastication and speech, J Neurophysiol 71 : 1528-45, 1994.
25. Hannam AG : The response of periodontal mechanoreceptors in the dog to controlled loading of the teeth, Arch Oral Biol 14 : 781-791, 1969.
26. Sohn BW, Miyawaki S, Noguchi H, Takada K : Changes in jaw movement and jaw closing muscle activity after orthodontic correction of incisor crossbite Am J Orthod Dent Fac Orthop 112 : 403-409, 1997.
27. 辰巳 光，高田健治，平木建史，作田 守，南 克浩，森 悦秀，菅原利夫，作田 正義：舌切除を伴う骨格性反対咬合の1治験例―舌の姿勢位と咀嚼機能の評価．阪大歯学雑誌．35：618-632, 1990.

効率的な治療法

川本　達雄

　要旨：矯正歯科の臨床では，われわれは生物学的な制約や構造的な制約を受けながら患者を治療している．基底骨を越えて歯を動かすことはできないし，基底骨を無限に広げることもできない．また，上下顎の前後的な関係を変えることは容易ではない．われわれ矯正歯科医は，さまざまな制約の中で効率的な治療法と，その治療法を可能にしてくれる矯正材料を常に探し求めている．
　歯科矯正学の歴史を振り返ると，多くの研究者たちが効果的な治療のために歯の移動や上下顎の位置関係の変化のメカニズムを見つけようとして努力してきた．また，多くの矯正歯科医は彼らの概念と治療法に基づいた矯正装置を開発しようとしてきた．

顎整形治療

　効率的な顎整形治療について議論する場合，頭蓋顔面の解剖学や生物学的な反応を考慮する必要がある．顎顔面複合体には，顎整形力に対して異なる反応を示すいくつかの組織がある[1]．例えば，歯根膜は，最も高い反応性を示す組織のひとつである．隣在歯，対合歯，口唇，頬，舌などが，歯の移動を妨げなければ，歯槽骨内で歯を動かすことは容易である．
　上顎骨は整形力に対して高い反応性を示す線維性の結合組織に取り囲まれており，また，上顎骨の成長に影響を及ぼす鼻中隔によって支持されている．したがって，ヘッドギア装置を用いれば上顎骨を動かすことができる．しかし，個体の成長発育が終了している時点では，頭蓋に対する上顎骨の位置を変えることはむずかしい．
　下顎は歯の咬合面と顎関節によって支持されている．顎関節は上顎骨周囲の軟組織ほどは整形力の影響を受けにくい．しかし，顎関節が位置する側頭骨周辺の縫合部は整形力の影響を受けやすいので，例えばオトガイ帽装置を使用すると，下顎骨は顎関節と共に後上方に移動することができる（*図1*）．そのときには，上下の歯列弓も同時に動かす必要がある（*図2*）．

　患者の成長発育が見込まれるうちは，頭蓋底も下顎の移動の影響を受ける．したがって，患者の年齢に応じて治療法を変えなければならない．時間は，効率的な顎整形治療を行うにあたって考慮しなければならないもうひとつの重要な要素である．

大阪歯科大学歯科矯正学講座教授

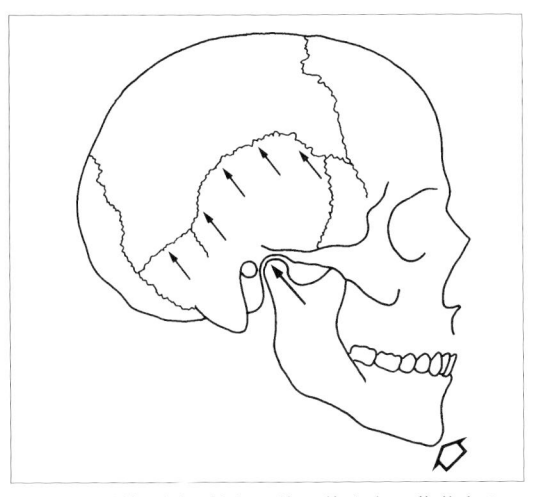

図1 下顎骨は顎関節と一緒に後上方に移動することができる．

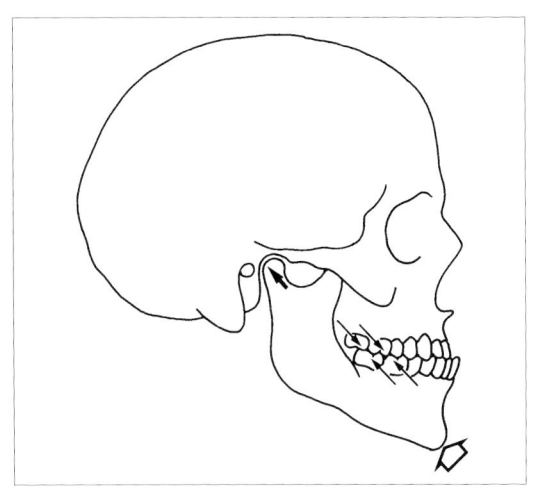

図2 下顎を牽引する場合，上下の歯列弓は同時に動かす必要がある．

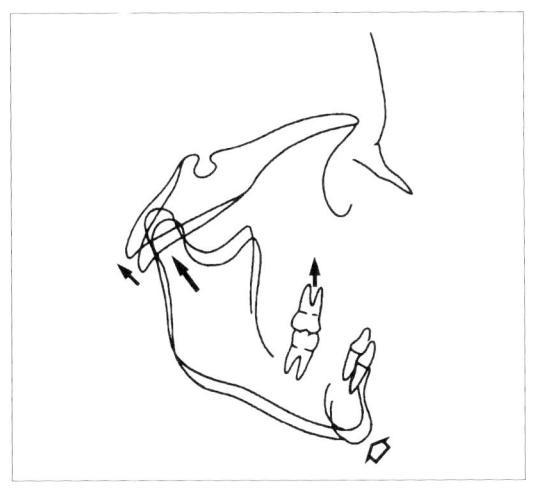

図3 成長期の患者にチンキャップを使用したときの下顎の動き．

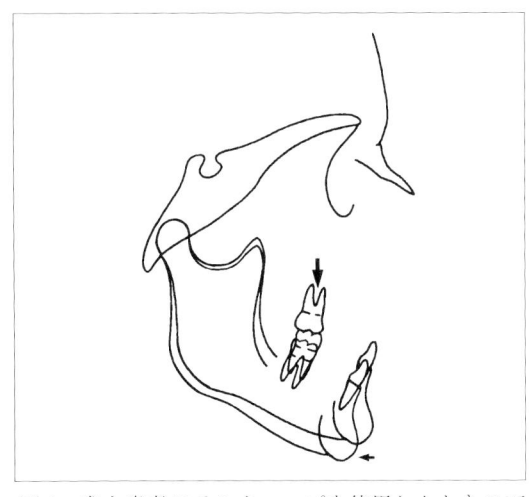

図4 成人患者にチンキャップを使用したときの下顎の動き．

　下顎前突の症例を治療しようとするとき，成長期の患者では上顎臼歯を圧下することによって下顎を後方に移動することができる（*図3*）．しかし，成人患者では成長期の患者のように下顎を移動することはできない．その場合は上顎臼歯を挺出させることによって下顎を時計回りに回転することしか方法がない（*図4*）．上下顎骨を効率よく移動しようとするときには，このように時間の要素を考慮する必要がある．

　顎整形治療後の上下顎骨の安定性は治療とはまた別の問題である．機能的な環境によって上下顎骨の位置は影響を受ける．早期の顎整形治療は治療後の上下顎骨の位置を保持することに役立っているかもしれない．

矯正歯科臨床での効率的な治療のために，われわれはヒトの頭蓋顔面の構築学的な構造，その構成要素の矯正力に対する生物学的な反応，患者の年齢，術後の機能的な環境などを考慮しなければならない．

歯科矯正治療

このセクションでは，エッジワイズシステムとそれに関連する装置を用いた歯科矯正治療について述べようと思う．Angle[2]は，試行錯誤を繰り返した後，優れた素材とアイデアを用いて効率的な治療システムを開発した．Tweed[3,4]は，美しさと安定した治療結果のために治療の基本的な考えを非抜歯治療から抜歯治療に変えようとした先駆者の1人であった．彼はエッジワイズシステムに変更を加えたのである．Begg[5,6]は，矯正歯科医たちに彼のユニークな術式と独自の概念を披露した．彼の考えは歯の傾斜移動とトルクによる移動の組み合わせに基づいていた．Ricketts[7]は，診断と治療法を一体化した治療システムを示した．Jarabak[8,9]は，特殊なブラケットとラウンドワイヤーを用いたライトワイヤー法を導入した．

その後，多くの矯正歯科医が治療メカニクスのアイデアを紹介した．彼らの努力はすべて効率的で効果的な治療法に向けられた．現代のテクノロジーによってその進歩はさらに加速されている．

私は，矯正歯科医によりよい治療結果をもたらしてくれるいくつかの治療メカニクスについて論じようと思う．これらの治療メカニクスの考えは新しいものではなく，歯科矯正学の先達によって開発された古くからある考えである．

a．レベリング

レベリングは，エッジワイズ装置を用いた治療法の中でまず最初の段階で行われる．レベリングの段階では，個々の歯の捻転が是正され，位置異常の歯は歯列内に移動される．しかし，さらに多くの効果がこのレベリングの段階で得られる．

1）上顎歯列弓

上顎臼歯は，乳歯の早期喪失などのために，前方に移動していることがある．その場合，歯冠は前方に動くが，根尖部は元の位置にとどまることが多い．そして，第一・第二大臼歯は前方に移動すると必ず近心に回転する．

上顎歯列のレベリングを行う際には，通常弾性の高いラウンドワイヤーを用いる．前歯の叢生と臼歯の捻転が改善されるにつれ，上顎のラウンドアーチワイヤーは，ブラケットスロットに沿って前方に滑走する傾向がある．結果として，上顎前歯はレベリングの間に前方に傾斜する．

このような場合には，ヘッドギアを用いてレベリング用アーチワイヤーや上顎臼歯に遠心力をかけるのが得策である．その遠心力はレベリング中の上顎前歯の唇側傾斜を防ぎ，臼歯の遠心への回転や，遠心傾斜移動を助ける．

もし上顎歯列弓のレベリング時に，ラウンドワイヤーやツイストワイヤーではなく，弾性の高いレクタンギュラーワイヤーを用いれば，唇側に傾斜しようとする前歯は，クラウンリンガルトルクの力を受ける．すると，前歯の根尖部は唇側の皮質骨に当たる．皮質骨は前方限界のひとつであり，前歯歯根の唇側移動に抵抗する．その結果，上顎前歯の歯冠は舌側に移動する．前歯からの力は，側方歯部のコンタクトポイントを介して臼歯を後方に押す．さらに，頰舌的なインアウトを組み込んだブラケットとチューブは，臼歯を遠心に回転し，ブラケットに組み込まれたティップが臼歯を遠心に傾斜させる．このメカニズムは，ブラケットに対して摩擦の低いレクタ

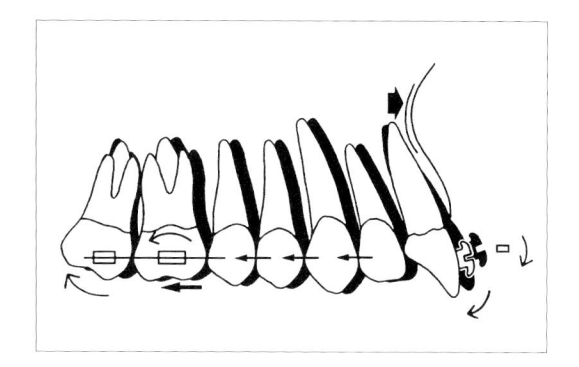

図5 レベリング中，弾性の高いレクタンギュラーワイヤーは上顎歯列弓を後方に移動させる．

ンギュラーワイヤーによりもたらされる[10]（図5）．このような歯の移動は，時として，レベリング段階で臼歯関係をII級からI級に改善する．この変化は，標準的なANB角を持つ症例にみられるものである．

　ここで，私は本来のエッジワイズ・メカニクスに対する私個人の見解を付け加えておきたい．1907年に，Angleは「Eアーチ」を歯科矯正に導入した．彼は，非抜歯でこの装置を用いて歯列をレベリングした．彼はその時点ではブラケットを開発していなかった．したがって，「Eアーチ」を彼の患者に用いるとほとんどの歯は唇側あるいは頬側に傾斜した．

　そこで，彼は1912年に「ピン・アンド・チューブ装置」を開発した．この装置によって歯の長軸をコントロールすることはできるようになったが，装置の調整は非常にむずかしく，歯はアーチワイヤーに沿って滑らなかった．

　1916年に，Angleは「リボンアーチ装置」を矯正歯科臨床に導入した．この装置では歯の長軸がコントロールでき，また，アーチワイヤーに沿って歯を移動することもできるようになった．しかし，このリボンアーチ装置でトルクをコントロールすることは容易ではなかった．

　最後にAngleは，彼のいう最新で最良の装置，「エッジワイズ装置」を矯正歯科臨床に導入した．その結果，この装置によって個々の歯のトルクをコントロールすることが可能となり，アーチワイヤーに沿って歯を滑らせることができるようになった．彼はこの装置を用いて，非抜歯で上顎歯列をレベリングした．するとレベリングの段階では，前歯はトルクコントロールされているので唇側に傾斜せず，臼歯も頬側に傾斜しなかった．そして，ゴールドで作られた柔らかいレクタンギュラーワイヤーが，クラウンリンガルトルクを上顎前歯に与えた．その結果，前述したのと同じ一連の歯の動きが，彼の患者に起こったのである．

　Bakerの顎間ゴム（II級ゴム）の登場によって，Angleはヘッドギアを使わなくなったといわれている．しかし，私はこの解釈には同意しない．すでに私が述べたメカニクスによってAngleはヘッドギアを用いなくなったのだろうと確信している．彼は，上顎前歯部の皮質骨の前方限界を固定源として用い，患者の上顎の臼歯を本来あるべき位置に動かしたのである．

2）下顎歯列弓

　下顎歯列弓をレベリングする際，とくにスピーカーブの強い歯列弓の場合には注意を払う必要がある．下顎歯列弓に通常のレベリング用ワイヤーを挿入すると，臼歯および前歯には圧下力がかかり小臼歯部には挺出力がか

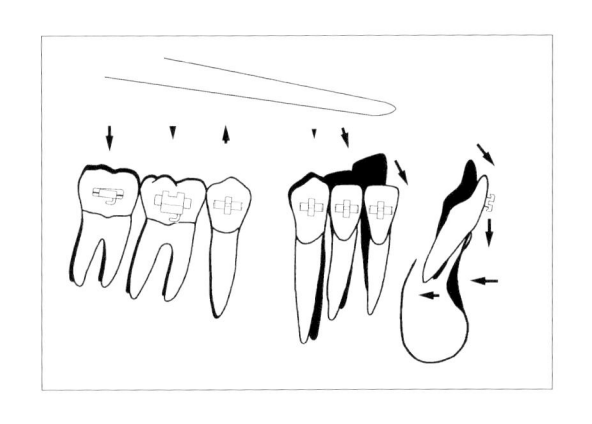

図6 強いスピーカーブの下顎歯列弓に起こるさまざまな変化.

かる．臼歯に対する圧下力は下顎臼歯頬側のチューブやブラケットを押し下げる．この力は臼歯を頬側に傾斜させる．小臼歯のブラケットには挺出力が働くために，小臼歯は舌側に動く．実際には，強い咬合力によって小臼歯の挺出は抑制される．

下顎前歯への圧下力は前歯にさらに悪い影響を与える．下顎前歯への圧下力は，唇面に固定されたブラケットを下方に押し下げる．その力によって，前歯の歯冠は前下方に動き，根尖は舌側に動く．これらの変化はB点を後方に動かし，咬合平面の傾斜角を大きくする（図6）．このようなメカニクスはⅡ級症例では逆効果である．

この逆効果を避けるために，Ⅲ級ゴムまたは上下顎間ゴムを使えるようになるまで，下顎のレベリング用アーチワイヤーにスピーの彎曲を付与する必要がある．下顎歯列弓のレベリングは，歯列弓からはずれている歯や捻転した歯の改善にとどめなければならない．

スピー彎曲の改善はその後の治療段階まで待つ必要がある．スピーの彎曲が深い場合には下顎歯列弓をレベリングするためにⅢ級ゴムや上下顎間ゴムが必要である．

b．準備固定

後のステップで使うⅡ級ゴムのための固定の準備をするために，下顎歯列弓の側方歯群を遠心傾斜させる．準備固定として，下顎のアーチワイヤーの臼歯部にティップバックベンドを付与し，Ⅲ級ゴムを使用する．このステップでは，ワイヤー全体に同量のティップバックを付与するのではなく，アーチワイヤーの遠心にいくほどティップバック量を増やしておく．

このようなベンドを加えたアーチワイヤーとⅢ級ゴムを併用すると，下顎臼歯部は，同時に遠心傾斜するかのように見える．しかし，第二大臼歯から第二小臼歯まで，1本ずつ順番に遠心傾斜するのである．同じことがストレートアーチワイヤーテクニックにおいても起こる．下顎の小臼歯と大臼歯のブラケットにはアンギュレーションがつけられているが，個々の歯によってアンギュレーションの量は異なる．小臼歯から第二大臼歯まで段階的に大きくなるアンギュレーションがつけられている．段階的につけられたブラケットアンギュレーションによって下顎臼歯部は効果的に遠心傾斜する．

Ⅲ級ゴムと弾性の高い角ワイヤーを下顎歯列に用いると，まず最も大きいブラケットアンギュレーションが付けられている下顎第二大臼歯が，遠心傾斜する．そして，次に2番目に大きいブラケットアンギュレーションが付けられている第一大臼歯が遠心に傾斜す

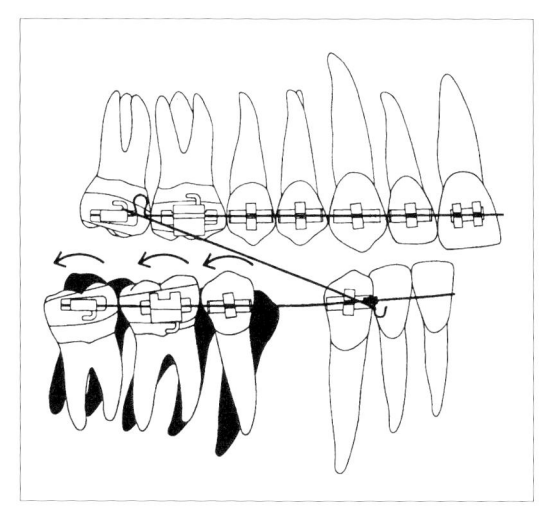

図7 段階的にブラケットのアンギュレーションを大きくすることによって下顎臼歯部は効果的に遠心に傾斜する．

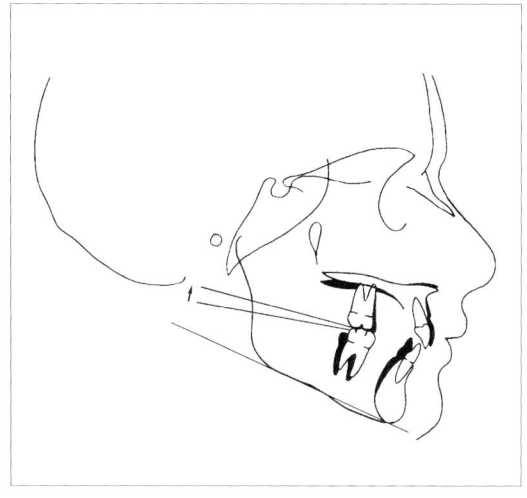

図8 咬合平面を変化させることは，臼歯のⅠ級関係を確立するのに役立つ．

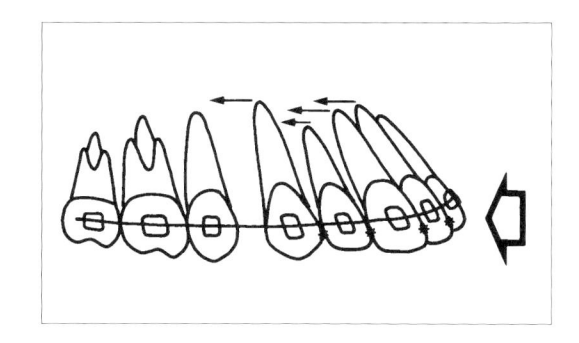

図9 上顎前歯の6前歯同時牽引．

る．そして，最後に第二小臼歯が遠心に傾斜する（図7）．これらの歯は同時に動くように見えるが，実際は順番に動き始める．このメカニクスは下顎臼歯部での最良の準備固定となる．

c．Ⅰ級関係の達成

Ⅱ級症例においてⅠ級関係を達成するために，われわれは，上顎臼歯を遠心移動し，下顎臼歯を近心移動させなければならない．しかし，それはそんなに簡単なことではない．しかし，咬合平面をわずかに変えることでこのメカニクスをたやすくすることができる（図8）．われわれは，咬合平面を変えるためにⅡ級ゴムを用いる．Ⅱ級ゴムを用いると，ときに，上顎前歯部が挺出することがある．

したがって，Ⅱ級ゴムを利用するときには，上顎のアーチワイヤーにパラタルバーとハイプルヘッドギアを併用することが薦められる．

d．上顎前歯部の牽引

いくつかの上顎前突症例では，上顎前歯を歯体移動によって後退させることにより良好な顔貌が達成される．上顎前歯の歯体移動による後退によってA点は後方に移動し，バランスのとれた側貌がもたらされる．上顎前歯の歯体移動を行うために，われわれは6前歯を同時に牽引する．

もし前歯を牽引する前に上顎犬歯を単独で遠心移動すると，前歯間のコンタクトポイントは離れてしまう．たとえレクタンギュラー

ワイヤーを使ったとしても，この状況では前歯の歯体移動は困難となる．一方，6前歯を同時に牽引すると，個々の前歯は前歯間のコンタクトポイントのため遠心に傾斜することができない．すなわち，前歯間のコンタクトポイントが，前歯の傾斜移動を防ぐのである（図9）．

上顎前歯を牽引するときには，前歯のオーバーバイトに注意を払う必要がある．第一小臼歯を抜歯した直後は抜歯スペースが広いためにアーチワイヤーの抜歯部は容易に変形し，上顎前歯を牽引する際，前歯が挺出してしまう．したがって，アーチワイヤーの抜歯部にはループを入れないほうがよい．アーチワイヤーのスライディングメカニクスは，Ⅱ級1類過蓋咬合症例を治療するための基本である．

要約

ここでは，顎整形治療や歯科矯正治療における効率的な治療メカニクスについての筆者の考え方を述べた．骨格性や歯性の不正咬合をもつ成長期や成人の患者の治療に適用できる多くのすばらしい考えがある．それぞれの治療メカニクスの効果は小さいが，各メカニクスの効果の積み重ねによって，すばらしい治療結果がもたらされるのである．

文献

1. Moffett B C : Remodelling of the craniofacial articulations by various orthodontic appliances in rhesus monkeys, *Trans Eur Orthod Soc* 207-216, 1971.
2. Angle E H : The latest and best in orthodontic mechanisms, *Dent Cosmos* 70：1143-1158, 1928. 71：164-174, 260-270, 409-421, 1929.
3. Tweed C H : Indication for extraction of teeth in orthodontic procedure, *Am J Orthod & O Surg* 30：405-428, 1944.
4. Tweed C H : Clinical orthodontics, The C. V. Mosby Co., Saint Louis, 1966.
5. Begg P R : Stone age man's dentition. With reference to anatomically correct occlusion, the etiology of malocclusion, and a technique for its treatment, *Am J Orthodont* 40：298-312, 373-383, 462-475, 517-531, 1954.
6. Begg P R : Begg orthodontic theory and technique, W.B. Saunders Co., Philadelphia, 1965.
7. Ricketts R M : Planning treatment on the basis of the facial pattern and an estimate of its growth, *Angle Orthodont* 27：14-37, 1957.
8. Jarabak J R : Development of a treatment plan in the light of one's concept of treatment objectives, *Am J Orthodont* 46：481-514, 1960.
9. Jarabak, J. R. and Fizzell, J.A. : Technique and treatment with the light-wire appliances, The C.V. Mosby Co., Saint Louis, 1963.
10. Root, T.L. and Sagehorn, E. : Level Anchorage System teaching syllabus. Unitek Corporation, 1981.

eモデル─デジタル化された最新の矯正診断用資料

Robert J. Isaacson　　　　　　　　　　　　　　　　　　　訳）藤田恭子／高田健治

要旨：通常採得される患者資料の中で，口腔模型は3次元情報を得ることのできる唯一の記録方法であるが，その3次元的特徴をデジタル化することは技術的に難しい問題であった．口腔模型の複雑な形態をデジタル化するには大量のデータが必要となり，今まではハードウェアに限界があったために，矯正歯科臨床において3次元デジタル模型は使用されることがなかった．

　3次元デジタル模型の最大の利点は，石こう模型のように保管しなくてよい点であるが，これ以外にも利点はある．デジタル化した模型の情報をデータベース化することで，資料の保管が容易になるばかりでなく，必要な情報を選択して引き出すことができる．デジタル化は低コスト化を実現することはできないが，情報の利用価値を向上させることはできる．すなわち他のアプリケーションをこれに応用することも可能となる．いかなるアプリケーションもデジタル模型上ではより高速で容易に動作するだけでなく，模型を分析する過程も自動化される．また，治療計画を立案する際には，予測される治療結果を視覚化することも可能である．元来，立案された治療を模型上でセットアップすることには時間と労力を要した．eモデルを用いたデジタルセットアップでは，容易に歯の移動とアンカレッジコントロールについての定量的な情報が得られる．また治療計画を他の歯科医院や患者に送信し，彼らがそれを見ることで，治療計画をより十分に理解することができ，より実際的な治療結果を予測できるようになる．さらにデジタル模型は石こう模型を用いる場合と同様に，コンピュータ上の咬合器に装着して分析することも可能である．その場合，咬合器のタイプは問わない．これはコンピュータ上の咬合器に下顎の運動限界を与えるプログラムを設けることで可能となる．その3次元モデルは仮想咬合器上で動かすことができ，2次元セファロ写真上でも表示することができる．さらに，咬合状態を定量的に分析することも可能である．すなわち，模型は咬合器に取り付けられているので，コンピュータは機能時の咬合接触状態の経時的変化を示すことができる．このような特性を利用することで不正咬合の治療成績を改善することができる．本シンポジウムでは，これらのデジタル口腔模型のもつ可能性について紹介したい．

Editor, The Angle Orthodontist, 5813 Vernon Lane, Edina, Minnesota 55436-2239, USA
e-mail：rjisaacson@aol.com

はじめに

 矯正歯科治療では石こう模型は治療前，治療中，治療後の歯列を3次元的に永久保存の効く状態で記録される唯一の資料である．歴史的に見ると，石こう模型はほかのどの記録よりも長い間用いられており，今日でも本質的に昔と同じような形で用いられている．口腔模型を必ずしも石こうからつくる必要はないが，石こうは歴史的に歯科診療に広く用いられており，入手しやすく経済的で寸法変化がほとんどない．

 他の診療記録が相次いでデジタル化されていくにもかかわらず，なぜ石こう模型は長く用いられているのだろうか？その原因は歯科矯正学にあるのではなく，現在，情報技術が時代とともに急ピッチで進歩していることにある．データ処理を行うコンピュータのスピードと容量が向上するにつれ，コンピュータのアプリケーションも向上している．当初からコンピュータは大容量の仕事を処理するために利用されてきた．しかし相対的にみると，これらのデータは実際には2次元画像で必要とされる情報量でしかなかった．3次元画像処理にはもっと多量のデータを扱う必要がある．

 まず，物体の2次元画像を表示するためには，どの程度の情報を記憶し，処理しなければならないのかを考えてみよう．コンピュータは見えている物体の表面形状を示すのに必要な情報のみを操作するだけでよい．つまり物体の表面上にある各ポイントの水平的および垂直的位置に関与する情報に限定される．画像の解像度を上げるにはもっと多量のデータポイントが必要になるが，コンピュータはあくまでx，y座標のみを用いた2次元座標系を用いて処理している．ここで2次元画像は1秒間に16フレーム以上の速いスピード（ヒトの目でそれぞれの画像が個々に認識できなくなるスピード）で表示することで動画となる．これによって物体の2次元画像はモニター上で動いたり回転したりするように見えるが，動きは2次元の連結した画像に限定される．

 次に，コンピュータ上で同じ物体を回転させたり，翻転させたりするような動画を表示するために，どの程度情報が記憶され，処理されなければならないのかを考えてみよう．コンピュータは物体表面の全点についてそれぞれ座標値を記憶しなければならない．そしてそれらの点の相互的な位置関係も記憶しておかなければならない．このことは，それぞれのデータポイントは水平方向，垂直方向だけでなく，奥行きという第3次元目の方向の情報も必要であることを意味する．このようにそれぞれのデータポイントはx，y，z座標といった3次元座標系で記憶されなければならない．真の3次元画像とは，固定画像の連続ではなく，記憶されたポイントの位置関係をコンピュータ内で再構成することで，動いたり，回転したりできるものである．この画像によって，物体はヒトが見たいと思うどの方向にも自由に回転させたり動かしたりすることができるようになる．また画像の動きは連続する2次元の画像に制限されない．3次元画像ではどの方向でも自由に動かせる．なぜならばコンピュータに元の場所から新しい場所に移動する物体を表示するすべての情報が含まれているからである．固定された2次元画像とは異なるものとして，3次元画像をバーチャルオブジェクトと呼ぶのはそのためである．

 3次元物体の表面上にある各点のx，y，z座標値をコンピュータが記憶していさえすれば，どの方向からでも物体の画像を構築することができる．それぞれのデータポイントは近隣のデータポイントと結びつき，三角形を形成する．これが自動車などをコンピュータ

でデザインしたときに表示されるワイヤーメッシュダイアグラムである．ワイヤーメッシュダイアグラムのめざましい功績として，通常のデスクトップコンピュータ上で，物体のイメージを形作る元となる何十万もの三角形を形成する何万ものデータポイントを扱うことが可能となり，それらのポイントを光とほぼ同じ速さで処理できるようになったことである．これによって，操作者が望む方向に物体が即座に動くといった，ほとんどリアルタイムの動きが可能となる．

　データ処理をするコンピュータの容量とスピードが，1990年代に驚くべき速さで向上したことは明白な事実である．しかし，コンピュータの容量が口腔模型のように複雑な3次元の物体を扱えるレベルに達したのは1990年代後半になってからのことである．

　口腔模型のデジタル化には，とくに憂慮すべき問題がある．真の3次元物体をコンピュータ上で見るには模型の表面上にあるすべての点についてx，y，z座標系が必要となる．口腔模型は，形態的に多方向に極端な角度の変化が存在する極めて複雑な幾何的特徴を持つ物体である．模型の複雑な外表面をx，y，z座標系にて記録するには多方向から位置を特定する必要がある．コンピュータを用いて模型の情報を得るためには模型表面の形状を記録しなければならない．これは模型表面上にあるそれぞれのデータポイントと隣接するデータポイントのx，y，z座標値の相対的な関係をコンピュータに記録，入力する必要があることを意味する．希望する解像度やいかに詳しい情報が得られるかは，記録されているデータポイントの数で決まる．

　3Dスキャンの技術として，まず1つ目に非破壊的に（石こう模型を破壊することなく）模型表面にレーザー光を走査させる方法がある．この方法では，測定テーブルの上に設置された模型はx-y平面上を動く．それと同時にレーザー光は模型の表面形状を検出していく．Charged Coupling Devices（CCD）と呼ばれるセンサは，レーザー光の反射光を記録する．これらの装置はCCDセンサを活動させるために一般光エネルギーの代わりに，レーザー光のエネルギーを用いることを除けば，デジタルカメラと同じシステムを用いている．

　航空機が地形表面を測量するように，CCDカメラとレーザー光は三角測量によって表面形態を記録する．模型の複雑な表面形態を十分に記録するために，模型は何回も角度を変えてレーザースキャンさせなければならない．これによって100万〜200万ものデータポイントの巨大な集団を形成するが，それらのほとんどのデータは重複している．模型のすべてのアンダーカット部にレーザー光を届かせるためには，アンダーカットが少ないと思える模型であっても複雑な形態の模型と同様に多方向から何回もスキャニングを行う必要がある．これらの重複したデータポイントは，そこから何の新しい情報も得られないばかりか，多すぎるデータ量によって，グラフィックパフォーマンスを妨げてしまうので好ましくない．

　役立つデータや重要なデータを失わずに重複するデータポイントのみを取り除くことは容易でない．こうした操作はデータ群の情報を読み，重複データを消去する数学的アルゴリズムを用いて行われる．重複データポイントとは，隣接するポイントとの空間的距離があらかじめ設定した距離よりも近いものと定義される．この手法を用いれば画像の解像度に必要なデータのみが残されることとなる．この解像度は，有効なデータをより多量に得ることができれば向上する．これは重複デー

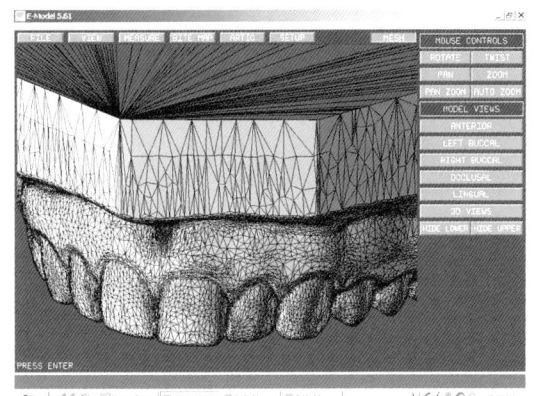

図1 eモデル－隣接する約50,000のデータポイントから約200,000の三角形が形成されている．モデルを動かすには形成された三角形をフォーマットし，その三角形を再構成することによって可能となる．

タの定義を変化させることで達成できる．このテクニックによって測定誤差が0.1mm以下で，約50,000個のデータポイントからなる今日のバーチャルモデルが製作される（図1）．このテクニックを応用したデジタル口腔模型システムは工業化されており，今日では矯正歯科医はこれを利用することができる．

2つ目の3Dスキャンシステムは破壊的なもの（石こう模型を破壊するもの）である．模型のアンダーカット部まで記録できるように多方向から何回も模型を動かしスキャンする代わりに，複数の2次元画像イメージを1つひとつスキャンし，コンピュータ上でこれらを再構築する方法である．実際には模型を物理的にスライスする必要があり，それらの連続する各スライス面（x-y平面）をスキャンすることになる．各スライスモデルの厚みはデータポイントのz軸方向の距離として定義される．口腔模型はスライスされた食パンのように切られ，それぞれのスライスについて，模型の外側にあたるアウトラインのx，y座標値が抽出される．各スライスが順々に切り取られた後，スキャンされることによって模型の相対的な位置がわかる．各スライスのアウトラインを1つひとつ積み重ねていくことによって模型のアウトラインの再構築が行われる．その結果，模型の1スライスの形状はz軸座標が同じである，x，y平面上の座標となる．この模型は，もちろんスキャンする過程で破壊されている．このデジタル口腔模型システムも工業化されており，今日利用可能である．

3つ目の3Dスキャンシステムは写真測量法を応用したもので，現在開発中である．このシステムは1連の2次元画像にランドマークを設置し，これを用いて3次元モデルを製作するものである．このシステムの目的の1つとしては，術者が患者の口腔内から直接画像を取り出すことで，印象採得の必要性をなくすことがあげられる．このシステムによるデジタル口腔模型はまだ工業化されておらず利用することはできない．

以前は口腔模型をデジタル化すること自体に制約があることが問題であった．現在では，旧来からの石こう模型の製作費用と価格的にも競争できるデジタル口腔模型が供給されるようになったので，今後，この技術の発展がたいへん楽しみである．われわれが石こう模型上でできるあらゆる作業が，デジタル模型上ではさらに簡単に作業できるようになるであろう．

図2 デジタルeモデルの一断面：オペレーターが希望するあらゆる点や方向に非破壊的に復元可能な状態で切り取ることが可能である．測定ツールによって，すべての項目でオペレータが望む正確な測定，および，記録が可能となった．

　石こう模型をデジタル化する要望が高まった本来の理由は，模型をいかに保管しておくか，後でいかに簡単に取り出して閲覧できるようにするかが長年の問題であったからである．保管方法だけでも難しい問題であるが，これを後で取り出すことについてはさらに難しい問題であった．患者が保定終了後2，3年経過した後に来院した場合，口腔模型は歯がどのように変化しているかを調べるうえで最も有効な資料となる．動的治療が終了した患者の石こう模型を後で探し出すことは大抵難しく，時間の浪費となる．スタッフはこれらの資料を管理することを面倒に思う場合が多い．デジタル化された資料はそれを作成した企業のサービスで保存，蓄積され，大抵の場合無料で長期に渡り利用できる．患者のデジタル模型を取り出すには，2，3回キーボードを叩けばすむ．デジタル模型はなくなったり，壊れたりすることがなく，いつでもすぐに見ることができる．しかも，治療前後のデジタル模型を，費用もかからず紛失したり破損したりする危険のない状態で，患者や紹介先の歯科医あるいはその他の関係者に提供することもできる．いつでも望むだけコピーでき，オリジナルの模型を壊すことなく画面上で一部分を切り取り，セットアップ模型を製作することができ，さらに咬合器に取り付けて咬合状態を定量的に評価することができるような模型を想像してみよう．3次元デジタル模型は，現代使われている石こう模型に要する費用で，これらの優れた特徴が備わっているのである．

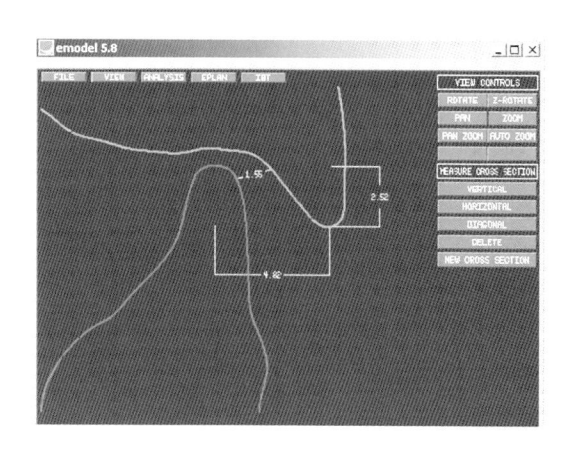

　私達は口腔模型を何のために用いるのであろうか？おそらくほとんどの術者は診断と治療方針の決定に非常に役立つと考えているだろう．デジタル模型は石こう模型のようにどの方向からでも眺めることができる．例えば歯の大きさの測定など，模型上で直接測定しなければならないことがときどき生じる．石こう模型では，それぞれの歯をノギスで測定し，その測定値を紙に記載しなければならないため，これは面倒な作業である．デジタル模型ではマウスで2回クリックするだけでそれぞれの歯の距離を測定することができ，すぐに測定値が表示される．測定が終了したら，マウスでさらにクリックすると測定結果が表示され，またその結果をデジタル患者資料に保存することもできる（*図2*）．

　デジタル模型は難症例や外科矯正症例の場合，とくに有効である．なぜなら模型画像上の歯を切り取ったり動かしたりして，セットアップ模型を製作することが可能であるか

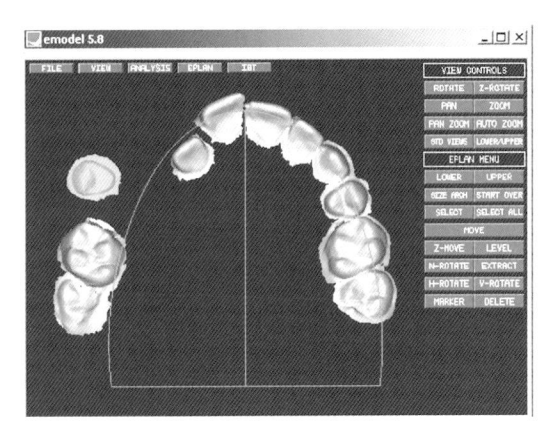

図3 eモデルは歯をデジタル画面上で自由に移動できるので、治療の予測ができ、治療計画を立てる重要な資料となる。個々の歯、歯列の一部分、または、歯列全体を、あらゆる方向に自由に回転することができる。

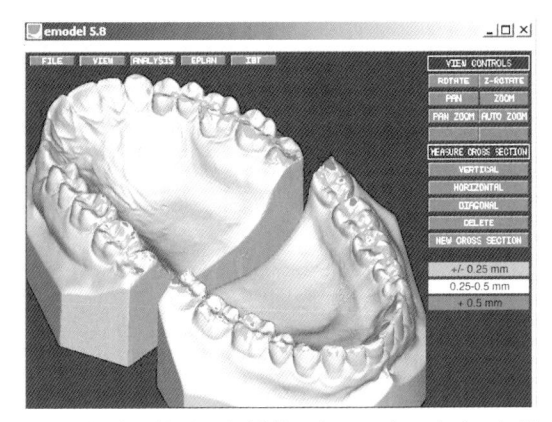

図4 初診の模型より採得できる、もしくは、処置によって予測できる咬合の記録。このマップは、最初の咬合接触する部位を示し、上下顎が咬合するときの対合歯までの距離を定量的に記録している。オペレータが自由に回転中心を設定し、モデルを咬合させることができる。

である。ほとんどの矯正歯科医にとってセットアップ模型の製作は煩雑な作業であり、大学時代に製作したものが最後になることであろう。デジタル模型は切り取った個々の歯や歯列の一部分をあらゆる方向や角度に動かすことが可能である（*図3*）。この特徴を利用することで、リンガルアプライアンスに必須のインダイレクトボンディングシステムの過程で必要となるセットアップ模型の製作が可能となる。またソフトウェアの発展によって、ソフト上での分析結果から、治療計画を作成する過程でどの程度のアンカレッジコントロールが必要であるか知ることができるようになる。得られる分析情報の項目はたくさんあるが、今後さらに増えつづけていくであろう。

デジタル画像は患者の初診時の歯列や、その患者の歯列をどのように動かす予定なのか、また最終的にどのように改善するのかを示すこともできる。通常ヒトは視覚的に示されることを好むが、説明に際し自分自身の歯を直接提示されたほうが、代表例を提示されるより嬉しいものである。患者の模型を咬合器に装着したいがこれが困難だと思われる場合、3次元デジタル模型を用いてコンピュータ上で咬合状態を再現することを考えてはどうだろう。

3次元デジタル模型のさらなる可能性は咬合の定量測定である。模型を仮想咬合器に装着することで、歯は画像上でかみ合わされ、オクルーザルコンタクトの位置が順に、定量的に記録される。このように最初に咬合接触する点がまず記録され、次の咬合接触までにその点がどの程度動き、減少していくのかを画像で見ることが可能となる（*図4*）。これらの点や軌跡はすべて正確であるが、印象の精度と咬合採得の正確さに依存している。

デジタルフォーマットされた患者のデジタル模型は石こう模型では不可能であったことをも可能にした。マウスを2箇所クリックすることで、模型をどの方向にでも分割することができる。それを用いることで、すべての測定機能が拡張され、オーバーバイトやオーバージェットのような歯列の前後的な関係や、その他のどのような距離の測定も可能になる（*図2*）。

3次元のデジタルモデルをコンピュータに入力できるようになったことや，デジタル模型画像をほとんどリアルタイムで動かせるようになったことにより，このシステムのおもな問題は明らかに改善された．3次元画像や3次元レントゲン画像からの情報を用い，これを統合するための新しい機能は，現在のコンピュータの容量で，十分可能になっている．現に，ある会社が2次元のセファロレントゲンフィルムと3次元模型画像の統合が可能であることを実証している．

結論

　歯科矯正学は定量学でもある．そしてわれwe伝統的に不正確さに甘んじながら3次元的に起こることを理解するために2次元の記録から連想していた．コンピュータゲーム産業はどんどん進化するハードウェアを市場に送り出し，技術を向上させる必要性を提起していった．このことに対し私達は感謝すべきであろう．3次元の患者資料はこれから将来普及していくことは間違いない．3次元資料の使い方を身につけることで，私達はこの新しい技術を有効に利用できるようになるであろう．そうすれば患者からより良く，より完璧な資料を得ることができ，治療もさらに向上し，これによって患者の満足度も向上していくであろう．

手際のいい治療への取り組み
―矯正用Ti-Ni合金ワイヤーの展望―

相馬　邦道

　要旨：矯正用Ti-Ni合金ワイヤーは，十数年前に歯科矯正臨床に導入され，ストレートワイヤーテクニックを併用して矯正治療に急激な進歩をもたらした．このワイヤーは一般的に知られている形状記憶特性よりもむしろその優れた超弾性特性によって，効率的な矯正治療に貢献してきた．しかし，これまで，このワイヤーはさまざまな口腔内温度に応じて荷重が変化するという特性も報告されてきた．これに対して最近の技術革新により，われわれは温度変化にも安定した矯正力を供給できる改良型超弾性Ti-Ni合金ワイヤー（ISW）を開発した．
　このISWを応用した矯正治療は，「レベリング段階からレクタンギュラーワイヤーを使用できる」，「スムーズで，迅速に歯を動かすことができる」，「治療期間を通して1本のワイヤーのみの使用で足る」，「開咬にも過蓋咬合の治療にも効果的である」，「MEAWテクニックで獲得できる治療結果を容易に期待できる」などの臨床的利点が挙げられ，好評を博してきた．しかしながら一方では，多くのループを持つ従来のMEAWテクニックやループが少しあるかまったくないストレートワイヤーテクニックが昨今，注目を浴びてきているが，両者にはそれぞれに利点と欠点がある．両者の利点を生かし問題点を解決する鍵は，疑いなくこのISWにあるようである．さらに，われわれの材料研究や動物実験の結果から，このワイヤーが生物学的利点も備えていることがわかってきた．
　矯正治療用Ti-Ni合金ワイヤーの，より柔軟で融通性のある特性を追求した結果，われわれは，さらに中空型のワイヤーが異方性を持つ矯正力を発揮することを明らかにし，臨床への応用と組織学的な裏付けの研究も行っている．一方，複合ワイヤーという新しい概念，すなわち中空型ワイヤー内へ通常のワイヤーを挿入するという方法の可能性についても検討している．
　今回は，より簡単で効率的な矯正治療を目指して，「開咬症例など，このワイヤーを応用して良好な治療結果が得られたいくつかの症例」，「Ti-Niコイルスプリングとその臨床応用」，「衝撃・振動の吸収特性を持ったTi-Niワイヤーを用いた歯の移植症例」，「中空型ワイヤーに関する新しい知見」について紹介する．

東京医科歯科大学大学院医歯学総合研究科咬合機能制御学分野教授

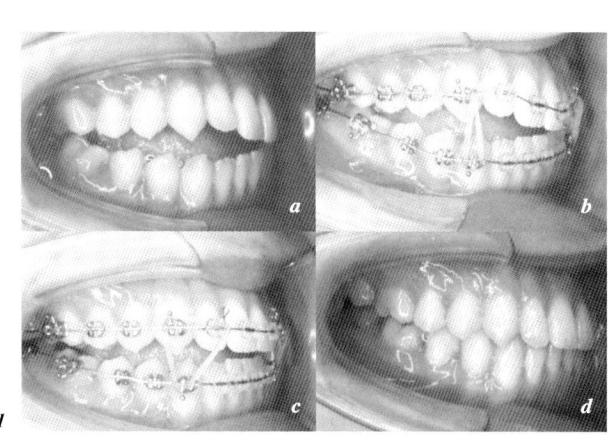

図1

　この発表の主題は「手際のいい治療への取り組み―矯正用Ti-Ni合金ワイヤーの展望」である．最初に私は，いくつかの症例を示しながら"Where are we now?（われわれは今どこにいるのか？）"についてじっくりと考えたい．Ti-Niコイルスプリングの臨床応用についての現状とその衝撃・振動の吸収特性についても論じようと思う．最後に，"Where are we going?（われわれはどこに向かうのか？）"を熟考するために，中空型ワイヤーを紹介したい．これは，われわれの研究室で開発された未来のワイヤーである．

　言うまでもなく，Ti-Ni合金ワイヤーの長所は，治療期間を短縮してくれる点だけではなく，たった1本のアーチワイヤーを，治療の最初から最後まで使うことができる点にもある．

症例Ⅰ：開咬症例

　この症例では，新しい材料と治療技術の有効性について述べたい．治療時間の短縮化，簡素化，および治療の効率化は賞賛に価するものである．

　図1のaに初診時の上下歯列の開咬状態を示す．0.018スロットのブラケットに0.016×0.022の「ISW」という改良型超弾性Ti-Ni合金ワイヤーを，上下歯列に用いた．また，このワイヤーを全治療期間を通して使用した．また，エラスティックはレベリング段階から使用した（図1のb）．

　2か月後，上顎前歯の歯軸傾斜が改善され，上下歯列の正中は一致した．改良型MEAWテクニックとして，三角型の上下エラスティックを使用した（図1のc）．

　13か月後に治療を終了した．咬合と歯列の対称性は良好であった（図1のd）．

　術前と術後のパノラマレントゲン写真所見から，良好な歯の排列と，歯根の平行性が得られていることがわかる．歯根の吸収はなく，歯根膜の健康は保たれていた．

Ti-Niコイルスプリング

　2種類のTi-Niコイルスプリングが現時点で商品化されている．2つのコイルスプリングはそれぞれ異なる力を発揮する．一方は，50グラムの力，他方は100グラムの力である．

　図2のaに，同じ直径（0.23mm）の2種類のコイルスプリングの荷重－変位曲線を示す．ストレスヒステリシスとは，荷重を負荷したときと除荷したときとの応力差のことである．コイルスプリングのワイヤー長は長いので，ストレスヒステリシスが小さいのは，当然であるが，われわれはそれをさらに減少させたいと考え，熱処理を施した．図2のbの

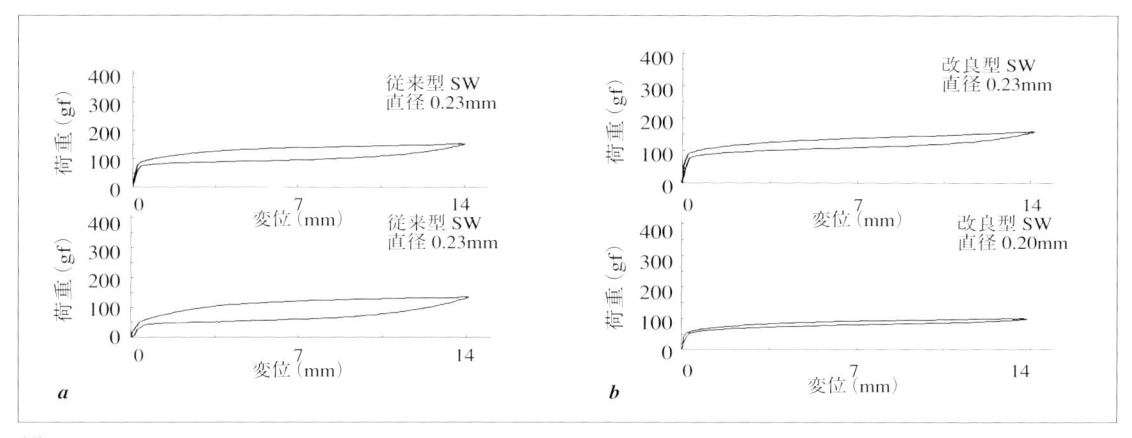

図2

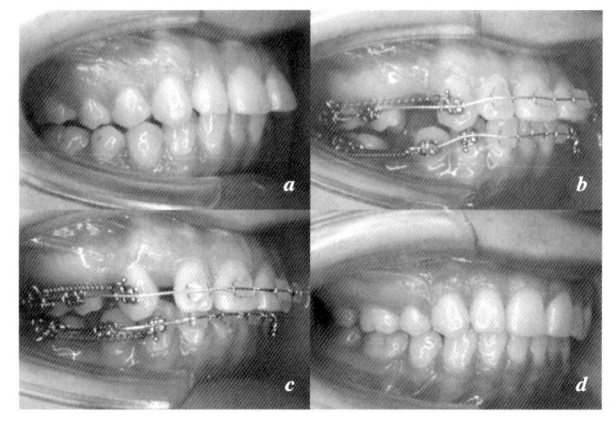

図3

グラフには，0.23mmと0.20mmの異なる直径のワイヤーを熱処理した結果を示す．最近開発された直径0.20mmの2段階の熱処理（TSHT）済みのTi-Ni合金コイルスプリングは，ほとんど完全な超弾性を示し，例えば，患者が，熱いコーヒーを飲んだり，または角氷を口に入れたときでも，非常に安定した一定の力を発揮する．これまでに開発され，商品化されたコイルスプリングが，温度変化によって力がはっきりと増加するのに対して，新開発のワイヤーでは力が増加しない．このようなたわみや温度の変化に関係なく一定の矯正力を発揮するという優れた特徴は，すべての矯正医にとって大変すばらしいまさに夢のような特性といえる．

症例Ⅱ：Ti-Niコイルスプリングの臨床応用

熱処理済みTi-Ni合金コイルスプリングによって治療した，下顔面の後退感と下顎の急傾斜を認める症例を示す．

患者は大きいオーバージェットと，そのための上顎前突感が認められる（図3のa）．この患者は小臼歯を4本抜去した．

レベリング段階では，歯を整直することから始めた．ここで使われた歯の移動のためのコイルスプリングは最近開発された熱処理済みTi-Ni合金ワイヤーであるため，レベリング中にコイルスプリングを同時に用いても，レベリングの達成に不利な効果をもたらさない．このタイプのコイルスプリングは，温度

変化にほとんど影響されず常に安定した弱い力を発揮する．レベリング中に遠心移動を始めることができるので，治療時間を短縮することができる（図3のb）．

最初歪んでいたアーチワイヤーは，4か月後にはコイルスプリングの影響をほとんど受けずに直線化された（図3のc）．

犬歯の遠心移動は終了し，1年1か月後，クリンパブルフック上にJ-フックヘッドギアを装着した．

治療の最終段階に達するのに1年と9か月を要した．動的治療終了時，歯は排列され，咬合はほぼ完璧となり，オーバージェットは減少した（図3のd）．

衝撃と振動の吸収特性

Ti-Ni合金ワイヤーの衝撃と振動に対する吸収特性について，いくつかの研究を紹介する．機械的性質を明らかにするため，緩衝試験用の測定装置を製作した．アームがワイヤー上に振り下ろされ，その結果，衝撃と振動が生じ，非接触型測定機器で測定され，結果はオシロスコープ上に表示される．

われわれは，この実験により，2つのタイプのワイヤー特性について，結果を得た．一つのタイプは，われわれが改良した超弾性Ti-Ni合金ワイヤー（ISW）であり，もう一つはステンレスワイヤーである．

ステンレスワイヤーでは，衝撃の第一波が非常に大きく，徐々に振幅を落として継続的な振動を示すようになる．しかし，ISWでは，衝撃と振動の波形はまったく異なる．第一に，第一衝撃波はかなり小さく，このワイヤーは衝撃吸収特性を持っていると考えられる．第二に，振動は迅速に止み，このことからも，ISWは振動吸収特性を持ったワイヤーであるといえよう．

そこで，歯に装着した場合の，ISWとステンレスワイヤーの機械的性質を比較し，これらのワイヤーが引き起こす生物学的反応の違いを見るための研究を行った．研究は次のように行われた：2群のラットに，7日間，1日あたり5分間ずつ，ワイヤーと結紮した切歯に超音波スケーラーの同じ振動を与えた．

7日後，第三臼歯をそれぞれの群のラットから抜去し，走査電子顕微鏡で組織像を検討した．ステンレスワイヤーを接着した歯では，ISWを接着した歯と比較して，大きな歯根吸収像を示していた．この研究は，実際のところ，ISWが歯の移動の健康には有利であること，ステンレススチールワイヤーなどの従来型ワイヤーは歯根吸収を発生させ易い傾向があることを示唆していた．

症例Ⅲ

上顎左側第二小臼歯を抜去し，右側の下顎歯列に作られた空隙に移植した．移植後，移植歯にはブラケットを取りつけ，アーチワイヤーを残りの歯とともに結紮した．

移植された歯は，当然のことながら夜間のクレンチングや噛みしめなどによる衝撃に対して非常に弱い．しかし，移植歯にある程度の機械的刺激を与えることを止めてはならない．移植歯に正常な刺激を与えないと，歯が実際に骨と癒着することになるだろう．移植歯に対しては，歯根膜を再生させるために，適正な機械的刺激を与えねばならない．

しかし，過度な衝撃と振動は歯に損傷を与えることがよく知られている．例えば，ステンレススチールワイヤーまたはCo-Cr合金ワイヤーを歯に結紮すれば，過度な衝撃と振動を受ける可能性がある．しかし，特有の衝撃・振動吸収特性があるISWを用いれば，いくらかの機械的刺激を歯に与えるものの，移植歯を損傷するほどではないだろう．

超弾性Ti-Ni合金ワイヤーは，低いスティ

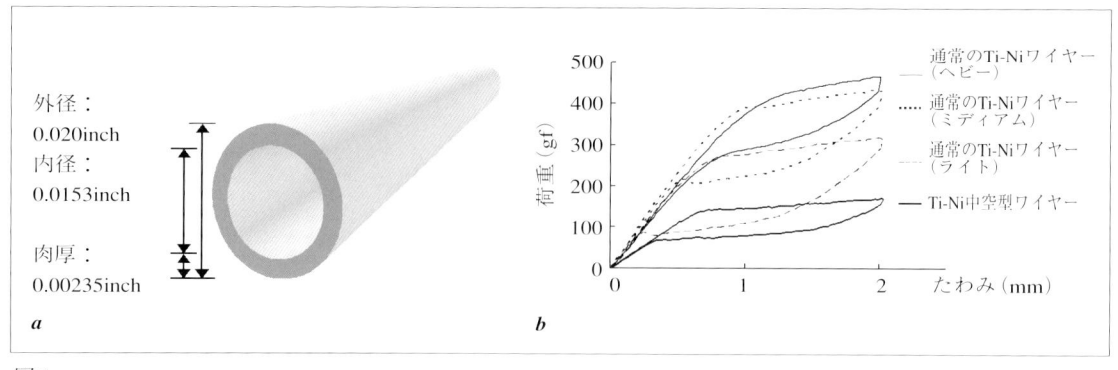

図4

a 外径：0.020inch／内径：0.0153inch／肉厚：0.00235inch

b 荷重（gf）／たわみ（mm）
— 通常のTi-Niワイヤー（ヘビー）
…… 通常のTi-Niワイヤー（ミディアム）
－－ 通常のTi-Niワイヤー（ライト）
— Ti-Ni中空型ワイヤー

フネスと高いレジリエンス，すなわち広いレンジ・オブ・アクションを示す．よく知られているとおり，アーチワイヤーにループを組み込むと，広いレンジ・オブ・アクションを示すようになる．Ti-Ni合金ワイヤー自体が，臨床上十分なレンジ・オブ・アクションを持っていれば，このワイヤーにループを組み込む必要はまったくないということになる．この優れた特性によって「簡単な」矯正治療がもたらされる．

同様に，「低いヒステリシス」とは，温度変化にほとんど影響されることなく一定の力を維持できることをいう．これらの要素は歯根膜に健全な反応をもたらすようだ．先ほど述べた，衝撃・振動吸収特性を備えているだけでなく，Ti-Ni合金ワイヤーは「効果的な」矯正治療をも可能にしてくれる．一言でいえば，「簡単で」，「効果的な」治療は「手際のいい」治療を可能にしてくれる．

中空型ワイヤー

最近われわれが研究している矯正治療用中空型ワイヤーをご紹介したい．現在使われているワイヤーに比べて優れている点についてここで議論しようと思う．

図4の*a*に中空型ワイヤーを示す．中空型ワイヤーは，一般に血管で使用されるカテーテルから発想を得た．この中空型ワイヤーもまた，Ti-Ni合金ワイヤーで作られる．

図4の*b*には，荷重―たわみ曲線について，中空型ワイヤーと，さまざまな通常のTi-Niワイヤーとを比較した結果を示す．最も下の曲線は，Ti-Ni中空型ワイヤーのヒステリシス曲線である．ここで注意すべき点は，中空型ワイヤーが最も小さいヒステリシスを持っていることである．これにより，低荷重や弱い力など，当然多くの利点が得られる．この曲線において，初期の傾斜が低いスティフネスを示していることにも注目していただきたい．

2段階の熱処理（TSHT）による，ヒステリシスとスティフネスの変化も興味深い．ストレスヒステリシスは従来のTi-Niワイヤーよりも中空型ワイヤー，さらにこれよりもTSHT処理済み中空型ワイヤーにおいて低い値を示す．スティフネスについても同様の傾向を認める．

中空型ワイヤーと従来のTi-Niワイヤーとの間で減衰曲線を比較すると，衝撃・振動の吸収特性において中空型ワイヤーが明らかに優れていることがわかる．

さらに，中空型ワイヤーが歯科矯正学の新しい時代に提供できるかもしれないいくつかの興奮に価する特性がわかった．加熱するこ

図5

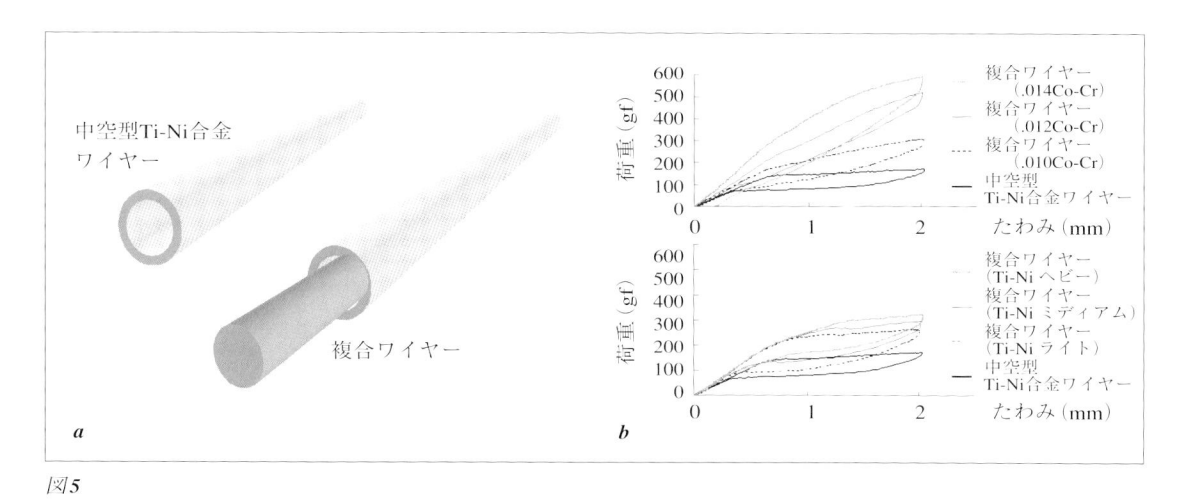

とによって，丸い中空型ワイヤーは楕円形の断面をもったワイヤーに変化する．もちろん，これは通常のワイヤーでは不可能である．

われわれは，丸いワイヤーを平たくすることによって生み出された，さまざまな大きさの楕円中空型ワイヤーと丸い中空型ワイヤーのヒステリシス曲線を比較した．同じ楕円形のワイヤーでも，長径方向に曲げるのと短径方向に曲げるのでは，それぞれ異なるヒステリシス曲線になる．それぞれのワイヤー形状に応じて，曲線が異なっているので，異方性の応力特性があるといえる．断面が丸いワイヤーは，どの方向に曲げても応力が等しいので，等方性の応力特性があるといえる．

古い時代の矯正治療では，フラットワイズワイヤーが使われていたが，現在ではエッジワイズワイヤーに置き換わっている．楕円形ワイヤーは，1本で，フラットワイズワイヤーのようにも，曲げられる方向に応じて力を発揮することができるエッジワイズワイヤーのようにも振る舞うことができる．

探求すべき次なる主題として，通常のワイヤーを中空型のワイヤー内に挿入して用いるという考えがある．図5のaは複合ワイヤー，つまり中空型のワイヤーと，それに挿入された通常のワイヤーである．

図5のbの一番上のグラフは，中空型Ti-Ni合金ワイヤーに通常のCo-Cr合金ワイヤーを挿入した複合ワイヤーのヒステリシス曲線を示す．

下のグラフには，中空型Ti-Ni合金ワイヤーに通常のTi-Ni合金ワイヤーを挿入した複合ワイヤーのヒステリシス曲線を示して比較した結果を示す．

まだ臨床的には複合ワイヤーの特性を研究していないが，とにかく，このワイヤーを開発することによって，新時代の矯正治療では患者の歯列の各部分をさらに厳選された方法で治療することができるように思われる．たとえば，アンカレッジを考慮すると，より大きい力を持った複合ワイヤーを使うこともあり得るだろう．

結論として，われわれのこの分野の研究は，手際の良い治療への取り組みという観点からは最初の試みであるが，われわれはその前途有望な発展を楽しみにしている．

文献

1. Ishida T, Hisano M, Otsubo K, Soma K, Knox J, Hubsch J, Jones ML, Middleton J : Mechanical analysis of super-elasticity with stress-hysteresis : Finite element modeling of Ti-Ni orthodontic wire, Computer Methods in Biomechanics and Biomedical Enginnering-3, Edited by J.Middleton, G.N.Pande, Gorden and Breach Science Publishers, 2000.

2. Otsubo K, Tobiume Y, Soma K : A new superior Ti-Ni closed coil spring minimally affected by the oral environment, *Eur J Orthod* 22 (5) : 608, 2000.

3. Shima Y, Otsubo K, Yoneyama T, Soma K : Bending properties of hollow super-elastic Ti-Ni alloy wires and compound wires with other wires inserted, *J Mater Sci : Mater Med* 13 (2) : 169-173, Feb 2002.

4. Shima Y, Otsubo K, Yoneyama T, Soma K : Anisotropic orthodontic force from the hollow super-elastic Ti-Ni alloy by transforming the wire cross-section, *J Mater Sci : Mater Med* 13 (2) : 197-202, Feb 2002.

5. Warita H, Iida J, Yamaguchi S, Matsumoto Y, Domon S, Tsuchiya T, Otsubo K, Soma K : A study on experimental tooth movement with Ti-Ni alloy orthodontic wires : Comparison between light continuous force and light dissipating force, *J Jpn Orthod Soc* 55 (6) : 515-527, 1996.

歯科矯正学に関する分子生物学の最近の見解

山本　照子

要旨：歯科矯正学を含む医療分野における科学の発展は細胞生物学，分子生物学および発生生物学の技術進歩と密接に関連してきた．この論文では，歯科矯正的な歯の移動に関する分子レベル・細胞レベルでの機構について最新情報をいくつか説明するとともに，Beckwith-Wiedemann症候群，頭蓋癒合症，鎖骨頭蓋異骨症，口唇裂・口蓋裂に関わる最近の分子生物学での知見について概要を述べようと思う．後半の情報のおかげで，遺伝性の頭蓋顔面の形成異常についての理解は深められつつある．

分子レベルと細胞レベルでの歯の移動機序

骨の外形はメカニカルストレスのような物理的環境によって変化する[1-3]．その変化は骨のリモデリングの結果として生じる．その過程にはリモデリング部位で起こる細胞の一連の変化を伴い，破骨細胞と骨芽細胞が活性化され，引き続きそれぞれの部位で骨の吸収と形成が起こる．

成長中のラットでは歯は生理的に歯槽骨の中を移動するので，歯槽骨では骨の形成とリモデリングが他の骨組織よりも盛んに行われている[4,5]．矯正治療で歯に力が加えられると，歯槽骨の形成と吸収は歯根の牽引側と圧迫側でそれぞれ顕著に現れ，歯槽骨のリモデリングが活性化しながら歯は動く．したがって，歯の移動に関する動物実験は機械的刺激が伝わる分子機構を解明するのに有効なモデルである．

a．骨細胞に発現する機械的刺激に反応する遺伝子

骨細胞は骨の中で最も多い細胞で，石灰化した骨基質内に埋め込まれている．正常なヒトの骨には骨芽細胞のおよそ10倍の骨細胞が存在する．そのため，骨細胞の機能がいくつか提案されてきた．例えば，カルシウムセンサーとしての機能[6,7]，類骨基質の成熟と石灰化を調節する機能[8]，機械センサー[9,10]としての機能などである．

生体内では骨細胞はメカニカルストレスに対し即座に応答する．負荷をかけて6分後にはグルコース6-リン酸デヒドロゲナーゼ（G6PD）の活性が上昇し[11]，24時間後には³H-ウリジンの取り込みが上昇する[12]．骨細胞の機械センサーはまだはっきりしていないが，膜貫通型のイオンチャンネル[13,14]，細胞骨格の構成要素[15]，インテグリン[16]，CD44などが

岡山大学大学院医歯学総合研究科顎顔面口腔矯正学分野教授　Tel：086-235-6690　Fax：086-235-6694
e-mail:t_yamamo@md.okayama-u.ac.jp

その候補に挙がっている．

　骨に加えられた機械的刺激は骨基質の変形を引き起こし，機械的刺激の伝達経路を開始させるひずみ応力を生じる．自由に伸びた骨細胞の突起は骨芽細胞層まで達し，複雑な細胞間ネットワークを形成している[17]．そのネットワークはメカニカルストレスを検知することで機械的負荷の存在する環境に適応するための何らかの重要な機能を持っていると考えられている．骨細胞の突起はメカニカルストレスを生化学的反応に変換するための重要な構成要素の可能性がある．

　いくつかの分子生物学的な研究によって，骨のリモデリング時には，グルタミン酸アスパラギン酸トランスポーター[18]，c-fos[19]，インスリン様成長因子Ⅰ[19,20]，オステオポンチン（OPN）[10]，結合組織成長因子（CTGF）[21]など多くの遺伝子の活動と発現レベルが骨細胞で変化することが明らかになった．

1）矯正力による歯の移動時の骨細胞におけるOPNの発現

　オステオポンチンosteopontin（OPN）は主要な非コラーゲン性リン酸化骨基質タンパクで，$\alpha\beta\gamma_3$インテグリンを介した細胞接着を促進する配列であるグリシン－アルギニン－グリシン－アスパラギン酸－セリン（GRGDS）のモチーフとシアル酸を含んでいる[22]．

　まず，われわれはラットの生理的な歯の移動時の歯根膜と根間中隔でのOPNメッセンジャーRNA（mRNA）の局在を調べた[5]．OPN mRNAは根間中隔の吸収部位に存在する破骨細胞や骨細胞に検出され，OPNが骨のリモデリングに関わっていることが強く示唆された．次に，実験的な歯の移動時に加えられるメカニカルストレスによってOPN mRNAを発現する骨細胞の数と比率がどのように変化するかを調べた[10]．最初はOPN mRNAのシグナルは根間中隔の遠心側の骨表面近くに存在する骨細胞のみに認められた．歯の移動開始後，時間経過とともにOPN mRNAの発現は拡がり，圧迫された根間中隔遠心側のほとんどすべての骨細胞が陽性となるまでに達した．最終的に陽性反応は近心側に存在する骨細胞にも認められた．それはあたかもメカニカルストレスによって生じた信号がまず周囲の細胞へ伝えられ，遠心側の細胞から近心側の細胞へ移っていくかのように見えた．破骨細胞数の変化も遠心側では一過性に劇的な増加が見えた．骨吸収に関わる破骨細胞の出現もOPN mRNA陽性の骨細胞の比率が増加する少し後に起こった．以上のようにわれわれの研究から，骨細胞によって作られたOPNは歯の移動時において骨吸収の引き金となる重要な因子であることが示唆された．

2）矯正的歯の移動時の骨細胞におけるCTGFの発現

　結合組織成長因子Connective tissue growth factor（CTGF）は最初，内皮細胞が産生し走化作用と分裂促進作用をもつ主要な因子として同定された[23]．CTGFはCCNファミリー（Cyr61/Cef10, CTGF/Fisp-12, Nov）に属し，4つの特徴的な領域と豊富なシステイン残基を持つペプチドである[24,25]．CTGF mRNAを産生する細胞は，線維芽細胞[26]，内皮細胞[23]，軟骨細胞[27]，骨芽細胞[28]等である．CTGFが骨や軟骨で発現することは知られているが，機械的刺激を伝える過程でのCTGFの役割についてはほとんど知られていない．われわれはCTGFが機械的刺激の伝達機構に関わっているという仮説について検討してみた[21]．

　対照群のラットでは，CTGFの発現は歯根膜線維に近い骨芽細胞と骨細胞に認められた．さらに，活発に骨が作られている骨表面近くの骨細胞にもCTGFの遺伝子発現が見られた．CTGFのmRNAは，ラット骨芽細胞の

初期培養における分化段階に応じて一過性の発現を示した[24]．したがって，CTGFには骨基質産生を調節する役割のあることが示唆された．

実験的に歯を移動し始めると，CTGFの遺伝子の発現は骨芽細胞や歯根膜に近接する骨細胞で著しく増加した[21]．さらに，牽引側と圧迫側の骨基質深くに位置する骨細胞は正常な生理的状態ではまったくといっていいほどCTGFを発現しないが，機械的負荷によってそれらの細胞にもCTGFの発現が劇的に誘導された[21]．牽引側と圧迫側の間でCTGFのmRNAの発現に著しい差はなかったので，OPNの関与するのとは異なった機械的刺激の伝達経路が考えられる．CTGFはc-fosと同様，前初期遺伝子immediate-early geneによってコードされていることが知られており，TGFβによって誘導される[29]．機械的刺激に対する骨の反応において，CTGFを発現する骨細胞は歯の移動によって誘導される骨のリモデリングの引き金を引くという重要な役割を果たしているのかもしれない．

b．骨代謝を刺激して歯の移動を促進する

最近の研究によって，機械刺激と同時に化学刺激か電気刺激のどちらかを加えると，相乗効果で骨の代謝回転が高まり，機械刺激単独よりも速く歯が移動することが明らかにされた．歯の移動速度は，圧迫側での骨の吸収の活発さと圧迫側・牽引側の両側における骨のリモデリングの活発さに左右される．過去の研究ではプロスタグランジンE_1[30]，プロスタグランジンE_2[31]，$1,25(OH)_2$-ビタミンD_3[32-34]，や副甲状腺ホルモン[35]などの骨吸収因子を機械的な力と組み合わせて投与すると，より速い骨の代謝回転が得られ，その結果，より速い歯科矯正的な歯の移動が生じたことが示されている．

閉経後のエストロゲンの欠乏は骨粗鬆症の病因として重要であるが，それによって負のカルシウムバランスを伴う骨の代謝が促進される．エストロゲンの不足によってラットでは歯の移動速度が速くなり，歯槽骨の代謝回転のさらなる活性化により歯の移動は加速されたと思われる[36]．

歯の移動を速くする方法が開発されれば不正咬合患者の歯科矯正での動的治療期間は短くなると期待される．

遺伝的な頭蓋顔面の形成異常

最近，ヒトの多くの疾患は遺伝子の構造変化や機能変化の影響を受けることが次第に明らかとなってきた．したがって，歯科矯正臨床の場でよく見られる先天異常の症状や分子生物学的な背景を知識として持つことは重要である．頭蓋顔面や口腔の形成異常を伴う先天異常患者は歯科矯正治療上の多くの問題をかかえている．出生児のおよそ16,000人に1人が口唇裂・口蓋裂症以外の頭蓋顔面の形成異常，例えば頭蓋癒合症，クルーゾン症候群，軟骨異形成症，鎖骨頭蓋異骨症，ヘミフェイシャル・ミクロソミア，小顎症，部分的無歯症，歯の低形成，無歯症等に罹っている[37]．

先天異常の遺伝的原因は，染色体か遺伝子のどちらかの異常によると考えられる．染色体の数の異常による先天異常で最もよく知られているのはトリソミー21，すなわちダウン症である．先天的な頭蓋顔面の症候群の多くは1つ以上の欠陥遺伝子が遺伝されることによって生じる．

同じ頭蓋顔面の症候群と診断された患者は，当然よく似た臨床所見を持っているが，その所見は実は異なった遺伝子の変異による別の遺伝型によって生じたものかもしれない．さらに，1つの遺伝子内の違う部位での変異は著しく異なった臨床像を引き起こす場合がある．よりよい診断，新しい治療法，病

気の予防のためには，正常・異常を問わず発育過程での頭蓋顔面や口腔・歯の形態形成の基礎をなす分子機構を理解しなければならない．頭蓋顔面部での形成異常の原因となる変異遺伝子を明らかにすることは，そのために必須である．

a．Beckwith-Wiedemann症候群

Beckwith-Wiedemann症候群（BWS）は1963年にBeckwith，1964年にWiedemannによって報告された．巨舌症（97%）に加えて，他の異常所見として生後発症する巨人症（88%），腹壁欠損とヘルニア（80%），異常な耳介のしわやくぼみ（76%），低血糖症（63%），顔の母斑（62%），腎肥大症（59%），片側肥大症（24%），先天性心臓中隔欠損症（6.5%），口蓋裂（2.5%）がある[38,39]．

神経学的な問題や精神発達遅滞は少数の患者にのみ発症するが，これはおそらく新生児期の低血糖症の結果と考えられる．この症候群には，低い割合で小児期の腫瘍が発生するが，そのほとんどは悪性である．巨舌症に起因する歯・歯槽骨の前突，その結果として，下顎前突，前歯部開咬，異常に開大した下顎角，下顎骨体長の増加がみられる[40,41]．

この症候群の遺伝子座は染色体11p15.5に位置づけられた[42]．この遺伝子座はいくつかの組織で生まれつき刷り込みが認められる．インスリン様成長因子（IGF）2とp57[KIP2]の2つの遺伝子がBeckwith-Wiedemann症候群に関与すると報告されている[43,44]．

b．頭蓋癒合症

線維芽細胞成長因子fibroblast growth factors（FGFs）は上皮細胞，間葉細胞，神経外胚葉細胞に作用するポリペプチドからなる多機能なファミリーのことである．FGFR1からFGFR4はFGFの高親和性受容体ファミリーを構成している．

FGFRには30以上の変異が報告されているが，そのほとんどがFGFR2での点突然変異により一つのアミノ酸が他のアミノ酸に置き替わったものであった[45,46]．何百人もの頭蓋癒合症患者のFGFR2遺伝子の配列を解析したところ，この症候群の原因となる変異は2番目と3番目のIgループ連結部もしくは3番目のIgループに集中していることが明らかとなった[45,46]．

FGFR2遺伝子の変異体の特徴が明らかにされてきた．それらの変異体は，Antley-Bixler症候群[47]，尖頭合指症Apert syndrome，Beare-Stevenson Cutis Gyrata症候群，クルーゾン症候群，Jackson-Weiss症候群，ファイファー症候群，Saethre-Chotzen症候群[48]などの臨床上異なった頭蓋顔面の表現型の原因となる[45,46]．これらの頭蓋顔面の症候群は頭蓋癒合症あるいは1つ以上の頭蓋縫合の早期癒合を共通に呈するが，それ以外に，中顔面の低形成，合指症，手足の親指の骨格異常，関節の攣縮といった解剖学上の形成異常は個別の頭蓋顔面症候群に応じてさまざまな頻度で生じる[49]．クルーゾン症候群はそのような形成異常のひとつであり，頭蓋癒合症，浅い眼窩，眼球突出，上顎骨低形成によって特徴づけられる．

FGFR3の異なる部位での変異は，結果として極めて多岐にわたる表現型を示す．FGFR3の250番目のコドンに変異がある場合にはMuenke 非症候群性冠状頭蓋癒合症となる[50]が，短身や短い上腕骨と短い大腿骨を特徴とする軟骨形成不全症は380番目のコドンに変異があるために生じる．軟骨形成不全症は最もよく知られた小人症の一型であり，早期の蝶後頭軟骨結合の閉鎖，巨大な頭部，短い頭蓋底を併せ持つ頭蓋顔面の形成異常と低身長などの特徴を持っている[51]．

c．鎖骨頭蓋異骨症

ヒトの常染色体優性遺伝の骨疾患である鎖骨頭蓋異骨症cleidocranial dysplasia（CCD）は，

転写因子runtファミリーの一員であり染色体6p21に位置するCbfa1遺伝子のヘテロの変異が原因と考えられている[52, 53]。その症状は鎖骨の低形成あるいは無形成，膜性骨の発育遅延，頭蓋骨の骨化遅延により生じる開いた前後の泉門，広い頭蓋縫合を特徴とする[52, 53]。CCDでは，過剰歯，異常な歯の萌出，セメント形成不全に加え，後退した鼻梁，発育の悪い頬骨弓を伴う典型的な上顎面の低形成を呈する。

Cbfa1は極めて重要な転写因子である。Cbfa1遺伝子は主として骨芽細胞に発現し，骨芽細胞の分化において必須の役割を演じていると考えられている[54]。

どの標的遺伝子が過剰歯や永久歯の異常萌出などの特徴に関わっているかは今の時点でははっきりしていない。CCD独特の歯科的特徴の理解と治療に対する新しいアプローチのために分子レベルでのさらなる研究が必要であろう。

d. 口唇裂・口蓋裂

口腔顔面裂，とりわけ世界中で出生児の500人から1000人に一人が発症する口唇裂・口蓋裂(CLP)は公衆衛生上大きな問題である。症候群でないCLPの家族歴は口唇裂・口蓋裂併発(CL/P)の25％から35％に，口蓋裂単独(CPO)患者の10％から20％にみられた[55]。症例の10％から50％に関与するとされる主要な遺伝子も含め，2つから20個の遺伝子が相互に作用してCLPの原因になると考えられている[56]。

ヨーロッパの白人では，TGFαの2つの制限酵素切断断片長多型(RFLP)とCLPとの間に有意の相関が認められた[57]。TGFαは上皮成長因子epidermal growth factorの胎生期の型と考えられておりマウスでの口蓋裂の発生に関わる。いくつかのヒトでの研究によってTGFαとCP単独との相関も見いだされた[58]。しかしながら，アジア人ではまだその相関を確認できていない[59]。

レチノイン酸レセプターは，オーストラリア人ではCL/Pとの間で有意の相関を示したが[60]，イギリス人では相関が認められなかった[61]。

過去に示唆されたいくつかの候補遺伝子は，候補遺伝子連結不均衡法Linkage-disequilibrium(LD)では確かめられなかった。しかしCL/PとMSX1やTGFβ3，CPOとMSX1との間に有意なLDが見いだされ，これらの遺伝子が裂形成の病因に関わっている可能性が示唆された[59, 62]。

謝辞

野村慎太郎，滝川正春，中西徹，岩本容泰，相馬俊一，川上正良，作田守，宮内章光，寺井邦博，山下和夫，山城隆，上岡寛，宮脇正一，宮本学の各博士のご協力に心より感謝の意を表します。

文献

1. Chambers TJ, Evans M, Gardner TN, Turner-Smith A, Chow JM：Induction of bone formation in rat tail vertebrae by mechanical loading, *Bone Miner* 20：167-178, 1993.
2. Mullender MG, Huiskes R：Proposal for the regulatory mechanism of Wolff's law, *J Orthop Res* 13：503-512, 1995.
3. Rubin CT, Gross TS, Mcleod KJ, Bain SD：Morphologic stages in lamellar bone formation stimulated by a potent mechanical stimulus, *J Bone Miner Res* 10：488-495, 1995.
4. Vignery A, Baron R：Dynamic histomorphometry of alveolar bone remodeling in the adult rat, *Anat Rec* 196：191-200, 1980.
5. Takano-Yamamoto T, Takemura T, Kitamura Y, Nomura S：Site-specific expression of mRNAs for osteonectin, osteocalcin, and osteopontin revealed by in situ hybridization in rat periodontal ligament during physiological tooth movement, *J Histochem Cytochem* 42：885-96, 1994.

6. Ypey DL, Weidema AF, Hold KM, Van der Laarse A, Raveslootj. H, Van Der Plas A, Nijweide PJ : Voltage, calcium, and stretch activated ionic channels and intracellular calcium in bone cells, *J Bone Miner Res* 7 : S377-387, 1992.

7. Kamioka H, Sumitani K, Tagami K, Miki Y, Terai K, Hakeda Y, Kumegawa M, Kawata T : Divalent cations elevate cytosolic calcium of chick osteocytes, *Biochem Biophys Res Commun* 204 : 519-524, 1994.

8. Mikumi-Takagaki Y, Kakai Y, Satoyoshi M, Kawano E, Suzuki Y, Kawase T, Saito S : Matrix mineralization and the differentiation of osteocyte-like cells in culture, *J Bone Miner Res* 10 : 231-242, 1995.

9. Burger EH, Klein-Nulend J : Mechanotransduction in bone : role of the lacuno-canalicular network, *FASEB J* 13 : S101-112, 1999.

10. Terai K, Takano-Yamamoto T, Ohba Y, Hiura K, Sugimoto M, Sato M, Kawahata H, Inaguma N, Kitamura Y, Nomura S : Role of osteopontin in bone remodeling caused by mechanical stress, *J Bone Miner Res* 14 : 839-849, 1999.

11. Skerry TM, Bitensky L, Chayen J, Lanyon LE : Early strain-related changes in enzyme activity in osteocytes following bone loading in vivo, *J Bone Miner Res* 4 : 783-788, 1989.

12. Pead MJ, Suswillo R, Skerry TM, Vedi S, Lanyon LE : Increased ^{3}H-uridine levels in osteocytes following a single short period of dynamic bone loading in vivo. *Calcif Tissue Int* 43 : 92-96, 1988.

13. Garcia-Anoveros J, Corey DP : The molecules mechanosensation, *Annu Rev Neurosci* 20 : 567-594, 1997.

14. Miyauchi A, Notoya K, Mikuni-Takagaki Y, Takagi Y, Goto M, Miki Y, Takano-Yamamoto T, Fujii Y, Jinnai K, Takahashi K, Kumegawa M., Chihara K, Fujita T : Parathyroid hormone - activated volume sensitive calcium influx pathways in mechanically loaded osteocytes, *J Biol Chem* 275 : 3335-3342, 2000.

15. Tanaka-Kamioka K, Kamioka H, Ris H, Lim SS : Osteocyte shape is dependent on actin filaments and osteocyte processes are unique actin-rich projections, *J Bone Miner Res* 13 : 1555-1568, 1998.

16. Nakamura H, Ozawa H : Ultrastructural, enzyme lectin, and immunohistochemical studies of the erosion zone in rat tibiae, *J Bone Miner Res* 11 : 1158-1164, 1996.

17. Kamioka H, Honjo T, Takano-Yamamoto T : A three-dimensional distribution of osteocyte processes revealed by the combination of confocal laser scanning microscopy and differential interference contrast microscopy, *Bone* 28 : 145-149, 2001.

18. Mason DJ, Suva LJ, Genever PG, Patton AJ, Steuckle S, Hillam RA, Skerry TM : Mechanically regulated expression of a neural glutamate transporter in bone : a role for excitatory amino acids as osteotropic agents? *Bone* 20 : 199-205, 1997.

19. Lean JM, Mackay AG, Chow JW, Chambers TJ : Osteocytic expression of mRNA for c-fos and IGF-I : an immediate early gene response to an osteogenic stimulus, *Am J Physiol* 270 : E937-945, 1996.

20. Lean JM, Jagger TJ, Chambers TJ, Chow JW : Increased insulin-like growth factor I mRNA expression in rat osteocytes in response to mechanical stress, *Am J Physiol* 268 : E318-327, 1995.

21. Yamashiro T, Fukunaga T, Kobashi N, Kamioka H, Nakanishi T, Takigawa M, Takano-Yamamoto T : Mechanical stimulation induces CTGF expression in rat osteocyte, *J Dent Res* 80 : 461-465, 2001.

22. Oldberg A, Franzen A, Heinegard D : Cloning and sequence analysis of rat bone sialoprotein (osteopontin) cDNA reveals an Arg-Gly-Asp cell-binding sequence, *Proc Natl Acad Sci USA* 83 : 8819-8823, 1986.

23. Bradham DM, Igarashi A, Potter RL, Grotendorst GR : Connective tissue growth factor : a cysteine-rich mitogen secreted by human vascular endothelial cells is related to the SRC-induced immediate early gene product CEF-10, *J Cell Biol* 114 : 1285-1294, 1991.

24. Xu J, Smock SL, Safadi FF, Rosenzweig AB, Odgren PR, Marks SC Jr, Owen TA, Propoff SN : Cloning the full-length cDNA for rat connective tissue growth factor : implications for skeletal development, *J Cell Biochem* 77 : 103-115, 2000.

25. Ryseck RP, Macdonald BH, Mattei MG, Bravo R : Structure, mapping, and expression of fisp-12, a growth factor-inducible gene encoding a secreted cysteine-rich protein, *Cell Growth Differ* 2 : 225-233, 1991.

26. Steffen CL, Ball MD, Harding PA, Bhattacharyya N, Pillai S, Brigstock DR : Characterization of cell-associated and soluble forms of connective tissue growth factor (CTGF) produced by fibroblast cells in vitro, *Growth Factors* 15 : 199-213, 1998.

27. Nakanishi T, Kimura Y, Tamura T, Ichikawa H, Yamaai Y, Sugimoto T, Takigawa M : Cloning of a mRNA preferentially expressed in chondrocytes by differential display-PCR from a human chondrocytic cell line that is identical with connective tissue growth factor (CTGF) mRNA, *Biochem Biophys Res Commun* 234 : 206-210, 1997.

28. Nishida T, Nakanishi T, Asano M, Shimo T, Takigawa M : Effects of CTGF/Hcs24, a hypertrophic chondrocyte-specific gene product, on the proliferation and differentiation of osteoblastic cells in vitro, *J Cell Phisiol* 184 : 197-206, 2000.

29. Grotendorst GR : Connective tissue growth factor : a mediator of TGF-beta action on fibroblasts, *Cytokine Growth Factor Rev* 8 : 171-179, 1997.

30. Yamasaki K, Miura F, suda T : Prostaglandin as a mediator of bone resorption induced by experimental tooth movement in rats, *J Dent Res* 59 : 1635-1642, 1980.

31. Chao CF, Shih C, Wang TM, LoTH : Effects of prostaglandin E$_2$ on alveolar bone resorption during orthodontic tooth movement, *Acta Anat* 132 : 304-309, 1988.

32. Collins MK, Sinclair PM : The local use of vitamin D to increase the rate of orthodontic tooth movement, *Am J Orthod Dentofac Orthop* 94 : 278-284, 1998.

33. Takano-Yamamoto T, Kawakami M, Kobayashi Y, Yamashiro T, Sakuda M : The effect of local application of 1,25-Dihydroxycholecalciferol on osteoclast numbers in orthodontically treated rats, *J Dent Res* 71 : 53-59, 1992.

34. Takano-Yamamoto T, Kawakami M, Yamashiro T : Effect of age on the rate of tooth movement in combination with local use of 1,25 (OH)$_2$D$_3$ and mechanical force in the rat, *J Dent Res* 71 : 1487-1492, 1992.

35. Soma S, Matsumoto S, Higashi Y, Takano-Yamamoto T, Yamashita K, Kurisu K, Iwamoto M : Local and chronic application of PTH accelerates tooth movement in rats, *J Dent Res* 79 : 1717-1724, 2000.

36. Yamashiro T, Takano-Yamamoto T : Influences of ovariectomy on experimental tooth movement in the rat, *J*

Dent Res 80：1858-1861, 2001.

37. Slavkin HC：Molecular Biology Experimental Strategies for Craniofacil-Oral-Dental Dysmorphology, *Connective Tissue Research* 32：233-239, 1995.
38. Elliott M, Bayly R, Cole T, Temple IK, Maher ER：Clinical features and natural history of Beckwith-Wiedemann syndrome：presentation of 74 new cases, *Clin Genet* 46：168-174, 1994.
39. Engstrom W, Lindham S, Schofield P：Wiedemann-Beckwith syndrome, *Eur J Pediatr* 147：450-457, 1988.
40. Friede H, Figueroa AA：The Beckwith-Wiedemann syndrome：a longitudinal study of the macroglossia and dentofacial complex, *J Craniofac Genet Dev Biol Suppl* 1：179-187, 1985.
41. Miyawaki S, Oya S, Noguchi H, Takano-Yamamoto T：Long-term changes in dentoskeletal pattern in a case with Beckwith-Wiedemann syndorome following tongue reduction and orthodontic treatment, *Angle Orthodontist* 70：326-331, 2000.
42. Koufos A, Grundy P, Morgan K, Aleck K, Hadro T, Lampkin BC, Kalbakji A, Cavenee WK：Familial Wiedemann-Beckwith syndrome and a second Wilms tumor locus both map to 11p15.5, *Am J Hum Genet* 44：711-719, 1989.
43. Li M, Squire J, Weksberg R：Overgrowth syndromes and genomic imprinting：from mouse to man, *Clin Genet* 53：165-170, 1998.
44. Hatada I, Ohashi H, Fukushima Y, Kaneko Y, Inoue M, Komoto Y, Okada A, Ohishi S, Nabetani A, Morisaki H, Nakayama M, Niikawa N, Mukai T：An imprinted gene $p57^{KIP2}$ is mutated in Beckwith-Wiedemann syndrome, *Nat Genet* 14：171-173, 1996.
45. Muller U, Steinberger D, Kunze S：Molecular genetics of craniosynostotic syndromes, *Graefes Arch Clin Exp Ophthalmol* 235：545-550, 1997.
46. Wilkie AO：Craniosynostosis：genes and mechanisms, *Hum Mol Genet* 6：1647-1656, 1997.
47. Chun K, Siegel-Bartelt J, Chitayat D, Phillips J, Ray PN：FGFR2 mutation associated with clinical manifestations consistent with Antley-Bixler syndrome, *Am J Med Genet* 77：219-224, 1998.
48. Paznekas WA, Cunningham ML, Howard TD, Korf BR, Lipson MH, Grix AW, Feingold M, Goldberg R, Borochowitz Z, Aleck K, Mulliken J, Yin M, Jabs EW：Genetic heterogeneity of Saethre-Chotzen syndrome due to TWIST and FGFR mutations, *Am J Hum Genet* 62：1370-1380, 1998.
49. Nuckolls GH, Shum L, Slavkin HC：Progress toward understanding craniofacial malformations, *Cleft Palate-Craniofacial J* 36：12-26, 1999.
50. Muenke M, Gripp KW, McDonald-McGinn DM, Gaudenz K, Whitaker LA, Bartlett SP, Markowitz RI, Robin NH, Nwokoro N, Mulvihill JJ, Losken HW, Mulliken JB, Guttmacher AE, Wilroy RS, Clarke LA, Hollway G, Ades LC, Haan EA, Mulley JC, Cohen M Jr, Bellus GA, Francomano CA, Moloney DM, Wall SA, Wilkie AO, Zackai EH：A unique point mutation in the fibroblast growth factor receptor 3 gene (FGFR3) defines a new craniosynostosis syndrome, *Am J Hum Genet* 60：555-564, 1997.
51. Ohba T, Ohba Y, Tenshin S, Takano-Yamamoto T：Orthodontic treatment of Class II Division 1 malocclusion in a patient with achondroplasia, *The Angle Orthodontist* 68：377-382, 1998.
52. Mundlos S, Otto F, Mundlos C, Mulliken JB, Aylsworth AS, Albright S, Lindhout D, Cole WG, Henn W, Knoll JH, Owen MJ, Mertelsmann R, Zabel BU, Olsen BR：Mutation involving the transcription factor CBFA1 cause cleidocranial dysplasia, *Cell* 89：773-779, 1997.
53. Otto F, Thornell A, Crompton T, Denzel A, Gilmour KC, Rosewell IR, Stamp GW, Beddington RS, Mundlos S, Olsen BR, Selby PB, Owen MJ：Cbfa1, a candidate gene for Cleidocranial Dysplasia syndrome, is essential for osteoblast differentiation and bone development, *Cell* 89：765-771, 1997.
54. Komori T, Yagi H, Nomura S, Yamaguchi A, Sasaki K, Deguchi K, Shimizu Y, Bronson RT, Gao YH, Inada M, Sato M, Okamoto R, Kitamura Y, Yoshiki S, Kishimoto T：Targeted disruption of Cbfa1 results in a complete lack of bone formation owing to maturational arrest of osteoblasts, *Cell* 89：755-764, 1997.
55. Wyszynski DF, Lewanda AF, Beaty TH：Phenotypic discordance in a family with monozygotic twins and non-syndromic cleft lip and palate, *Am J Med Genet* 66：468-470, 1996.
56. Christensen K, Mitchell L：Familial recurrence pattern analysis of nonsyndromic isolated cleft palate - a Danish registry study, *Am J Hum Genet* 58：182-190, 1996.
57. Hart TC, Marazita ML, Wright JT：The impact of moecular genetics on oral health paradigms, *Crit Rev Oral Biol Med* 11：26-56, 2000.
58. Shiang R, Lidral AC, Ardinger HH, Buetow KH, Romitti PA, Munger RG：Association of transformng growth factor alpha gene polymorphisms with non-syndromic cleft palate only, *Am J Hum Genet* 53：836-843, 1993.
59. Lidral AC, Murray JC, Buetow KH, Basart AM, Schearer H, Shiang R, Naval A, Layda E, Magee K, Magee W：Studies of the candiate genes TGFβ2, MSX1, TGFα and TGFβ3 in the etiology of cleft lip and palate in the Philippines, *Cleft-Palate Craniofac J* 34：1-6, 1997.
60. Chenevix-Trench G, Jones J, Green A, Duffy DL, Martin N：Cleft lip with or without cleft palate; associations with transforing growth factor-alpha and retinoic acid receptor loci, *Am J Hum Genet* 51：1377-1385, 1992.
61. Vintiner GM, Lo KK, Holder SE, Winter RM, Malcolm S：Exclusion of candidate genes from a role in cleft lip with or without cleft palate：linkage and association studies, *J Med Genet* 30：773-778, 1993.
62. Lidral AC, Romitti PA, Basart AM, Doetschman T, Leysens NJ, Daack-Hirsh S, Semina EV, Johnson LR, Machida J, Burds A, Parnell TJ, Rubenstein JL, Murray JC：Association of MSX1 and TGFβ3 with nonsyndromic clefting in humans, *Am J Hum Genet* 63：557-568, 1998.

第Ⅱ部　シンポジウム "Orthodontics 2001"

骨の生理学と歯科矯正へのインプラントの応用

W. Eugene Roberts　　　　　　　　　　　　　　　　　　　　　　　訳）山下和夫／高田健治

要旨："歯の移動"を定義づけるならそれは，歯列を環境に対して絶えず適応させるために高度に保たれた生理的な機構といえよう．骨量や骨の代謝回転は，ホルモン量，メカニカルストレス，カルシウムバランスなどの影響を絶えず受けている．骨量が少ない場合は，腎臓の機能不全，栄養失調，ホルモンのアンバランスなどが原因していることもある．顎骨の骨量や構造には，それまでに顎骨が受けた器械的な負荷の歴史が反映されている．歯が抜けた後の歯槽骨は吸収される．逆に，強い咬合力や歯ぎしりなどのパラファンクションがあると骨量は増えるが，行き過ぎると病的となり，くさび状欠損，歯肉裂溝，歯槽骨の喪失，歯根吸収などの原因となる．

　成人の矯正患者に対して最良な治療を求めていくと，インプラント，歯科矯正治療，補綴処置など，顎骨を扱う広範な治療が必要となる場合が多い．したがって，骨の健康を考慮することは極めて重要である．その理由は，インプラントのオッセオインテグレーションは，インプラント表面での骨の絶え間ないリモデリングがあってこそ維持されるからである．このリモデリングによって，部分的に石灰化した層状骨の層がインプラントの表面1mm以内に維持される．骨内インプラントのオッセオインテグレーションは，機能的にはアンキローシスと同じである．チタンと皮質骨の弾性係数は異なるが，両者の境界で骨が絶え間なくリモデリングすることでその違いが緩和されるのである．このような生体力学機構によって，インプラントの表面1mm以内にある石灰化度の低い骨は，インプラントと皮質骨の間で緩衝的に働く．

　多くの診療科が連携して患者を治療するときにも，骨と強固に一体化したインプラントは，歯の移動を正確に予測できる信頼性のある固定源となる．残存歯に健康な歯周組織さえあれば，欠損部位のスペースを閉じながら残存歯を排列することによって，美しさと機能を兼ね備えた口腔環境を創ることも可能である．インプラント固定は萎縮した欠損部ではとくに有用である．もし治療計画の中に欠損部位への歯の移動が盛り込まれているならば，欠損部への外科的な骨移植は必要ないであろう．逆に，骨移植が必要なほど骨欠損が著しい場合には，骨移植をしたところに歯を移動するよりもインプラントを植立するほうが賢明である．難しい部分無歯症の不正咬合患者を多くの診療科が連携して治療するとき，

Jarabak Professor, Head, Section of Orthodontics ; Director, Graduate Orthodontics Program, School of Dentistry, Indiana University, USA

歯科用インプラントは矯正歯科医のテリトリーを格段に拡げてくれる武器となる．インプラント固定を取り入れることによって，矯正治療はさらに期待される存在となるにちがいない．多くの診療科にまたがる治療が必要なときには，連携チームのメンバー全員が診断，治療計画，施術に参加しなければならない．

歯の移動のメカニズム

"歯の移動"を定義づけるなら，それは，歯列を環境に対して絶えず適応させるために高度に保たれた生理的な機構といえよう．生理的な歯の移動は生涯を通じて適切な顎口腔機能を維持するために必須である．歯科矯正学はこの生理的なメカニズムを治療に活用していることになる．1本の歯の相対的な位置はそれに働く力の平衡によって決定される．歯科矯正治療では，動的なシステムに静的な負荷を加えることによって，新しい平衡状態がもたらされる．歯は新しい静的な平衡状態に達するまで歯周組織内を移動する．

歯周組織は機能的に配置された3つの組織，すなわち，歯肉，歯槽骨，歯根膜からなる"器官"である．歯の移動を生じさせるために欠くことのできない順応性のある組織は歯根膜である．有限要素モデルを用いた研究によると，骨とそれを支える軟組織中の応力の違いが歯の移動時の反応を制御していることが示唆された．歯の移動時の骨の付加は骨膜における肥大性の反応に類似し，一方，骨の吸収は骨内での限局性の疲労不全に極めてよく似ている．

骨の生理学と代謝

骨量と骨の代謝回転率はホルモン状態，機能的な負荷，カルシウムバランスと関連している．骨量が少ないことは，腎臓の機能不全，栄養失調，ホルモンのアンバランスなどに起因している場合もある．顎骨の骨量や構造にはそれまでに顎骨が受けた負荷の歴史が反映されている．歯が喪失し機能が衰えると骨は吸収される．強い咬合負荷やパラファンクションがあると骨量は増えるが，行き過ぎると病的な過重負荷となり，くさび状欠損，歯肉裂溝，歯槽骨の喪失，歯根吸収などの原因となる．活動性の代謝性骨疾患は骨を扱うあらゆる治療にとって禁忌症である．しかし，いったんネガティブなカルシウムバランスが改善され，十分な骨格構造が残っているなら，通常の治療の適応となる．骨減少症と骨粗鬆症のリスクファクター分析は医科に照会するために歯科において確立されたスクリーニング法である．骨粗鬆症の顎骨内の所見は，極めて多様である．骨粗鬆症患者の中には正常な顎骨と歯槽骨を持っているものもいるが，これはおそらく健康な顎口腔構造体に正常な負荷が加えられているためであろう．しかし，代謝物質の欠乏と機能の欠落は相加的に作用すると考えられる．たとえば，もし部分的に歯のない人が貧弱な顎口腔機能とネガティブなカルシウムバランスをもっているなら，限局性の骨萎縮症は歯のない部位でひどくなるであろう．

カルシウム代謝と骨量

骨減少症（無症候性の骨量減少）と骨粗鬆症（症候性あるいは潜在的症候性の骨量減少）は50歳以上の成人で高い発生率を示すことが，世界中の疫学研究によって実証された．成人患者に外科処置や歯科矯正治療を行うときに

は，骨代謝評価は診断に欠かせないワークアップのひとつである．骨格と歯の健康は関連している．歯がないことは骨粗鬆症のリスクファクターのひとつなので，部分的に歯のないすべての成人に対して骨の健康を疑わなければならない．さらに，歯の美しさと機能をじゅうぶん回復できるか否かは，骨の積極的な反応に依存している．部分的に歯のない成人患者のすべて，とくに閉経後の女性は，骨粗鬆症のリスクファクター検査とそれ以外にも骨に関連した代謝異常検査を受ける必要がある．骨減少症と骨粗鬆症の成人患者のほとんど（～90％）は，いったんネガティブなカルシウムバランスが安定すれば，歯科矯正治療や多くの診療科による連携治療を受けても差し支えない．しかし，代謝的に危険な状態にある患者の場合，臨床医は大規模で選択的な治療を妨げる医学的な徴候や症状に気を配らなければならない．

内分泌学

単位時間あたりに新たに作られる二次オステオン数として定義される骨のリモデリング現象の活性化頻度は，副甲状腺ホルモン（PTH）と甲状腺ホルモン（TH）の両者によって増強される．PTHは血清カルシウムを増加させる特異的なホルモンである．PTHは①骨吸収，②カルシウムの腎臓からの再吸収，③ビタミンDの活性代謝物の産生，の3つを増強することによって作用する．THは体全体の代謝率を上げることによって骨のリモデリングを増加させる．一方，エストロゲンはリモデリング頻度を抑える傾向がある．したがって，閉経後にリモデリング率が上昇することによって生じる骨減少症を防ぐには，エストロゲン補充療法が効果的である．リモデリング率の上昇は，骨格が萎縮へと向かう機構である．その理由は，リモデリング現象で

は吸収される骨よりも形成される骨のほうがわずかに少ないからである．代謝をコントロールしてリモデリング率を抑制することは，歯の移動のメカニズムを妨げずに骨を維持するための生理的な機構である．

成人の歯科矯正患者について，骨の健康は考慮しなければならない重要事項である．患者にとって最適な治療をするには，広範囲にわたり骨を扱う治療，たとえばインプラント，歯科矯正，補綴などが必要となるからである．エストロゲンとその類似体は骨の吸収を直接妨げずに骨量を保持する．正常な骨の吸収を維持することは治癒，骨の適応，歯科矯正による歯の移動，インプラントのオッセオインテグレーションの維持にとって重要である．インプラントのオッセオインテグレーションはインプラントの界面での骨の絶え間ないリモデリングによって維持されるからである．このメカニズムによってインプラント表面1mm以内に部分的に石灰化した層状骨の層が維持される．したがって，骨吸収が正常に維持されながら骨格を保持することこそ，骨減少症や骨粗鬆症の女性に対するエストロゲン補充療法の利点といえる．エストロゲンや合成類似体は骨減少症や骨粗鬆症の男性を治療するために使用されることもある．

骨粗鬆症

骨量の減少は，エストロゲン補充療法や選択的エストロゲンレセプター阻害剤（タモキシフェン，ラロキシフェン）を用いてリモデリング頻度を減少させることによって抑制できる．もうひとつの方法は，カルシトニンやビスフォスフォネートを用いて骨吸収を直接阻害することである．閉経後の女性の骨や心血管系を守るための長期的療法としてもっともよく使われているのはエストロゲン補充療法

である．エストロゲンは子宮摘出術を受けた女性にとくに適している．しかし，子宮摘出術を受けていない閉経後の女性にはエストロゲンとプロゲスチンを組み合わせて治療することが多い．エストロゲンは子宮内膜を過度に刺激することがあり，そのため子宮内膜がんを生じやすいといわれているからである．

ホルモン補充療法は乳がんのリスクを高めるとの理由で議論の余地がある．乳がんのリスクは，エストロゲンの長期投与により約10%増加するが，エストロゲンとプロゲスチンの混合投与では30%まで増加するといわれている．一般に，骨，心血管，歯やその他の健康がエストロゲン補充療法から受ける恩恵は，ほとんどの女性にとって乳がんになるリスクよりも大きい．しかし，それに比べ，エストロゲンとプロゲスチンの混合療法では恩恵がリスクを上回るかどうかが難しいところである．

骨粗鬆症の予防と治療のためにホルモン補充療法にかわるおもな薬剤としてはカルシトニン，ビスフォスフォネート，選択的エストロゲンレセプター阻害剤が挙げられる．骨を扱う治療を行っている間は，リセドロン酸，エチドロン酸，アレンドロン酸（Fosamax™）などの薬剤による低骨量患者のビスフォスフォネート治療は注意して行う必要がある．その理由は，これらの薬剤が骨の吸収を阻害するからである．生体が骨を取り除こうとする機構は，創傷治癒や歯科矯正による歯の移動にとってなくてはならないものである．最初に開発されたビスフォスフォネート（エチドロン酸）はインプラントと骨とのインテグレーションを阻害した．しかし，それより新しい世代のビスフォスフォネートは，現在推奨されている投与量ではインプラントのインテグレーションを維持するのに問題とはならないことが報告されている．

ビスフォスフォネートを投与されている患者について行われた，歯科矯正による歯の移動やインプラントの術後治癒，あるいはそれ以外の骨を扱う療法に関する研究は未だない．しかし，骨を扱う療法を行っている間は，骨の吸収を阻害する薬剤を避けなければならないことについての理論的根拠は十分にある．いったん，広範な連携治療による咬合機能の修復が完了すれば，ビスフォスフォネートはとくに骨減少症の男性やエストロゲン療法を避けたい女性への選択薬剤になり得るであろう．

骨の生理学と歯科用インプラント

骨内インプラントの支持骨内への強固な固定（オッセオインテグレーション）は，アンキローシスと機能的には同じである．その境界で骨が絶え間なくリモデリングすることでチタンと皮質骨の弾性係数の違いは緩和される．生体力学のメカニズムによって，インプラントの表面から1 mm以内の石灰化度の低い骨層はインプラントと皮質骨の間で緩衝的な働きをする．界面での高い骨の代謝回転率にもかかわらず，界面のほんの少しの部分のみがどの部位でも正しいリズムでリモデリングしている．したがって，オッセオインテグレートしたインプラントは支持骨への"強固な"付着を維持し，補綴治療や歯科矯正治療での安定した固定源となる．

骨性癒着した歯やオッセオインテグレートしたインプラントは十分な咬合機能を提供し，歯科矯正治療にとっての効果的な固定源となる．疲労不全の力学を用いることによって，インプラントは骨性癒着した歯を移動するための固定源としても役立てることができる．健全な歯が歯槽突起の萎縮した領域へ移動されるとき，相当量の新しい骨と付着歯肉が作られることから，歯科矯正学は，一種の

ティッシュ・エンジニアリングであるといえる.

歯科用インプラントの境界面

インプラントの支持骨内でのオッセオインテグレーションは歯のアンキローシスと機能的には同じである.術後の治癒相では,骨膜や骨内膜の表面にある仮骨がインプラントを安定させる.また,骨のリモデリングによって,死んだ骨の界面は生きた骨で置き換えられる.インプラントを支持骨に強固に結合するための機構は骨のリモデリング過程での付加成長相である.インプラント表面の層状骨に生じる高い代謝回転(リモデリング)は不確定であり,機能的な負荷や治療上の負荷とは無関係に続く.界面での絶え間ないリモデリングはチタンと皮質骨の弾性係数の違いが原因であると考えられている.この反応によって,インプラントの界面1 mm以内に石灰化の不十分な骨からなる緩衝的な層が生じる.この層は機能的には歯根膜に似ているようである.界面での高い代謝回転率にもかかわらず,界面のほんの一層のみがどの部位でも正しいリズムでリモデリングしている.その結果,オッセオインテグレートしたインプラントは支持骨への"強固な"付着を維持し,補綴治療や歯科矯正治療での安定した固定源となる.

インプラントを用いた固定法

多くの診療科が連携して患者を治療する際,骨と強固に一体化したインプラントを用いることで,歯の移動を正確に予測できる信頼性のある固定源が得られるようになった.健康な歯周組織さえあれば,萎縮したスペースを閉じながら残存歯を排列することによって最適な美しさと機能を兼ね備えた口腔環境を創ることができる.インプラント固定法は,部分的に歯のない萎縮したスペースをコントロールする際とくに役立つ.もし治療計画の中に欠損部位への歯の移動が盛り込まれているならば,その部位へ外科的に骨を移植することはめったにない.逆に,外科的骨移植が必要なほど骨欠損が著しい場合には,骨移植をしたところに歯を移動するよりもインプラントを植立するほうが賢明である.複雑な部分的無歯症の不正咬合を多くの診療科が連携して治療する際,歯科用インプラントはその中での歯科矯正的な管理領域を格段に拡げてくれる.

補助的存在としての歯科矯正

歯列内や遠心部の骨と強固に一体化したインプラントは,部分無歯症の萎縮性の欠損部をより美しく修復するために,空隙閉鎖,支台歯の復位,埋伏臼歯の排列や歯周組織の再生を行う際に効果的な固定源として働く.歯科矯正は再建歯科の重要な補助的存在であり,複雑な不正咬合を多くの診療科の手で効果的に管理する際になくてはならない存在となる場合が多い.理想的な美しさと機能の回復には,インプラント,骨移植,補綴修復とともに歯科矯正が必要となるであろう.健康な歯周組織があれば,萎縮した抜歯空隙を閉じることも可能であり,それができなくても現状より予測可能な補綴修復ができるように空隙幅を狭くすることができる.歯科矯正による空隙閉鎖に先立って,萎縮部位への外科的な骨移植はたいていの場合必要ではない.骨と強固に一体化した骨内フィクスチャーは,損なわれた歯列を回復し先天欠如歯の代役を務めるために使われるだけでなく,補綴前の歯の排列と部分無歯症の空隙閉鎖のための歯科矯正治療の固定源としても役立つであろう.

多くの診療科による連携治療

　連携治療における歯科矯正治療とは，"小児や成人の複雑な不正咬合を最適に改善するため，矯正歯科医が医科や歯科の同僚と相互に連携すること"と定義される．効果的な治療は以下の項目によって複雑になることもある．①医科的問題，②頭蓋顔面の先天異常，③遺伝的欠損症，④先天的な歯の問題（矮小歯，欠損歯，過剰歯）⑤外傷，⑥病態（腫瘍，カリエス，歯周病など），⑦過去に受けた治療（顎骨への化学療法，放射線療法など）．連携治療を必要とする問題の中で最もよくあるのが，残存歯による補償（残存歯が空隙へ傾斜したり挺出すること）と咬合高径の減少を伴った成人の部分無歯症である．補助的存在としての歯科矯正治療は，美しさと機能を最適にしながら歯列を維持するので"保存歯科学"そのものといえる．しかし，対時間効果や対費用効果の高い患者管理を行うには，疫学に焦点を置いた注意深い診断と治療方針を立てることが必要となる．歯科矯正治療の固定のためのインプラントのおかげで，治療の可能性が広がり，最適な美しさと機能をもった歯列や顔貌を得ることができるようになった．

結論

　オッセオインテグレートされたインプラントは，欠損歯の代役として正常な口腔機能を回復することで歯科補綴学に革命をもたらした．成人の部分無歯症患者に美しさと機能を回復させるには，補綴前の歯科矯正治療が必要となることがある．強固なインプラント固定を利用した歯科矯正治療は，二次的に歯を喪失したさまざまなタイプの不正咬合を効果的に解決するために重要である．多くの診療科にまたがる治療が必要なときには，連携チームのメンバー全員が診断，治療計画，施術に参加しなければならない．

骨格形成に必須の転写因子Cbfa1/Runx2

小守壽文

要旨：脊椎動物の骨格形成は，内軟骨性骨化と膜性骨化からなる．膜性骨化では神経堤由来の間葉系細胞より分化した骨芽細胞によって直接骨が形成される．膜性骨化は，頭蓋冠やいくつかの顔面骨，下顎骨や鎖骨の一部でのみ見られる．それ以外の骨格では，内軟骨性骨化により鋳型としてまず軟骨が作られ，その後骨芽細胞によって骨組織に置き換えられていく．

Cbfa1 (core binding factor α1)/Runx2 (runt-related gene 2) は，ショウジョウバエの体節形成遺伝子中のペアルール遺伝子のひとつruntにホモロジーを持つruntドメイン遺伝子ファミリーに属する転写因子である．Cbfa1ノックアウトマウスは，骨芽細胞の成熟が抑制されることにより骨が完全に欠損していた．このことからCbfa1が骨形成，とくに骨芽細胞の分化に必須の因子であることが明らかとなった．さらに，Cbfa1欠損の頭蓋冠由来細胞は in vitro で完全に骨芽細胞への分化能を失っていたが，無刺激で脂肪細胞に分化し，BMP-2で刺激すると軟骨細胞に分化した．したがって，Cbfa1は間葉系細胞から骨芽細胞への分化決定に関わっていることが明らかとなった．しかし，骨芽細胞の分化過程でのCbfa1の働きはまだ解明されていなかった．最近，われわれはI型コラーゲンプロモーターを用いたCbfa1トランスジェニックマウスを作製したところ，骨芽細胞数は増加しているにもかかわらず，多発性の骨折を伴う骨粗鬆症の症状が見られた．その理由は骨芽細胞の分化が最終段階で抑制されていたためである．すなわち，Cbfa1は骨芽細胞の分化を初期で促進し，後期では抑制することが明らかとなった．また，Cbfa1はI型コラーゲン，オステオポンチン，骨シアロタンパク，オステオカルシンなど主要な骨基質タンパクの骨芽細胞での産生にも重要な役割を担っている．

Cbfa1欠損マウスでは軟骨分化障害も見られる．ニワトリの胸骨より得た未熟な軟骨細胞にレトロウィルスを用いてCbfa1を強制発現させると，軟骨細胞の分化が強力に誘導されたが，ドミナントネガティブ(DN)-Cbfa1を強制発現させると，軟骨細胞分化が抑制された．このことから，Cbfa1が軟骨細胞分化に重要な因子であることが明らかとなった．さらに，軟骨細胞にCbfa1を特異的に発現させるために作製されたII型コラーゲンプロモーターを用いたCbfa1トランスジェニックマウスでは，ほとんどの骨格は石灰化し，軟骨細胞の成熟肥大化と内軟骨性骨化が著明に促進した．逆にII型コラーゲンプロモーターを用いたDN-Cbfa1トランスジェニックマウスでは，内軟骨性骨化が完全に抑制され，軟骨

大阪大学大学院医学系研究科分子病態内科学講座　科学技術振興事業団　565-0871　大阪府吹田市山田丘2-2

には未熟な軟骨細胞しか存在しなかった．さらに，Cbfa1トランスジェニックマウスでは，ほとんどの関節が形成されず，永久軟骨は成長軟骨化し，内軟骨性骨化の過程が進んでいたのに対し，DN-Cbfa1トランスジェニックマウスでは，永久軟骨の性格が保たれていた．このことから，Cbfa1は内軟骨性骨化の過程での軟骨細胞の成熟のみならず，永久軟骨と成長軟骨の性格決定にも重要な因子であることが明らかになった．

したがって，Cbfa1は骨芽細胞と軟骨細胞の両者の分化の鍵となる調節因子であり，骨格形成において必須の役割を担っている．

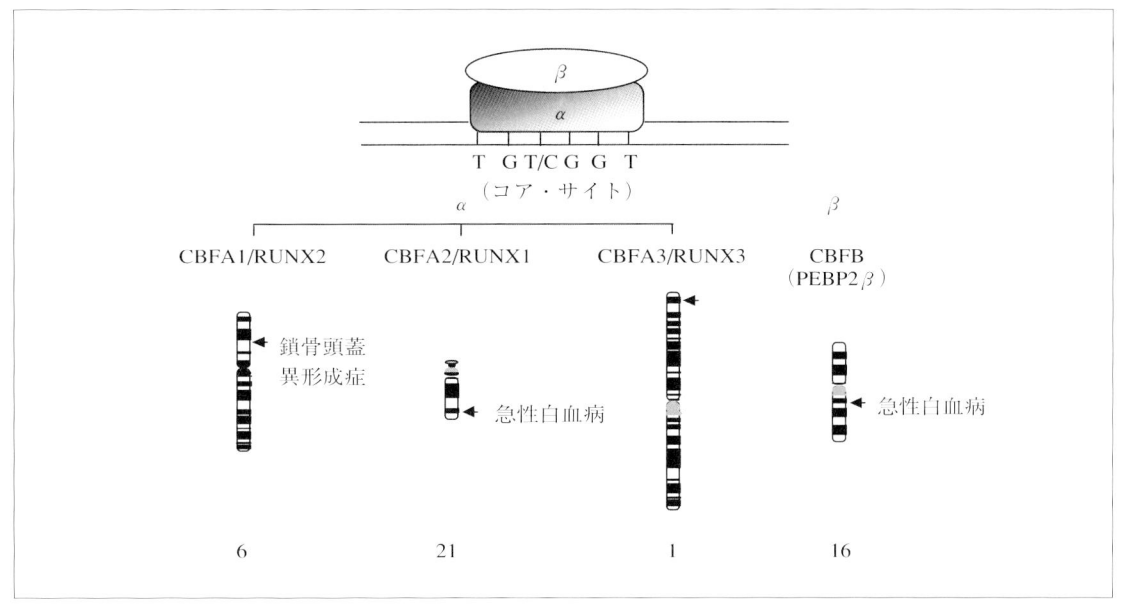

図1 runtドメイン遺伝子の染色体上での位置とヒトでの関連疾患．runtドメイン遺伝子の産物はCBFBと二量体を作り共通配列（TGT/CGGT）を認識する．

Cbfa1ノックアウトマウス

Cbfa1はRunx2とも呼ばれ，runtドメイン*1遺伝子ファミリーに属する転写因子のひとつである（図1）[1]．runtドメイン遺伝子は3つあり（Cbfa1/Runx2, Cbfa2/Runx1, Cbfa3/Runx3），どれもショウジョウバエのpair-rule遺伝子のひとつruntとホモロジー*2のあるDNA-結合ドメインのruntをもつ[2-5]．これらのタンパクはコ・アクチベーターのCbfb/Pebp2βと二量体を作り[6,7]，共通配列であるTGT/CGGTを特異的に認識する[8-11]．

Cbfa1ノックアウトマウスは出生直後に呼吸することなく死亡した[12,13]．どのノックアウトマウスも共通して小さく，四肢は短かった．胎生18.5日のホモ変異体の胎仔は，骨格がすべて軟骨からなり，軟骨内には血管侵入や間葉系細胞の侵入がまったく認められなかった．ホモ変異体では，骨芽細胞の成熟が

---

*1 ドメイン domain：遺伝子の相同性をもった単位．一般に，遺伝子の倍加によって生じ，さらに突然変異を起こすことによって互いに相違を生じたと考えられている．
*2 ホモロジー homology：相同性．2つの核酸分子の塩基配列が類似していること．

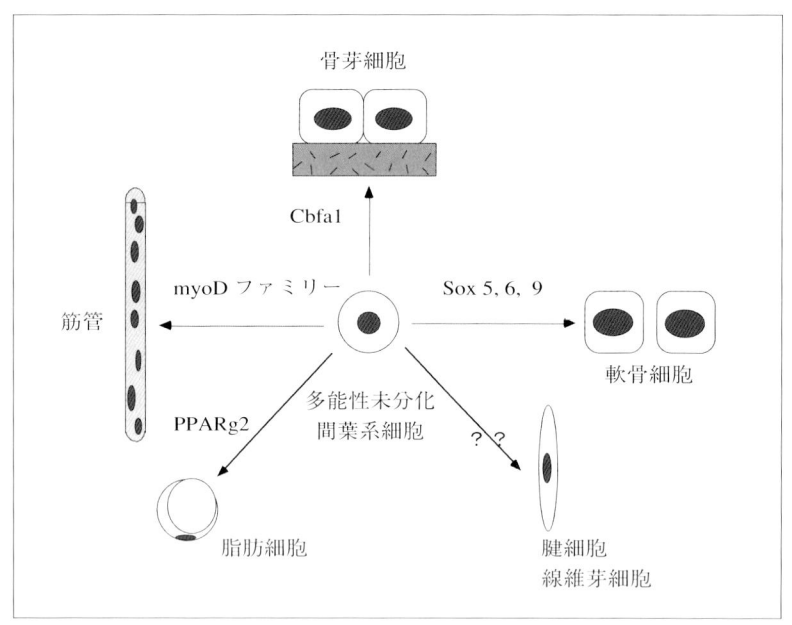

図2 骨格を構成する細胞の多能性間葉系細胞からの分化．各系列に必要な転写因子を示す．

抑制されたために内軟骨性骨化も膜性骨化も完全に欠損していた．このことから，Cbfa1が骨形成と骨芽細胞分化に必須の遺伝子であることが明らかとなった（図2）．

鎖骨頭蓋異形成症

鎖骨頭蓋異形成症Cleidocranial dysplasia（CCD）は鎖骨の低形成，泉門・縫合の開大，過剰歯，低身長等を特徴とする常染色体優性遺伝疾患である[14]．Cbfa1のヘテロ変異体マウスは，CCDとよく似た表現型を示した[12,13,15]．生まれたばかりのヘテロ変異体では，鎖骨，鼻骨，前頭骨，頭頂骨，頭頂間骨，後頭骨，側頭骨，肩甲骨の低形成や頭蓋縫合，泉門の開大，ウォーム骨[*3]が見られた．成獣になっても鎖骨の低形成，頭蓋縫合，泉門の開大が明らかであった．ヒトCBFA1遺伝子は，第6染色体のp12からp21の範囲にあることがわかり[16-18]，鎖骨頭蓋異形成症患者にCBFA1遺伝子座の変異が見出された[17,19,20-22]．これらの事実から，CBFA1のヘテロ変異体が鎖骨頭蓋異形成症の原因であることが明らかとなった．

Cbfa1と骨芽細胞分化

Cbfa1ノックアウトマウスは完全に骨芽細胞が欠損しており[12,13]，Cbfa1が骨芽細胞の分化に必須の因子であることは明らかである．Cbfa1ノックアウトマウスの頭蓋冠由来細胞は，骨芽細胞への分化能を完全に失っていたが，分化刺激なしに高頻度に脂肪細胞に分化し，BMP-2の存在下で軟骨細胞に分化した．すなわち，Cbfa1が脂肪細胞への分化抑制能を持つこと，Cbfa1を欠損した間葉系細胞は多分化能を保持していることが示された[23]．したがって，多能性未分化間葉系細胞が骨芽細胞系列へ分化する際，その決定にCbfa1が極めて重要な役割を担っていることが示唆された．

Ⅰ型コラーゲンプロモーターを用いた

[*3]ウォーム骨Wormian bones：縫合骨．頭蓋縫合線に沿ってみられる小さな不規則形の骨で，とくに頭頂骨にみられる．

```
                                    Cbfa1
                            ↓    ↓    ↓   ↓
  多能性未分化   ○───○───○───○───○───⊣○
  間葉系細胞      骨原性細胞  未熟骨芽細胞 成熟骨芽細胞    骨細胞

                            ─────Ⅰ型コラーゲン─────
                            ────アルカリホスファターゼ────
                              ────オステオポンチン────
                                ──骨シアロタンパク──
                                    ─ オステオ ─
                                      カルシン
```

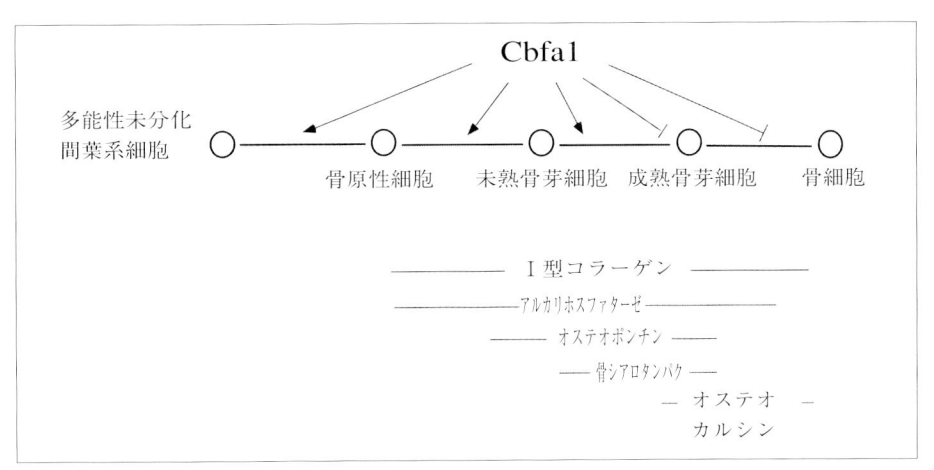

図3 骨芽細胞の分化．Cbfa1は多能性間葉系細胞から骨芽細胞系列への分化決定に関わり，骨芽細胞の分化を初期には誘導するが後期には抑制する．骨芽細胞分化に伴って発現するコラーゲンや非コラーゲン基質タンパクも示してある．

Cbfa1トランスジェニックマウス[*4]は，多発性の骨折を伴った骨粗鬆症の症状を示した[24]．骨芽細胞数は生後から増加していたが，基質産生能や石灰化能は低下していた．骨粗鬆症や易骨折性の原因は，骨芽細胞の成熟が抑制され，未熟な骨芽細胞が成獣マウスの骨に蓄積したためである．これらの結果よりCbfa1は骨芽細胞分化を初期で促進し，後期では抑制することが明らかとなった（図3）．

Cbfa1による骨基質関連タンパクの産生の制御

Ⅰ型コラーゲン，オステオポンチン，骨シアロタンパク（BSP），オステオカルシンなどの骨基質蛋白はCbfa1によって調節されていることが報告されている[25, 26]．Cbfa1ノックアウトマウスでは，これらの蛋白の発現はほぼ消失していた[12]．また，Cbfa1は生後もこれらの骨基質蛋白の発現を制御している[27]．Cbfa1には異なるN末端配列を持つ少なくとも2つのアイソフォーム[*5]が存在する[2, 28, 29]．エクソン2から翻訳されるCbfa1は，もともとPebp2αAと名づけられていた[2]．以下ではこれをⅠ型Cbfa1と呼ぶ．エクソン1から翻訳されるもう一つは，OSF2/til1アイソフォームと呼ばれた[28, 29]．以下ではこれをⅡ型Cbfa1と呼ぶ．これらのアイソフォームはCbfa1の標的遺伝子に対して異なった活性能を持っているようである[26, 30, 31]．一般にruntドメイン因子は転写調節因子と共同で遺伝子発現を制御しているようである．例えばCbfa1はets1と共同でオステオポンチン遺伝子の発現を調節していることが示されている[32]．

Cbfa1欠損マウスにおける軟骨分化障害

Cbfa1の2つのアイソフォーム（Ⅰ型とⅡ型）はいずれも骨芽細胞と同様に肥大軟骨細胞に強く発現していた．また，それ以外の軟骨細

[*4]トランスジェニックマウスtransgenic mouse：クローニングされた遺伝子を人工的に導入されたマウス．この場合のⅠ型コラーゲンプロモーターを用いたCbfa1トランスジェニックマウスとは，Cbfa1遺伝子にⅠ型コラーゲン遺伝子の発現を調節するスイッチ（プロモーター）をつなげたものを導入されているので，Ⅰ型コラーゲンをもともと産生する細胞（骨芽細胞など）のみで正常Cbfa1が通常よりも大量に産生されるトランスジェニックマウスをいう．

[*5]アイソフォームisoform：アミノ酸配列が少し異なるが機能的に関連したタンパク質群．一般に，エクソン（アミノ酸に翻訳される遺伝子領域）の異なった組み合わせよって生じる．

胞では弱く発現していた[33]．Cbfa1ノックアウトマウスでは，ほとんどの骨格が静止・増殖軟骨でできており，軟骨細胞肥大化の過程が著しく障害されていた[34,35]．PTH/PTHrPレセプター，インディアン・ヘッジホッグ（Ihh），X型コラーゲン，BMP-6の発現は上腕・大腿では認められず，軟骨細胞分化が前肥大軟骨細胞の前の段階で止まっていた[34]．

　Cbfa1ノックアウトマウスでは前腕・下腿の長管骨など限られた骨格部位のみで軟骨細胞の成熟を認め，同部位の肥大軟骨細胞ではX型コラーゲン・BMP-6，Ihhの発現がみられた．これらの部位では石灰化もみられたが，オステオポンチン，BSP，メタロプロテナーゼ13（MMP13）はまったく認められず，Cbfa1が後期肥大軟骨細胞でこれらの遺伝子の発現を直接制御していることが示された[34,36]．Cbfa1ノックアウトマウスの胎仔の四肢遠位側にある石灰化軟骨には血管侵入がなく，成熟破骨細胞の欠損がその一因となっている．Cbfa1ノックアウトマウスの胎仔の後期肥大軟骨細胞におけるオステオポンチンとBSPの発現低下も，骨芽細胞や破骨細胞が軟骨組織へ侵入できない一因となっている可能性がある．その理由は，オステオポンチンやBSPは骨芽細胞や破骨細胞が細胞外基質へ接着するのを促進すると考えられているからである[37]．おもにⅡ型コラーゲンを分解するMMP13は血管侵入を引き起こすのに重要な役割を果たしていると考えられる．

Cbfa1の軟骨細胞の成熟制御

　インスリン依存性に軟骨細胞へ分化するATDC5細胞でのCbfa1の発現は，肥大軟骨細胞に分化する前に上昇した．また，Cbfa1に対するアンチセンスオリゴヌクレオチドは，ATDC5細胞の分化を著明に抑制した[33]．さらに，ニワトリの胸骨より得た未熟な軟骨細胞にレトロウィルスを用いてCbfa1を強制発現させると，細胞増殖は低下したが，グリコサミノグリカンの産生が誘導され，アルカリホスファターゼ（ALP）活性は上昇し，X型コラーゲンとMMP13の発現のみならず基質の石灰化も誘導された[33]．またドミナントネガティブ*6（DN）-Cbfa1を同様に強制発現させると，ALP活性，X型コラーゲンの発現，石灰化が抑制されたが，テネイシンの発現は維持された[38]．このことからCbfa1は in vitro で軟骨細胞の成熟に重要な因子であることが明らかとなった．

　さらに，軟骨細胞にCbfa1を特異的に発現させるためのⅡ型コラーゲンプロモーターを用いたCbfa1トランスジェニックマウスでは，ほとんどの骨格は石灰化し，軟骨細胞の成熟と内軟骨性骨化が著明に促進された[38]．逆に同じⅡ型コラーゲンプロモーターを用いたDN-Cbfa1トランスジェニックマウスでは，内軟骨性骨化が完全に抑制され，軟骨にはⅡ型コラーゲンは発現するがX型コラーゲンは発現しない未熟な軟骨細胞しか存在しなかった．さらに，Cbfa1トランスジェニックマウスでは，ほとんどの関節が形成されず，永久軟骨は成長軟骨化し，内軟骨性骨化が進んでいたのに対し，DN-Cbfa1トランスジェニックマウスでは，永久軟骨の性格が保たれていた[38]．このことから，Cbfa1は内軟骨性骨化の過程で軟骨細胞の成熟のみならず永久軟骨と成長軟骨の性格決定にも重要な因子であることが明らかになった（図4）．

---

*6 ドミナントネガティブdominant negative：優性的阻害．ある変異遺伝子の産物が正常遺伝子産物に対して優性に働き，本来の機能を阻害してしまうような突然変異．例えば，Ⅱ型コラーゲンプロモーターを用いたドミナントネガティブCbfa1トランスジェニックマウスとは，Ⅱ型コラーゲンをもともと産生する細胞（軟骨細胞など）のみで変異Cbfa1が大量に産生され，本来の正常Cbfa1の働きを阻害してしまうトランスジェニックマウスをいう．

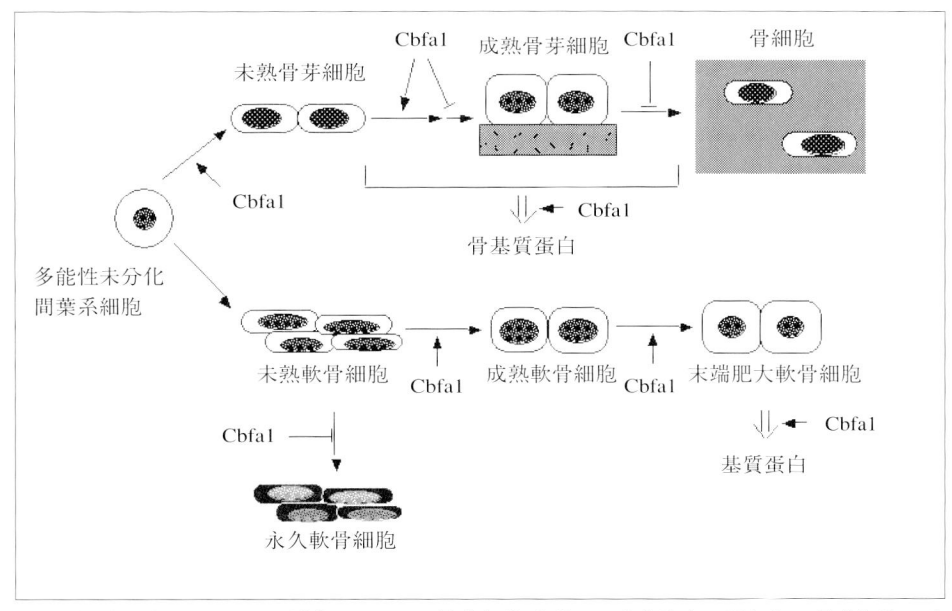

図4 骨格形成でのCbfa1の働き．Cbfa1は骨芽細胞系列への分化決定に関わり，骨芽細胞の分化を初期には誘導するが後期には抑制する．また，骨細胞での骨基質蛋白の産生を調節する．Cbfa1は軟骨細胞の成熟を誘導し，軟骨の性格決定にも重要な因子である．また，肥大軟骨細胞の基質蛋白産生も調節する．

文献

1. Komori T, Kishimoto T : Cbfa1 in bone development, *Curr Opin in Genet Dev* 8 : 494-499, 1998.
2. Ogawa E, Maruyama M, Kagoshima H, Inuzuka M, Lu J, Satake M, Shigesada K, Ito Y : PEBP2/PEA2 represents a new family of transcription factor homologous to the products of the Drosophila runt and the human AML1 gene, *Proc Natl Acad Sci USA* 90 : 6859-6863, 1993.
3. Bae SC, Yamaguchi-Iwai Y, Ogawa E, Maruyama M, Inuzuka M, Kagoshima H, Shigesada K, Satake M, Ito Y : Isolation of PEBP2αB cDNA representing the mouse homolog of human acute myeloid leukemia gene, AML1, *Oncogene* 8 : 809-814, 1993.
4. Bae SC, Takahashi E, Zhang YW, Ogawa E, Shigesada K, Namba Y, Satake M, Ito Y : Cloning, mapping and expression of PEBP2αC, a third gene encoding the mammalian Runt domain, *Gene* 159 : 245-248, 1995.
5. Kania MA, Bonner AS, Duffy JB, Gergen J P : The Drosophila segmentation gene runt encodes a novel nuclear regulatory protein that is also expressed in the developing nervous system, *Genes Dev* 4 : 1701-1713, 1990.
6. Ogawa E, Inuzaka M, Maruyama M, Satake M, Naito-Fujimoto M, Ito Y, Shigesada K : Molecular cloning and characterization of PEBP2α, the heterodimeric partner of a novel Dorosophila runt-related DNA binding protein PEBP2α, *Virology* 194 : 314-331, 1993.
7. Wang S, Wang Q, Crute BE, Melnikova I N, Keller S R, Speck N A : Cloning and characterization of subunits of the T-cell receptor and murine leukemia virus enhancer core-binding factor, *Mol Cell Biol* 13 : 3324-3339, 1993.
8. Kamachi Y, Ogawa E, Asano M, Ishida S, Murakami Y, Satake M, Ito Y, Shigesada K J : Purification of a mouse nuclear factor that binds to both the A and B cores of the polyomavirus enhancer, *Virology* 64 : 4808-4819, 1990.
9. Wang S, Speck N A : Purification of core-binding factor, a protein that binds the conserved core site in murine leukemia virus enhancers, *Mol Cell Biol* 12 : 89-102, 1992.
10. Melnikova IN, Crute BE, Wang S, Speck NA : Sequence specificity of the core-binding factor, *J Virol* 67 : 2408-2411, 1993.
11. Meyers S, Lenny N, Sun W, Hiebert SW : AML-2 is a potential target for transcriptional regulation by the t(8 ; 21) and t(12 ; 21) fusion proteins in acute leukemia, *Oncogene* 13 : 303, 1996.
12. Komori T, Yagi H, Nomura S, Yamaguchi A, Sasaki K, Deguchi K, Shimizu Y, Bronson R T, Gao Y H, Inada M, Sato M, Okamoto R, Kitamura Y, Yoshiki S, Kishimoto T : Targeted disruption of Cbfa1 results in a complete lack of bone formation owing to maturational arrest of osteoblasts, *Cell* 89 : 755-764, 1997.
13. Otto F, Thornell AP, Crompton T, Denzel A, Gilmour K C, Rosewell IR, Stamp GW H, Beddington RSP, Mundlos S, Olsen BR, Selby P B, Owen M J : Cbfa1, a candidate gene for cleidocranial dysplasia syndrome, is essential for osteoblast differentiation and bone development, *Cell* 89 : 765-771, 1997.
14. Jarvis JL, Keats TE : Cleidocranial dysostosis, a review of 40 new cases, *Am J Radiol* 121 : 5-16, 1974.
15. Komori T : An essential transcription factor for hard tissue formation, *J Hard tissue Biol* 8 : 22-26, 1999.
16. Levanon D, Negreanu V, Bernstein Y, Bar-Am I, Avivi L

Groner Y : AML1, AML2, and AML3, the human members of the runt domain gene-family : cDNA structure, expression, and chromosomal localization, *Genomics* 23 : 425-432, 1994.

17. Lee B, Thirunavukkarasu K, Zhou L, Pastore L, Baldini A, Hecht J, Geoffroy V, Ducy P Karsenty G : Missense mutations abolishing DNA binding of the osteoblast-specific transcription factor OSF2/CBFA1 in cleidocranial dysplasia, *Nat Genet* 16 : 307-310, 1997.

18. Zhang Y, Bae S, Takahashi E Ito Y : The cDNA cloning of the transcripts of human PEBP2αA/CBFA1 mapped to 6p12.3-p21.1, the locus for cleidocranial dysplasia, *Oncogene* 15 : 367-371, 1997.

19. Mundlos S, Otto F, Mundlos C, Mulliken JB, Aylsworth AS, Albright S, Lindhout D, Cole W G, Henn W, Knoll J HM, Owen M J, Mertelsmann R, Zabel BU Olsen BR : Mutations involving the transcription factor CBFA1 cause cleidocranial dysplasia, *Cell* 89 : 773-779, 1997.

20. Quack I, Vonderstrass B, Stock M, Aylsworth AS, Becker A, Brueton L, Lee PJ, Majewski F, Mulliken JB, Suri M, Zenker M, Mundlos S, Otto F : Mutation analysis of core binding factor a1 in patients with cleidocranial dysplasia, *Am J Hum Genet* 65 : 1268-1278, 1999.

21. Zhou G, Chen Y, Zhou L, Thirunavukkarasu K, Hecht J, Chitayat D, Gelb BD, Pirinen S, Berry SA, Greenberg CR, Karsenty G, Lee B : CBFA1 mutation analysis and functional correlation with phenotypic variability in cleidocranial dysplasia, *Hum Mol Genet* 8 : 2311-2316, 1999.

22. Zhang Y W, Yasui N, Kakazu N, Abe T, Takada K, Imai S, Sato M, Nomura S, Ochi T, Okuzumi S, Nogami H, Ngai T, Ohashi H, Ito Y : PEBP2αA/CBFA1 mutations in Japanese cleidocranial dysplasia patients, *Gene* 244 : 21, 2000.

23. Kobayashi H, Gao Y, Ueta H, Yamaguchi C A, Komori T : Multilineage differentiation of Cbfa1-deficient calvarial cells in vitro, *Biochem Biophys Res Commun* 273 : 630-636, 2000.

24. Liu W, Toyosawa S, Furuichi T, Kanatani N, Yoshida C, Liu, Y, Himeno M, Narai S, Yamaguchi A, Komori T : Overexpression of Cbfa1 in osteoblasts inhibits osteoblast maturation and causes osteopenia with multiple fractures, *J Cell Biol* 155 : 157-166, 2001.

25. Ducy P, Zhang R, Geoffroy V, Ridall AL, Karsenty G : Osf2/Cbfa1 : a transcriptional activator of osteoblast differentiation, *Cell* 89 : 747-754, 1997.

26. Harada H, Tagashira S, Fujiwara M, Ogawa S, Katsumata T, Yamaguchi A, Komori T, Nakatsuka M : Cbfa1 isoforms exert functional differences in osteoblast differentiation, *J Biol Chem* 274 : 6972-6978, 1999.

27. Ducy P, Starbuck M, Priemel M, Shen J, Pinero G, Geoffroy V, Amling M, Karsenty GA : Cbfa1-dependent genetic pathway controls bone formation beyond embryonic development, *Genes Dev* 13 : 1025-1036, 1999.

28. Stewart M, Terry A, Hu M, O'Hara M, Blyth K, Baxter E, Cameron E, Onions DE, Neil JC : Proviral insertions induce the expression of bone-specific isoforms of PEBP2αA (CBFA1) : evidence for a new myc collaborating oncogene, *Proc Natl Acad Sci USA* 94 : 8646-8651, 1997.

29. Thirunavukkarasu K, Mahajan M, Mclarren KW, Stifani S, Karsenty G : Two domains unique to osteoblast-specific transcription factor Osf2/Cbfa1 contribute to its transactivation function and its inability to heterodimerize with Cbfb, *Mol Cell Biol* 18 : 4197-4208, 1998.

30. Tsuji, K Ito Y, Noda M : Expression of the PEBP2αA/AML3/CBFA1 gene is regulated by BMP4/7 heterodimer and its overexpression suppresses type I collagen and osteocalcin gene expression in osteoblastic and nonosteoblastic mesenchymal cells, *Bone* 22 : 87-92, 1998.

31. Xiao ZS, Hinson TK, Quarles LD : Cbfa1 isoform overexpression upregulates osteocalcin gene expression in non-osteoblastic and pre-osteoblastic cells, *J Cell Biochem* 74 : 596-605, 1999.

32. Sato M, Morii E, Komori T, Kawahara H, Sugimoto M, TeraiK, Shimizu H, Yasui T, Ogihara H, Yasui N, Ochi T, Kitamura Y, Ito Y, Nomura S : Transcriptional regulation of osteopontin gene in vivo by PEBPαA/CBFA1 and ETS1 in the skeletal tissues, *Oncogene* 17 : 1517-1525, 1998.

33. Enomoto H, Enomoto-Iwamoto M, Iwamoto M, Nomura S, Himeno M, Kitamura Y, Kishimoto T, Komori T : Cbfa1 is a positive regulatory factor in chondrocyte maturation, *J Biol Chem* 275 : 8695-8702, 2000.

34. Inada M, Yasui T, Nomura S, Miyake S, Deguchi K, Himeno M, Sato M, Yamagiwa H, Kimura T, Yasui N, Ochi T, Endo N, Kitamura Y, Kishimoto T, Komori, T : Maturational disturbance of chondrocytes in Cbfa1-deficient mice, *Dev Dyn* 214 : 279-290, 1999.

35. Kim IS, Otto F, Zabel B, Mundlos S : Regulation of chondrocyte differentiation by cbfa1, *Mech Dev* 80 : 159-170, 1999.

36. Jimenez MG, Balbin M, Lopez JM, Alvarez J, Komori T, Lopez-Otin C : Collagenase-3 is a target of Cbfa1, a transcription factor of the runt gene family involved in bone formation, *Mol Cell Biol* 19 : 4431-4442, 1999.

37. Young MF, Ibaraki K, Kerr JM, Heegaard AM : Molecular and cellular biology of the major noncollagenous proteins in bone. In : Cellular and Molecular Biology of Bone, Masaki Noda, Ed. Academic Press, London, 1993, p 191-234.

38. Ueta C, Iwamoto M, Kanatani N, Yoshida C, Liu Y, Enomoto-Iwamoto M, Ohmori T, Enomoto H, Nakata K, Takada K, Kurisu K, Komori T : Skeletal malformations caused by overexpression of Cbfa1 or its dominant negative form in chondrocytes, *J Cell Biol* 153 : 87-100, 2001.

痛みと歯科矯正学

山城　隆[1]，山本　照子[2]

　要旨：歯に持続的な矯正力を加えると患者は痛みを感じる．痛みは単に感覚的なものではなく，組織に実際に生じた，あるいは生じそうな傷害に対する不快な感覚や情動によるものである．矯正治療中の痛みに適切に対処するには，根底にある痛みのメカニズムを理解しなくてはならない．動物実験においては，歯の移動によって生じる侵害刺激は二相性に出現する．歯の移動開始直後にまず即発性の刺激が現れ，その後遅発性の刺激がふたたび現れる．即発性の刺激は歯根膜の圧迫によって生じると考えられているが，刺激後直ちに沈静する．一方，遅発性の刺激は，歯の移動開始日の翌日に刺激のピークを迎え，約2，3日継続する．このような動物実験で認められる侵害刺激の出現の経時変化は矯正患者の痛みの推移と一致している．遅発性の刺激の発生メカニズムは未だ明らかではないが，いくつかの所見から歯根膜組織の感作に関係が深いことが示唆されている．歯の移動の侵害情報は大部分が三叉神経脊髄路核の尾側亜核に伝達され，一部は吻側亜核にも伝達される．延髄より上位の中枢神経系では，侵害情報は三叉神経体性感覚路以外のさまざまな部位へも伝達され，修飾を受ける．とくに，痛みに対する情動的，行動的な反応をつかさどる扁桃体や視床下部といった辺縁系の神経核が活性化する．一般的に，侵害刺激は多様な経路を介して，内因性の鎮痛作用を活性化する．例えば，下行性のモノアミン作動性線維は延髄後角に投射し，上行性の知覚情報伝達を制御する．実験的歯の移動においては，セロトニン作動性，ノルアドレナリン作動性，ドパミン作動性の痛覚抑制系が活性化されることが明らかにされている．

　矯正治療による歯の移動の痛みは，情動的側面を持つ痛みを引き起こし，その程度は上位中枢神経系において複雑に調節される．歯科矯正医は，患者の情動あるいは動機づけといった，痛覚への過敏性を調節しうる心理的側面にもっと注意を払う必要がある．

はじめに

　矯正学的歯の移動によって患者は痛みを感じる[1]．著しい痛みは歯に矯正力が加わった直後に生じるのではなく，移動開始からしばらく経過した後に現れ，数日間持続する[2]．痛みの程度はその刺激の強さによって単純に決まるのではなく，主観的な不快なものとして認識され，必ずしも刺激そのものの程度を反映しているわけでもない．ほとんどの矯正治療患者はさまざまな程度の痛みや不快感を

岡山大学大学院医歯学総合研究科顎顔面口腔矯正学分野（[1]助教授，[2]教授）

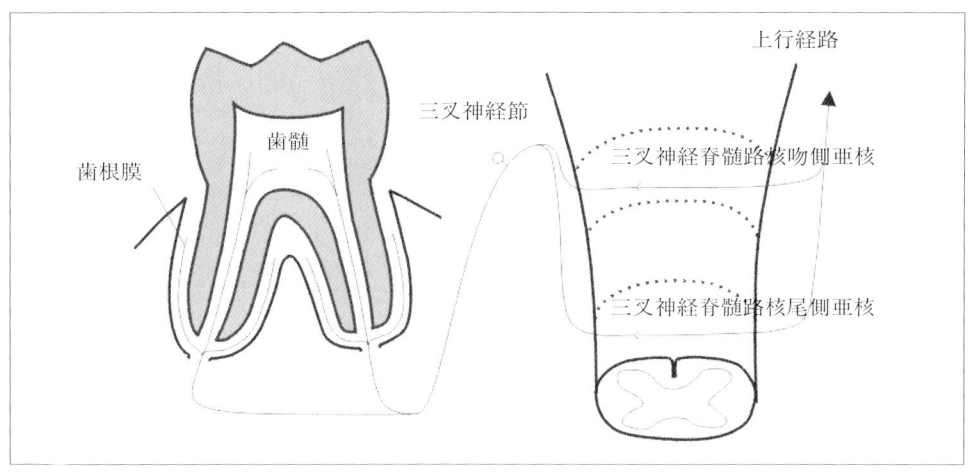

図1 中枢神経系 (CNS) への三叉神経線維の入力.

我慢していることが報告されており，割合こそ少ないものの，ある程度の数の矯正治療患者は，痛みや不快が理由で治療開始早々に治療を断念することもある．しかし，矯正治療に関連した痛みや不快感が中枢神経系でどのように生じ，どのように調節されているのかはほとんど明らかにされていない．そのため，科学的論拠に基づいた痛みや不快感に対する対応は，非常に限られている．本稿では，矯正治療に伴う痛みの伝達や調節のメカニズムに関する最近の知見を紹介し，臨床にどのように反映させるかという観点から考察する．

歯の移動によって侵害刺激が生じる

傷害や損傷を受けた部位からの侵害情報は知覚神経終末の受容体で受け取られ，感覚神経を介して伝達される．歯根膜組織には，多くの三叉神経一次ニューロンが存在し，そこから末梢の情報が三叉神経核に伝達される．歯根膜の神経終末には低域値の機械受容器と侵害受容器が存在する[4]．矯正治療によって生じる痛みは，即発性の痛みと遅発性の痛みに分類できる．即発性の痛みは鋭いが，刺激後直ちに沈静する．また，即発性の痛みは歯根膜組織の圧迫に関連していると考えられている．一方，遅発性の痛みや不快感は慢性的で，矯正力を歯に加えてから約1日後にその大きさのピークを迎え，数日間持続する．一般的に持続性の痛みは組織の傷害によることが多く，これは末梢においてセロトニン，プロスタグランジン，ロイコトリエン等が分泌された結果，傷害を受けた部位の侵害受容器の感受性が増すためと考えられている．侵害受容器は持続的に閾値を低下させ，次の有害な刺激に対する感応性を増加させる．これを末梢感作という．サブスタンスPやカルシトニン遺伝子関連ペプチド (CGRP) といった知覚神経ペプチドもさらなる感作で末梢に分泌される．実験的歯の移動においても，矯正力を加えてから24時間後に歯根膜でのプロスタグランジンE2レベルが最も上昇することが知られている[5,6]．また，移動中の歯の周囲末梢組織においてもCGRPの分泌が増加することが明らかにされている[7]．これらの所見は，歯の移動中，末梢感作によって末梢の侵害刺激が高まることを示唆している．

痛みの情報は三叉神経を介して橋から延髄に入り，三叉神経脊髄路核で中継される (図1)．三叉神経脊髄路核尾側亜核は三叉神経亜核複合体の最も尾側に位置する神経亜核で，

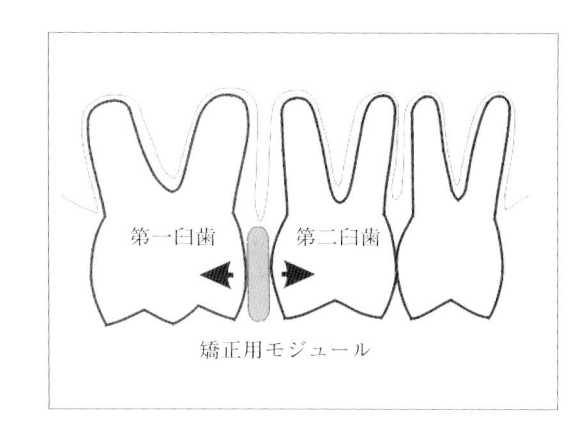

図2 実験的歯牙移動モデル．

三叉神経の痛みの情報を上位の中枢神経系へ伝える一次中継核であることが知られている．癌遺伝子のc-fosは，さまざまな種類の細胞において，いろいろな刺激によって直ちに誘導される．Waldo法（ラットの第一，第二臼歯間に歯科矯正用のエラスティックモジュールを挿入する方法）（*図2*）によって歯を実験的に移動させると，歯の移動と同側の三叉神経脊髄路核尾側亜核の浅層（第一，第二層）でFosタンパクの発現の顕著な増加を認めた．このFos陽性神経核の数は歯の移動開始2時間後に増加し，12時間後にいったん著しく減少した．そして，これは，ふたたび増加して48時間後には小さなピークを迎えた[12]．矯正治療中に生じる痛みのように，実験的歯の移動においても，侵害刺激は即発性と遅発性の二相性に出現することが示された．

歯の移動によるFosの発現の亢進は三叉神経脊髄路核吻側亜核においても認められた[12]．移動開始から24時間後まではFosの発現に変化はみられなかったが，その後，発現は72時間後まで増加した．吻側亜核の背内側の部分は口腔領域に分布する一次求心線維の神経支配を受けており，口腔内の侵害情報が尾側亜核だけでなく吻側亜核にも伝達されていることが明らかにされている[14]．興味深いことに，吻側亜核は遅発性の痛みの伝達あるいは修飾に特異的に関わっているのかもしれない．

歯の移動中の痛みの調節

痛みは，識別，感情，行動を伴う生理的で情動的な経験である．脊髄より上位の中枢で痛みを伝達および制御するものは，上行経路と下行経路，中脳や延髄を含めた網様体，視床，辺縁系，大脳皮質などである．実験的歯の移動中に侵害刺激によって，脊髄より上位の中枢神経系のどの部分が活性化されるかをFos陽性細胞の分布で検討したところ，歯の移動開始24時間後に，橋の傍小脳脚核，扁桃体の中心核，視床下部の傍室核，視床の傍室核でのFos陽性神経細胞の顕著な増加が認められた[10,15]．これらの発現パターンは，三叉神経領域における識別に関する三叉神経体性知覚伝導路上の神経核とは異なる神経核が活性化されていることを示している．また，このFos陽性神経核の分布は拘束ストレスによって生じるものと似ていた[16]．扁桃体や視床下部は，痛みに対して動機的および行動的な反応をつかさどる辺縁系を構成しており，これらの所見から，実験的歯の移動によって，情動的側面をもつ侵害刺激が生じたことが示唆された．

扁桃体や視床下部は侵害刺激に対する回避反応に関連する機能の制動や制御に重要な脳

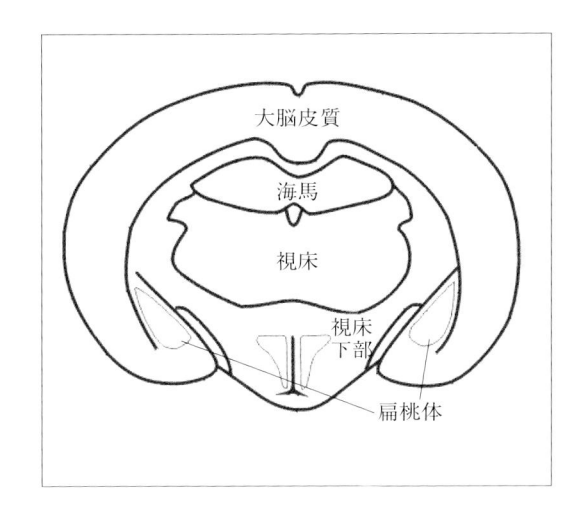

図3 ラットの前脳の正面観.

の領域である[17,18,19]．解剖学的に，橋の傍小脳脚核が扁桃体の中心核と視床下部の傍室核の両方に情報を伝達していることが示されており[20]，これらの神経核を結ぶ経路は有害刺激に対する感情的欲求的反応に関連していると考えられている（図3）．Fos陽性神経核の分布から，歯の移動による侵害刺激の伝達においてもこの経路が活性化されているのかもしれない．

脳幹から起こる下行性の抑制は脊髄を下行して脊髄の痛覚伝導路を抑制する．この経路は生理的，実験的な刺激に反応し，鎮痛作用を引き起こす．身体への痛覚刺激に応じて，下行性のモノアミン作用性経路は上行性の侵害情報の伝達を脊髄レベルで制御する．セロトニン，ノルエピネフリン，ドパミンなどのモノアミンは脊髄よりも上位の細胞体から産生され，これらの作動性線維は延髄後角に投射して痛覚の情報伝達を制御する[23-25]．下行性のセロトニン作用系を延髄の縫線核で直接刺激すると，脊髄レベルでの痛覚の伝達が顕著に抑制され[26]，さらに，中脳水道で刺激しても，脊髄後根での神経活動の亢進は顕著に抑制された[27]．中脳水道は，視床下部と扁桃体から入力を受け，縫線核に投射する．この

神経核からセロトニン作動線維が下行し，内因性鎮痛物質のエンケファリンと関連して，脊髄後根に中継する．そこで，セロトニンが歯の移動による侵害刺激の制御に関与しているかどうかを検討するために，われわれは中脳水道および三叉神経脊髄路核レベルの延髄でのセロトニンとその代謝物を分析した．その結果，歯の移動24時間後に，延髄においては5-HTとその代謝物の5-HTAAと5-HTAA/5-HT（セロトニン代謝回転の指標）が，中脳水道においては5-HTAAと5-HTAA/5-HTがそれぞれ顕著な増加を示した．これらの結果から実験的歯の移動によりもたらされた侵害刺激の制御にセロトニンが関与していることが明らかとなった．

侵害刺激は他のモノアミン作用性経路も同様に活性化する．われわれはセロトニン同様に，延髄のノルエピネフリンとドパミンのレベルも亢進することを明らかにした[29]．ノルアドレナリン作用系やドパミン作用系も歯の移動による侵害情報の上行の制御に参加していることを示している．

痛みは，上行する侵害情報と非侵害情報の相互関係と，さらに下行性の疼痛抑制作用の相互作用による複雑な機構によって認識され

る．もし，痛みを抑制する系が適切に機能しなければ，患者はより強く，より長く痛みを感じるかもしれない．矯正治療中に患者が体験する痛みに個人差が大きいのは，こうした理由によるのであろう．

心理的な問題と痛みの調節

ストレスや不安が痛みに対する敏感さに影響を与える重要な因子であるということは繰り返し述べられている．過去の研究によって，恐怖や不安は痛みの閾値に対してさまざまな影響を及ぼすことが報告されている．動物実験において，ショックで惹き起こされた恐怖は，放射熱に対する手指回収の閾値を上昇させるが，ショックを想定することで引き起こされた不安によってその閾値は下がる[30]．さらに，ショックを予見することや，それに対する対処法が欠落することで痛覚過敏が惹起された[31]．一方，心理学的研究からも，治療成果やその有効性への期待感とその実現によって，痛みや不快感の程度に影響することが示されている．治療の必要性や不正咬合の程度を説明することは動機づけの刺激となり，自分の不正咬合の程度に大きな関心を持つ患者の不快感はより少なくなる．矯正治療患者が，痛みは決して危険なものではなく，時間とともに消えていくことを理解すれば，患者は痛みをより簡単に受け入れて対処しやすくなる[33]．

鬱傾向の患者は，痛みに過敏になりやすいことが報告されている．さらに，頻繁な頭痛を病歴にもつ患者も，痛みに対して敏感な傾向がある[35]．矯正治療においては，歯を抜いたときの痛みが著しかったと訴えた患者は，矯正治療に伴う痛みも同様に受けとめるようであった[36]．したがって，矯正歯科医は患者の心的，精神的状態や，関連のあるとくに痛みに関する既往歴などを注意深く評価しなくてはならない．

知覚神経と非神経組織

知覚神経は痛みの情報を伝達するだけでなく，支配している非神経組織に影響を与える．カルシトニン遺伝子関連ペプチド（CGRP）やサブスタンスPのような神経ペプチドは，侵害刺激に反応して，逆行性に末梢へ分泌される[37]．これらの神経ペプチドは骨芽細胞や破骨細胞の制御に直接的，間接的に関わっていることも知られており[38-40]，骨代謝は神経系によって影響を受けることも示されている[41]．われわれが，移動している歯の歯槽骨のリモデリングに知覚神経が及ぼす影響を検討したところ，下歯槽神経を切断すると，末梢への神経ペプチドの放出が阻害されるが，歯の移動によって出現する破骨細胞数は劇的に減少した[7]．この結果から実験的歯の移動中，知覚神経は骨吸収の活性化を何らかの形で制御していることが示された．

マラッセの上皮遺残は歯根膜に存在しており，その機能として，歯根膜腔の維持や骨性癒着の阻止のような生理学的機能が提唱されてきた．しかし，この上皮の機能的役割を直接裏付けるような所見は得られていない．われわれはこの上皮性細胞がTrkA（神経成長因子（NGF）の高親和性受容体）に対して免疫反応性を示すことを明らかにした[42]．NGFは神経栄養因子の1つで知覚神経の発展や維持管理，存続を促進する点で重要である．面白いことに，下歯槽神経を切断するとこのTrkA陽性のマラッセ上皮遺残の塊の大きさと，その分布の範囲が著しく減少した[42]．歯根膜における知覚神経支配は，マラッセの上皮遺残の維持，という役割を担っているのかもしれない．

文献

1. Brown DF, Moerenhout RG : The pain experience and psychological adjustment to orthodontic treatment of preadolescents, adolescents, and adults, Am J Orthod Dentofacial Orthop 100 : 349-356, 1991.

2. Jones M, Chan C : The pain and discomfort experienced during orthodontic treatment : a randomized controlled clinical trial of two initial aligning arch wires, Am J Orthod Dentofacial Orthop 102 : 373-81, 1992.

3. Oliver RG, Knapman YM : Attitudes to orthodontic treatment, Br J Orthod 12 : 179-188, 1985.

4. Linden RW : An update on the innervation of the periodontal ligament, Eur J Orthod 12 : 91-100, 1990.

5. Saito M, Saito S, Ngan PW, Shanfeld J, Davidovitch Z : Interleukin 1 beta and prostaglandin E are involved in the response of periodontal cells to mechanical stress in vivo and in vitro, Am J Orthod Dentofacial Orthop 99 : 226-240, 1991.

6. Grieve WG, 3rd, Johnson GK, Moore RN, Reinhardt RA, DuBois LM : Prostaglandin E (PGE) and interleukin-1 beta (IL-1 beta) levels in gingival crevicular fluid during human orthodontic tooth movement, Am J Orthod Dentofacial Orthop 105 : 369-374, 1994.

7. Yamashiro T, Fujiyama K, Fujiyoshi Y, Inaguma N, Takano-Yamamoto T : Inferior alveolar nerve transection inhibits increase in osteoclast appearance during experimental tooth movement, Bone 26 : 663-669, 2000.

8. Bullitt E : Somatotopy of spinal nociceptive processing, J Comp Neurol 312 : 279-290, 1991.

9. Kato J, Wakisaka S, Tabata MJ, Sasaki Y, Kurisu K : Induction of Fos protein in the rat trigeminal nucleus complex during an experimental tooth movement, Arch Oral Biol 39 : 723-726, 1994.

10. Yamashiro T, Nakagawa K, Satoh K, Moriyama H, Takada K : c-fos expression in the trigeminal sensory complex and pontine parabrachial areas following experimental tooth movement, Neuroreport 8 : 2351-2353, 1997.

11. Aihara Y, Maeda T, Hanada K, Wakisaka S : Effects of morphine on the distribution of Fos protein in the trigeminal subnucleus caudalis neurons during experimental tooth movement of the rat molar, Brain Res 819 : 48-57, 1999.

12. Fujiyoshi Y, Yamashiro T, Deguchi T, Sugimoto T, Takano-Yamamoto T : The difference in temporal distribution of c-Fos immunoreactive neurons between the medullary dorsal horn and the trigeminal subnucleus oralis in the rat following experimental tooth movement, Neurosci Lett 283 : 205-208, 2000.

13. Takemura M, Sugimoto T, Sakai A : Topographic organization of central terminal region of different sensory branches of the rat mandibular nerve, Exp Neurol 96 : 540-557, 1987.

14. Sugimoto T, He YF, Funahashi M, Ichikawa H : Induction of immediate-early genes c-fos and zif268 in the subnucleus oralis by noxious tooth pulp stimulation, Brain Res 794 : 353-358, 1998.

15. Yamashiro T, Satoh K, Nakagawa K, Moriyama H Yagi T, Takada K, : Expression of Fos in the rat forebrain following experimental tooth movement, J Dent Res 77 : 1920-1925, 1998.

16. Senba E, Matsunaga K, Tohyama M, Noguchi K : Stress-induced c-fos expression in the rat brain : activation mechanism of sympathetic pathway, Brain Res Bull 31 : 329-344, 1993.

17. Bernard JF, Huang GF, Besson JM : Nucleus centralis of the amygdala and the globus pallidus ventralis : electrophysiological evidence for an involvement in pain processes, J Neurophysiol 68 : 551-569, 1992.

18. Helmstetter FJ : The amygdala is essential for the expression of conditional hypoalgesia, Behav Neurosci 106 : 518-528, 1992.

19. Helmstetter FJ, Bellgowan PS : Lesions of the amygdala block conditional hypoalgesia on the tail flick test, Brain Res 612 : 253-257, 1993.

20. Allen GV, Barbrick B, Esser MJ : Trigeminal-parabrachial connections : possible pathway for nociception-induced cardiovascular reflex responses, Brain Res 715 : 125-135, 1996.

21. Basbaum AI, Clanton CH, Fields HL : Three bulbospinal pathways from the rostral medulla of the cat : an autoradiographic study of pain modulating systems, J Comp Neurol 178 : 209-224, 1978.

22. Fields HL , Basbaum AI : Brainstem control of spinal pain-transmission neurons, Annu Rev Physiol 40 : 217-248, 1978.

23. Skagerberg G, Lindvall O : Organization of diencephalic dopamine neurones projecting to the spinal cord in the rat, Brain Res 342 : 340-351, 1985.

24. Marlier L, Sandillon F, Poulat P, Rajaofetra N, Geffard M, Privat A : Serotonergic innervation of the dorsal horn of rat spinal cord : light and electron microscopic immunocytochemical study, J Neurocytol 20 : 310-322, 1991.

25. Clark FM, Proudfit HK : The projections of noradrenergic neurons in the A5 catecholamine cell group to the spinal cord in the rat : anatomical evidence that A5 neurons modulate nociception, Brain Res 616 : 200-210, 1993.

26. Jones SL, Gebhart GF : Inhibition of spinal nociceptive transmission from the midbrain, pons and medulla in the rat : activation of descending inhibition by morphine, glutamate and electrical stimulation, Brain Res 460 : 281-296, 1988.

27. Carstens E, Fraunhoffer M, Zimmermann M : Serotonergic mediation of descending inhibition from midbrain periaqueductal gray, but not reticular formation, or spinal nociceptive transmission in the cat, Pain 10 : 149-167, 1981.

28. Yamashiro T, Kabuto H, Ogawa N, Fukunaga T, Takano-Yamamoto T : Activation of the bulbospinal serotonergic system during experimental tooth movement in the rat, J Dent Res, in press, 2001.

29. Yamashiro T, Kabuto H, Fukunaga T, Ogawa N, Takano-Yamamoto T : Medullary monoamine levels during experimental tooth movement, Brain Res 878 : 199-203, 2000.

30. Rhudy JL, Meagher MW : Fear and anxiety : divergent effects on human pain thresholds, Pain 84 : 65-75, 2000.

31. al Absi M, Rokke PD : Can anxiety help us tolerate pain?, Pain 46 : 43-51, 1991.

32. Sergl HG, Klages U, Zentner A : Pain and discomfort during orthodontic treatment : causative factors and effects on compliance, Am J Orthod Dentofacial Orthop 114 : 684-691, 1998.

33. Bergius M, Kiliaridis S, Berggren U : Pain in orthodontics. A review and discussion of the literature, *J Orofac Orthop* 61 : 125-137, 2000.
34. Benjamin S, Barnes D, Berger S, Clarke I, Jeacock J : The relationship of chronic pain, mental illness and organic disorders, *Pain* 32 : 185-195, 1988.
35. Firestone AR, Scheurer PA, Burgin WB : Patients' anticipation of pain and pain-related side effects, and their perception of pain as a result of orthodontic treatment with fixed appliances, *Eur J Orthod* 21 : 387-396, 1999.
36. Jones ML, Chan C : Pain in the early stages of orthodontic treatment, *J Clin Orthod* 26 : 311-313, 1992.
37. Lembeck F, Holzer P : Substance P as neurogenic mediator of antidromic vasodilation and neurogenic plasma extravasation, *Naunyn Schmiedebergs Arch Pharmacol* 310 : 175-183, 1979.
38. D'Souza SM, MacIntyre I, Girgis SI, Mundy GR : Human synthetic calcitonin gene-related peptide inhibits bone resorption in vitro, *Endocrinology* 119 : 58-61, 1986.
39. Millet I, Vignery A : The neuropeptide calcitonin gene-related peptide inhibits TNF-alpha but poorly induces IL-6 production by fetal rat osteoblasts, *Cytokine* 9 : 999-1007, 1997.
40. Zaidi M, Fuller K, Bevis PJ, GainesDas RE, Chambers TJ, MacIntyre I : Calcitonin gene-related peptide inhibits osteoclastic bone resorption : a comparative study, *Calcif Tissue Int*, 40 : 149-154, 1987.
41. Konttinen Y, Imai S, Suda A : Neuropeptides and the puzzle of bone remodeling. State of the art, *Acta Orthop Scand*, 67 : 632-639, 1996.
42. Yamashiro T, Fujiyama K, Fukunaga T, Wang Y, Takano-Yamamoto T : Epithelial rests of Malassez express immunoreactivity of TrkA and its distribution is regulated by sensory nerve innervation, *J Histochem Cytochem* 48 : 979-984, 2000.

R. Isaacson教授によるセッション5の紹介

Robert J. Isaacson

訳）社　浩太郎／高島麻理子

　このセッションでは，とくに成長の一次変異治療と重度の骨格性の問題について取り上げ，議論を進めてまいります．

　まず初めに，重度の骨格性の問題について，私たちはどれだけ進歩し，将来はどういう方向に向かうのかといったことについて詳しく論じることが妥当と思います．このシンポジウムの問いかけは「われわれは今どこにいて，どこに向かおうとしているのか？」でした．将来の予測は短期間ならたいてい当たり，当を得た予測はたいてい過去の経験に基づいているということは今までによく実証されてきました．そこで次の問いかけとして，「われわれはどこから来たのか？今まで何をしてきたか？」ということを考えてみたいと思います．すなわち，重度の骨格性の問題を扱ううえで，私たちが今までに成し遂げてきた進歩の経過について，ここで少し振り返ってみたいと思います．

　今まで何をしてきたかということを私たちはよく理解しておく必要があります．「過去を知らざる者は，過去の過ちを繰り返す」ということわざがあります．このセッションでは，重篤な問題をもつ症例の治療あるいは成長の一次変異治療について近年どういう進歩があったかについて振り返ってみたいと思います．

　全体像を押さえたところで，皆さんの人生で一体何が期待できるかについて考えてみましょう．ひとつの職業に就く期間は35年から40年ぐらいでしょうか．その35年あるいは40年の間で，どういう経過があったでしょうか．1960年から1965年の頃を振り返ってみましょう．この頃，矯正歯科臨床では手作りのさまざまなゴールドアプライアンスがすたれ，プリフォームのスチールバンドが臨床の主流になりつつありました．それによって装置の製作が大きく進歩しました．

　過去においては，成長発育や重度の骨格性の問題に対して，矯正歯科医はまったくお手上げの状況でした．成長をどのようにコントロールするかについて多くの意見が出ましたが，実際のところ，どの研究データを見ても不正咬合の治療はおもに歯槽骨内でわずかに歯を移動するのみであり，基本的に人の顔貌あるいは成長を変化させることには厳しい制約がありました．60年代の終わりには，重度の骨格性の問題を根本的に解決することができたのは外科手術のみでした．米国では，外科的矯正歯科治療はひとつの術式のみに限定されていました．したがって，患者の抱える

Editor, The Angle Orthodontist, 5813 Vernon Lane, Edina, Minnesota 55436-2239, USA
e-mail : rjisaacson@aol.com

問題がどうであろうと，外科医は下顎しか手術しませんでした．それしかやり方を知らなかったのです．当時はDingman法という下顎骨体の手術法で治療していましたが，大きな突破口となったのはHeinz-Robinsonの下顎枝垂直骨切術であり，これにより下顎を前後方向に移動することができるようになりました．その後，ヨーロッパからObwegeserの両側下顎枝矢状分割骨切術が紹介され，少し修正が加えられましたが，この方法は重度の骨格性の問題を解決する主役となりました．70年になるとLe Fortの術式が導入され，外科矯正の世界では両側下顎枝矢状分割骨切術とLe Fortの術式が主流であることは今やよく知られています．これらの方法は実際，重度の骨格性の問題に対する治療のほとんどに適用されています．

外科的手法で変化を得ることができるという考えは，歯の位置の代償的変化に関する疑問を同時に喚起しました．すなわち，成長に伴い，歯は咬合関係を維持する方向に動き，重篤な問題を顕著に発現させないようにするということが明らかとなりました．そこから，外科手術に先立ちこのような歯の位置の代償的変化を取り除いておくべきかどうかという疑問が矯正歯科医の側で起こりました．この点については後でもう一度触れてみたいと思います．歯の位置の代償的変化は私たちが扱わなければならなかった問題です．

成長については，60年代初めになるとさらに理解されるようになりましたが，S. Kreiborg先生も述べておられるように，70年代初めのA. Björk教授の優れた研究によってふたたび深く理解されるようになりました．個人的見解では，A. Björk教授の研究のみが成長変化の分野で唯一貢献している研究であると思います．そのもっとも重要な点は，実際どのように成長するかを見るために基準点を固定できたことです．私たちはそれまで成長は直線的な変化であると思い描いていたのですが，成長は部位により異なるため，方向転換や回転を伴う現象であることがA. Björk教授の研究によって理解されるようになりました．また，そのような成長様式と不正咬合との関係も理解されるようになりました．したがって，この70年代を通して行われた金属インプラントによる研究は，私たちが顎顔面の成長発育を正しく理解するうえで，大きな貢献をしたといえます．また，その頃になると新しい合金やワイヤーが使われるようになり，さらに効率のよい歯の移動ができるようになりました．

70年代半ばになるとダイレクト・ボンディング法が登場し，にわかに皆がブラケットをボンディングするようになりました．この手法はそれまでだれも考えすらしなかったことです．わずか一世代の矯正歯科界で起こったことですが，今でも発展しつつあります．1960年代に当時の矯正歯科医のやり方で教育を受けた人は，もしこの時点で順応できなかったなら完全に時代遅れになっていたでしょう．最近の変化はどんどん速くなっています．これから先，何が起こるのか想像すら困難です．

80年代に入るとコンピュータが登場しました．最初はオフィスの事務処理と管理のためのものでした．すなわち，患者の予約や請求などをしてくれるコンピュータです．その後，活用範囲が広がる中で患者資料を管理してくれるコンピュータとなり，今なお，その発展途上にあります．患者の全資料が完全にデジタル化され，完全に統合されひとつになるの

はそれほど先のことではないでしょう．そのときには，それまでだれも考えすらしなかった問題点も見えてくるでしょう．

興味ある問題のひとつとして，歯の代償的変化の問題に戻りますが，重篤な成長の問題に対して矯正装置を用いてできることがあるのかどうかを私たちは討議してきました．この難しい分野に一筋の光を照らした大きな貢献のひとつは，Lysle Johnson先生から2, 3年前に聞いたことですが，私たちが本当にしてきたこと，あるいはそのやり方とはどれも機能的なアプローチであったということです．あごの位置を変えて，歯の位置の代償的変化が起きないようにしながらあごの成長を促し，それによって上下歯が適切な対咬関係をもつようにするというものです．歯の位置の代償的変化が起きないようにするには正常な成長を起こさせればよいわけです．これはほとんどの治療法に共通したメカニズムです．ヘッドギアやバイトプレートのような簡単な装置を見ても，歯に力をかけず，あごの位置を変えるよう働いていることがわかります．もしあごをどこかある位置に位置づけるなら，咬頭嵌合による歯の移動が起こることはありません．その結果，歯の位置の代償的変化は起きないので，患者の成長が十分に発揮され，おのずと咬合は改善されます．

また，機能的矯正装置に関するすべての疑問点に照らしてこのパラダイムを眺めるならば，今流行りの機能的矯正装置はすべて，歯をどこかに位置づけて起こるべき成長を待つという方法で用いられています．これは，矯正治療をせずに成長につれて歯が移動し続けたために不正咬合が改善されないという状況の対局に位置しています．問題をこの点に照らして眺めると，機能的矯正装置に関するすべての議論自体がかなり疑わしいものとなり，結局，論点は簡便性という点になります．すなわち，装着がより簡単な矯正装置はどれかということです．しかし，私たちは何らかのすばらしい方法で自由自在に成長量を変えることができるほど十分に賢くなったわけではありません．

外科的なアプローチは，生じてしまった疾病，すなわち生じてしまった上下顎骨の成長の不調和に対する治療でした．歯科矯正学における機能的矯正装置は，顔の成長様式に関わらず歯を正しい位置にもって行くことに主眼がおかれています．大きな突破口は，成長をどのように制御するか，成長を意味ある方法でどのように誘導するかについて生物学的に理解することから生まれるでしょう．

このセッションでは，3人の先生にこれらの問題を直接論じていただきます．まず，C. Stephens教授には，人工知能，それから成長の問題が起きないように十分早い時点でどのような対処ができるかという論点で前に述べた問題について論じていただきます．たとえ成長の問題を未然に確認できたとしても，討議すべきは，その問題を改善するのにどのような効果的な道具があるかです．これは前途に立ちはだかる大きな難問であります．

人口が増加し，多額の医療費が必要である現代において，医療費をどのように配分するかという興味深い問題にもC. Stephens教授は取り組んでおられます．もし医療の効率化についてお話しする機会があるなら，より専門化された方法でどのように人を使えばよいかについて私たちはもっともっと議論することになるでしょう．そして，皆さん先生方は，この問題を理解し，管理することに，今よりももっと関心を持たれることになるでしょう．

2人目の講演者には矯正歯科界における獅子の洞穴，すなわちⅢ級の問題に飛び込んでいただきます．Ⅲ級の問題はアジアの国の人々にとっては大きな問題です．欧米ではそれほど多くはありませんが，たいへん扱いにくい難問であることに違いはありません．この状況を解決するよい答えは未だ見つかっておりません．

最後に，3人目の講演者には，もうひとつの新しい治療法である仮骨延長術の問題を扱っていただきます．外科的矯正歯科治療のさまざまな問題点を解決してくれる仮骨延長術を用いて，私たちは骨を成長させることができるようになりました．仮骨延長術には本質的に，軟組織の限界が骨格の動きを邪魔する通常の外科矯正の限界をうち破る能力が備わっています．結果として，以前は不可能とされた硬組織の大きな位置変化にあわせ，軟組織の適応も期待できる延長装置が開発されてきました．仮骨延長術はふたたび私たちに新たな選択の道を開いてくれました．

したがって，ひとりの歯科矯正医のプロフェッショナルなキャリアの中で達成されてきたものを振り返ってみても，矯正歯科界におけるこの種の変化は対数関数のように進歩しており，今後はますますスピードを速めていくと考えられます．若い皆さんは生涯の中で驚くほど多くの変化がやってくることを期待できるでしょう．これはすなわち，あれこれとテクニックを学んだだけではまったく備えがないことを物語っています．若い方々は問題点を理解しなければなりません．そしてそれらを処理しなければなりません．新しいオプションが登場すれば，選択肢のひとつに加えることができるよう備えておかなければなりません．教育がこの成長の礎となることができるように，皆さんが選択肢から選ぶ方法は知性と情報基盤に基づかなければなりません．情報管理の問題は将来への大きな鍵になると思います．

そのようなわけで，わたしは興奮せずにはおれません．わたしの生涯には生きるに値するすばらしい時間がありましたが，これから先もいろいろなことがあるでしょう．わたしに言えることは，来る10年，20年は過去になかったような進歩に富んだ時代になるということです．今回の講演から，今後私たちが進むべき方向への手がかりが得られることでしょう．

このセッションの最初の講演者は，C. Stephens教授です．Stephens先生はBristol大学歯学部小児保健学講座の名誉教授です．今回は，「歯科矯正治療を行う適切な時期の決定に果たす情報技術の役割」についてお話いただきます．これは魅力的な領域で，Stephens先生が私たちに何を話してくれるのかとても楽しみです．クリス，早速お願いします．

歯科矯正治療を行う適切な時期を決定するうえで情報技術の果たす役割

Chris D. Stephens

訳）谷川千尋／高田健治

要旨：今日は科学的根拠に基づいて治療が行われる時代であり，健康管理にかかる医療費の上昇を抑制するために予防処置がますます重要視されつつある．従来，抑制矯正は信頼できる治療法として矯正歯科医の目標とされてきた[1]が，このような方法には科学的根拠のないことが示された[2,3]．効果的であるといわれている他の治療方法の中にも，後のエッジワイズ治療を避けるには治療開始が遅すぎるものがあることもわかってきた[4-7]．

この論文では，過去10年間にブリストル大学で行ってきた矯正治療の開始時期のタイミングをアドバイスするコンピュータ支援システムについて述べる．専門的な知識に基づいて構築された診断支援エキスパートシステムの開発とその性能試験に関する研究についてふれ，また，オンラインアドバイスを提供する方法としてビデオ会議の有用性，妥当性についても述べる．

はじめに

最近，イギリスの新聞で「イギリスのドクターの半分は平均未満である」と，大見出しで報じられた．このことは統計が少しわかっている人にはあたりまえのことであるが，それよりも，この見出しから，診療過誤への一般の関心がいかに増しているかを伺い知ることができる．イギリス政府や医療専門家は，一般人の医療への関心がこのように増加している事実や，訴訟の費用がイギリスの保健予算の12％を占めている事実に直面して，「医療管理」という表題のもと，多くの自己規制法案に同意した[7]．これらの自己規制法案は，イギリスの保健医療の一貫した質の保証を目指すものである．この法案の中では，そのような計画を支える医療情報システムを確立する必要があるとされている[8]．

専門医の不適切な治療の理由

不適切な治療はさまざまな理由で起こる．誤りはつねに起こるものである．しかし，医療専門家として私たちは，すべての臨床上の意思決定は最新の知識に照らし合わせて下されること，関係するすべての臨床情報を客観的に分析した後にその決定に到達するということを人々に保証しなくてはならない．同時に，私たちは専門医として，明らかに知識が不十分である分野においては，知識を増やす努力をしなくてはならない．

そこで，最近用いられている対応策の一つ

表1 9名の矯正歯科医が歯科矯正診療の対象とした10症例に対して治療計画の決定を下した際，5項目の決定結果の総計から算出した判定者内での一致度の重みづけなしKappa値（Stephens C, Mackin N：エッジワイズ治療計画立案のための歯科矯正エキスパートシステム・ルールベースの妥当性：Europe J Orthod 20：569-578, 1998を改変）.

矯正歯科医	H	G	E	F	C	D	J	A	I
重み付けなしKappa値	0.495	0.455	0.488	0.438	0.471	0.458	0.471	0.388	0.351

一致度	Kappa値
わずか	0.00-0.20
まあまあ	0.21-0.40
普通	0.41-0.60
かなり	0.61.0.80
ほぼ完璧	＞0.81

（Landis and Koch（1977）に従ったKappa値の判定）

図1 40症例のサンプルに対して12名の同レベルの矯正専門医が立案した治療計画と歯科矯正エキスパートシステム「オーソプランナー」が立案した治療計画に対して，12人の矯正専門医から得られた支持の平均（注：C.Stephensがこのエキスパートシステムの知識の元となった専門医である）.

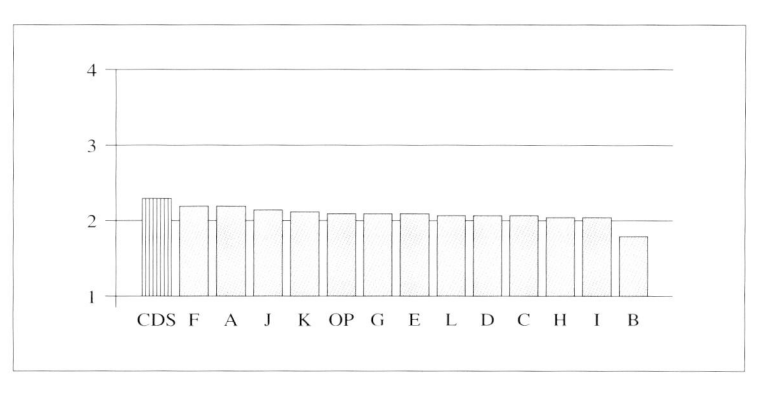

に「臨床ガイドライン」があげられる．その使用に関しては国内外が認めており，「最善の治療」は一般的な状況では効果的である．しかし，ガイドラインは平均的な症例には用いることができるが，すべての症例に適用することはできない．特殊な患者にとって，ガイドラインは最善の治療方法を決定するための第一歩でしかない．例えば，上顎中切歯の萌出を妨げる上顎正中過剰埋伏歯をもつ患者のための治療ガイドラインがイギリスには存在するが[9]，このガイドラインは，鎖骨頭蓋異骨症の上顎側切歯の先天欠如，低形成の第一大臼歯，その根底にある病歴などの，複雑な病態を示す患者の治療まではカバーしていない．

将来，完全で綿密なガイドラインが手に入るようになるであろうが，そのとき，これらのガイドラインがコンピュータ化されていなければチェアーサイドでの使用は難しい．コンピュータ化が実現するまでは，たとえ共通の不正咬合の治療に関する国内的，さらには国際的なガイドラインがあったとしても，毎日治療計画の決定を行う矯正歯科医の間で意見の一致はほとんど得られないであろう[10]．このことは知識が十分なくてもおそらく理解できることである．一般の人々は，一人の矯正歯科医の決定でさえ一貫性がなく時間とともに変わることを知れば，ますます不安になるだろう．Hanらの研究[11]では，同一被験者でも，6週間あけて得られた治療に関する基

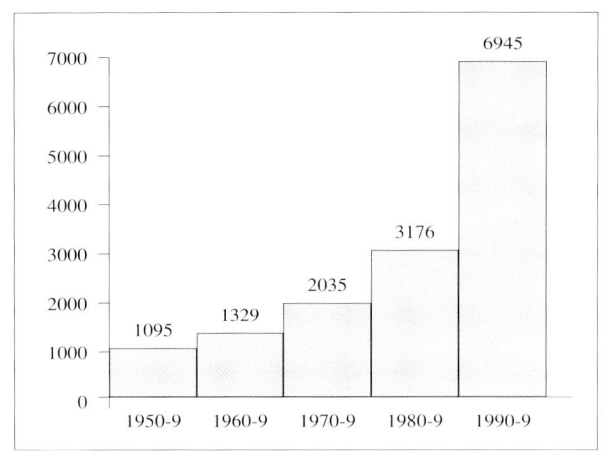

図2 British Journal of Orthodontics, the European Journal of Orthodontics, the Angle Orthodontist, the American Journal of Orthodontics and Dentofacial Orthopedicsに1950年から10年ごとに掲載された論文数の合計.

本決定は平均で60％しか一致しなかった．2年前，ブリストルにて同様の研究が行われ，この一貫性のなさが確認された（表1）．矯正歯科医によって適切で一貫した治療上の決定が下されることを保証するには，簡単な人工知能システムでさえ重要な役割を果たすにちがいないことがすでに証明されている．二重盲検法を用いた専門医仲間の評価では，診断支援エキスパートシステム「オーソプランナー」による治療計画と治療に関するアドバイスは，専門医集団中の半数の専門医よりも適切であることが判明している[12]（図1）．

一般開業医にとっての問題

専門医は自分たちの専門分野での治療方針を決定するとき，専門医でない者よりもよりよい決定をする場合が多い．彼らはより限定された専門知識の分野で仕事をしているからである．しかし，それが事実だとしても，平均的な矯正歯科医がその専門分野で時代の波に乗り遅れないよう多くの時間を割くことができるかどうかは今や疑問であり，知識は急激に増加している（図2）．より広い範囲の臨床知識に精通しなければならず，一生のうちに同じ症例を2，3回診るかどうかもわからない一般開業医にとって，意思決定の問題はさらに大きいものである．最近の研究によると，一般開業医の3分の1から3分の2の矯正治療計画は正しくないと判定された[13]．しかし，多くの場合，まず一般開業医が矯正専門医に紹介できるよう問題の存在を認識しさえすれば，患者は矯正専門医の治療を受けることはできる．残念ながら一般開業医には問題の存在を認識することすら難しい．一般開業医は歯学部でそのような技術を得ていないようであるし[14]，彼らが臨床の最初の数年の経験からその技術を得るという確証もない[15]．

考えられる問題の解決法

著者は1980年代後半に，現代の矯正治療のルールをコンピュータ化された意思決定支援システムに記号化して組み込むことができると確信し始めた．そのようなシステムは何年も前から医学の分野には存在し，イギリスでは実用の面でもコストの面でも効果的であることが示されてきたので，この概念はとくに新しいものではなかった[16]．

実用的な矯正システムを開発する際に，3つの問題点にぶつかった．

1) 意思決定を記号化するには確かな根拠のない大きな臨床領域が存在する．私たちの日々の治療では，多くの意思決定が非常に

不完全なデータに基づいて下されているということ，人間の思考はそのような直感的な「推測」が得意なのだが，このようなプロセスを記号化するのは大変難しいということが明らかになった．

2）多くの臨床の変数を考慮しなければならず，できあがったプログラムのサイズは非常に大きくなった．すべての永久歯が存在し，予後の良い簡単な症例についての臨床決定ですら，56000行のプログラムコード化が必要であった．

3）一般開業医がシステムを使用した場合，結果は期待どおりではなく信頼性が低かった．一般開業医は正確に臨床症状を把握することが不得手であることがわかった．

最初の2つの問題は解決できないわけではない．データの不完全さに関していえば，矯正学の知識を明確に記号化しようとする学問こそが，まさに今後着手されなくてはならない研究分野である．この情報がいったん得られれば，不正咬合のすべての臨床像を入れるのに必要なプログラムの大きさは，単に時間と資金の問題となる．もし，そのようなプログラムにより，コストのかかる不適切な治療計画の決定をなくすことができるならば，このような投資は広く受け入れられるであろう．

3番目の問題を解決するのは他の2つの問題ほど容易ではない．「ごみを入れればごみが出てくる」というよく知られたイギリスのことわざがあるが，このことわざは，「誤ったデータを入れれば誤ったデータが出てくる」というふうに置き換えると，診療計画立案支援エキスパートシステムを用いて行われる治療計画決定によくあてはまる．たったひとつの状況判断を間違えるだけで，プログラムのアドバイスは間違ったものになるかもしれない．このようなプログラムが将来，観察者の間違いを取り除くような口腔内観察装置によって解決されるであろうことは疑う余地がない．この分野はつい最近大きく進歩してきたが，現在のところ，診療室での口腔内の3次元デジタル臨床データを短時間に収集するための実用的な解決策は得られていない．

今後の展望

3年前，近い将来イギリスの歯科矯正歯科専門医数は十分な数になるであろうという予測に基づいて，あらゆる状況に対応して治療計画を提供する複雑な診療支援エキスパートシステムを今後開発し続けるよりも，むしろ今後は，方向変換がより適切であろうという決定が下された．

a．咬合発育システム（The Dental Development System：DDS）

混合歯列期に起こりうる咬合の問題を早期に発見することで一般開業医を支援するような簡単なシステムをつくる必要がある．「歯年齢」がこのシステムのコンセプトである．これは歯列・咬合の発育段階に基づいており，単なる患者の暦年齢とは異なる（このことは私の2番目の論文で詳しく述べた）．

b．遠隔歯科診断システム

私たちは，以前に作った診療支援エキスパートシステム[17,18]のひとつを再設計し直し，一般歯科医が矯正歯科の検査を行う上でガイドの役割を果たす対話式のプログラムを作った．このプログラムは，誤った観察によって生じる問題を完全に克服することはできないながらも，大幅に軽減させてはいる．患者から得られた情報を，専門医のアドバイスを得るために症例画像とともにインターネット上で送信することができる．ライブのディスカッションが必要な症例では，歯科医師と専

門医がISDN2を用いたビデオ/データ会議を行うこともできる[19, 20]．結果はとても満足できるものであり，この臨床支援の方法を利用できるようになって，平均して一般歯科医が扱う症例の26％で間違った方針の軌道修正がなされることが示された．

結論

私たちが行う臨床上の意思決定のすべてが皆信頼し得るものではないことはすでにはっきりとしている．私たちの治療計画は一貫しておらず，時として時代遅れの知識や不完全な知識に基づいている．歯科矯正学の知識が増すにつれて，考え得る最善の治療の選択肢が提供されていることを患者に保証するために，より多くの要素を考慮しなければならなくなる．一般開業医であれ専門医であれ，臨床医の提供している治療がそれぞれの患者にとって最も適切なものであるということを示す唯一の方法は人工知能システムをますます信頼できるものにするということである．稀有な症例の治療に対して信頼できる答えを出すためには，保定終了までの全資料が揃った矯正患者の大規模なデータベースを用いて，前向きの無作為化された臨床研究を世界各国の多くの研究機関が協力して行うことによって，これらの人工知能システムの知識は最新のものに保たれていくであろう．

将来の矯正歯科医の臨床は，彼が今日車を診療所まで運転することとほとんど変わらなくなるであろう．今日の矯正歯科医にとって，明日の矯正歯科医は単に自分の診療所へ車を運転しているだけのようなものである．しかし，現実には，その運転を最適に行うために，彼がまったく意識していないエンジンやサスペンションを管理するためにデータを集め決定を下す基礎的な知的情報処理システムが必要である．明日の矯正歯科医と一般歯科医は彼の日々の仕事で彼を助けてくれる今の自動車のシステムと同じような目に見えない支援システムを持つことになるであろう．

文献

1．Tweed CH：Treatment planning and therapy in the mixed dentition, *Am J Orthod* 49：881-906, 1963.
2．Ackerman JL, Proffit WR：Preventative and interceptive orthodontics：a strong theory weak in practice, *Angle Orthod* 50：75-87, 1980.
3．Kjellgren B： Serial extraction as a corrective procedure in dental orthopaedic therapy, *Trans Eur Orthod Soc* 134-160, 1948.
4．Brin I, Becker A, Shalhav M：Position of the maxillary permanent canine in relation to anomalous missing lateral incisors, *Europ J Orthod* 8：12-16, 1985.
5．Ericson S, Kurol J：Early treatment of palatally erupting g maxillary canines by the extraction of primary canines, *Europ J Orthod* 10：283-295, 1988.
6．Hallett GEM, Burke, PH：Symmetrical extractions of first permanent molars. Factors controlling results in the lower arch, *Trans Eur Orthod Soc* 238-255,1961.
7．NHS Executive：Clinical Governance- Quality in the New NHS. London, 1999, Department of Health.
8．NHS Executive：A Commitment to quality, a quest for excellence. London, 2001, Department of Health.
9．Faculty of Dental Surgery： National Clinical Guidelines. London, 1997, The Royal College of Surgeons of England.
10．Lee RT, MacFarlane T, Brien K：Consistency of orthodontic treatment planning decisions, *Clin Orthod and Res* 2：79-84,1999.
11．Han UK, Vig KWL, Weintraub JA, Vig PS, Kowalski CJ：Consistency of orthodontic treatment decisions relative to diagnostic records, *Am J Orthod Dentofacial Orthop* 100：12-19, 1991.
12．Stephens C, Mackin N：The validation of an orthodontic expert system rule-base for fixed appliance treatment planning, *Europe J Orthod* 20：569-578, 1998.
13．Stephens CD, Drage KD, Richmond S, Shaw WC, Roberts CT, Andrews M：Consultant opinion on orthodontic treatment plans devised by dental practitioners：a pilot study, *J Dent* 21：355-359.1993.
14．Brightman BB, Hans MG, Wolf GR, Bernard H：Recognition of malocclusion：an educational outcome, *Am J Orthod Dentofacial Orthop* 11：444-451, 1999.
15．Bartlett DW, Coward PY, Wilson R, Goodsman D, Darby J：Experiences and perceptions of vocational training reported by the 1999 cohort of vocational dental practitioners and their trainers in England and Wales, *Br Dent J* 191：265-270, 2001.

16. McAdam WAF, Brock BM, Armitage T, Davenport P, Chan M, DeDombal FT : Twelve years experience on computer-aided diagnosis in a district general hospital, *Ann R Coll Surg Engl*, 72 : 140-146, 1990.
17. Demirjian A, Goldstein LH, Tanner JM : A new system of dental age assessment, *Ann Hum Biol* 45 : 211-227, 1973
18. Neal JJD, Bowden DEJ : The diagnostic value of panoramic radiographs in children aged nine to ten years, *Br J Orthod* 15 : 193-197, 1988.
19. Sims-Williams JH, Brown ID, Matthewman A, Stephens CD : A computer-controlled expert system for orthodontic advice, *Br Dent J* 163 : 161-166, 1987.
20. Brown ID, Erritt SJ, Adams S : The initial use of a computer controlled expert system in the treatment planning of Class II division 1 malocclusion, *Br J Orthod* 18 : 1-7, 1991.
21. Mullins C, Cook J, Stephens CD : Deentists opinions of an on line orthodontic advice service, *J Telemed Telecare* 7 : 334-337, 2001.
22. Cook J, Mullings C, Vowles R, Ireland R, Stephens CD : On-line orthodontic advice : a protocol for a pilot teledentistry system, *J Telemed Telecare* 7 : 324-333, 2001.

骨格性Ⅲ級不正咬合における顎整形治療の限界と外科的矯正治療

Hyoung Seon Baik　　　　　　　　　　　　　　　　　　　　　訳）北井則行／高田健治

　要旨：骨格性Ⅲ級患者では，下顎骨前後径が標準的で上顎骨前後径が短い場合，顎整形力による治療効果が期待できる．しかし，下顎骨前後径が長い場合，長期的に良好な治療結果を得ることは極めてむずかしい．カムフラージュ治療は軽度の骨格性Ⅲ級患者には効果的である．しかし，重度の骨格性Ⅲ級患者では，手術を組み合わせた治療が必要である．Baikの研究によると，骨格性Ⅲ級患者は，韓国では長い下顎骨によるものが多く，白人では短い上顎骨によるものが多い．
　軟組織の美しさ，とくに鼻の変化は，上顎骨を前上方へ移動するときに問題となることがある．東洋人のように鼻翼基底部が広い患者では，下顎骨だけの手術のほうが，美的により良好な結果が得られることが多い．手術の術式はそれぞれの患者のさまざまな特徴によって決められる．欠損歯や保存できない歯がある患者では，空隙を利用して歯槽骨骨切り術や骨体部骨切り術ができないかを考える必要がある．短い上顎骨をもつ患者，とくに口唇裂・口蓋裂を伴う患者では，鼻咽腔閉鎖機能や軟組織の適応にとって有利であることから，仮骨延長術も治療法の選択肢のひとつとして，検討するほうがよい．外科的手術の併用は，患者の骨格型と軟組織の美しさを考慮して計画されなければならない．

はじめに

　北東アジアの国々で高頻度にみられる骨格性Ⅲ級の不正咬合患者に対する矯正歯科治療は，とくに下顎骨の晩期成長を原因とする後戻りのために矯正歯科医にとって今日でも難しい治療のひとつである．ヨンセイ大学生を対象として不正咬合の発現頻度について調べた研究では，61.6％がⅠ級，12.2％がⅡ級，16.7％がⅢ級の不正咬合であった[1]．また，ヨンセイ大学歯学部病院矯正科に来院した患者では27～31％がⅠ級，28～30％がⅡ級，38～40％がⅢ級不正咬合で，いずれの研究成績も，Ⅲ級患者がⅡ級患者に比べて多いことを示している[2]．

　骨格性Ⅲ級患者の治療法は，年齢，不正咬合のタイプやその重篤度に応じて，顎整形治療，カムフラージュ治療，外科的矯正治療に分けられる．整形力による成長の一時変異の効果は，患者の初診時年齢と骨格型に依存している．MitaniとSugawara[3]の報告によると，

Professor, Orthodontics Department, College of Dentistry, Yonsei University ; Member, Craniofacial Deformity Institute, Yonsei University, 134 Shinchon Dong, Seodaemun Ku, Seoul, 120-752, Korea
tel : 822-361-8794, fax : 822-363-3404, e-mail : baik@yumc.yonsei.ac.kr

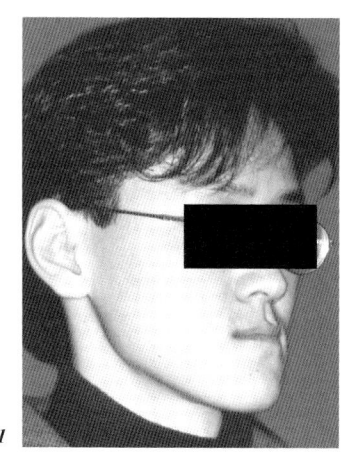

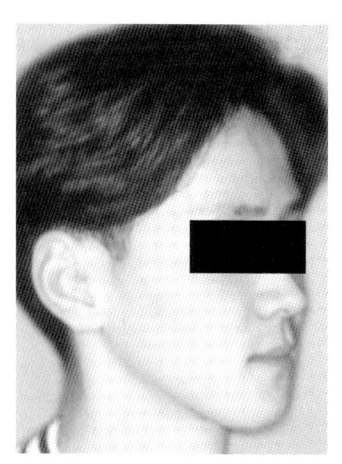

図1

表1　韓国人とアメリカ人の比較

韓国人 （Baikの研究より） n=222			アメリカ人 （EllisとMcNamaraの研究より） n=302		
上顎	下顎	%	上顎	下顎	%
0	+	47.7	−	+	30.1
−	0	16.7	−	0	19.5
−	+	13.5	0	+	19.2
+	+	11.7	+	+	14.9
0	0	10.4	−	−	7.9
			0	0	4.6

0：標準範囲
+：前突：標準範囲より大きい
−：後退：標準範囲より小さい

下顎骨前後径の長い子供にチンキャップを用いると装置をつけている期間は効果が認められるが，下顎骨の追いかけ成長からくる後戻りのために長期の安定性は得られない．BaikとKimによる予備的な研究によると，フェイスマスクを用いた上顎骨の前方牽引は短期的な効果は認められるが，長期的な効果は下顎骨の成長次第である．したがって，短い上顎骨と標準的な下顎骨をもつ骨格性Ⅲ級患者では上顎骨の前方牽引による顎整形力の効果が期待できるが，長い下顎骨をもつ患者では，成長終了後に外科的矯正治療を考慮することが望ましい．

矯正歯科治療だけでは治らない重度の骨格性Ⅲ級患者では，矯正歯科治療と外科手術を併用することで，美的にも機能的にも良好な結果が得られる．図1に示す患者（Lee SH）は，前歯部反対咬合を治すために中学生のとき4本の小臼歯を抜去して開業医で矯正歯科治療を受けた．しかし，下顎骨の晩期成長のために最終的には重度の骨格性Ⅲ級となった．本症例に対しては，代償性に傾斜した歯軸を改善してから上下顎同時手術を行い，良好な結果を得た．

手術の適応となった骨格性Ⅲ級患者を対象として行われたElliとMcNamaraの上下顎骨の関係についての研究では，上顎骨が短く下顎骨が長い患者が最も多く30.1％であり，上顎骨が標準的で下顎骨が長い患者が19.2％であった[4]．しかし，Baik[5]らの調査では，韓国

表2 外科矯正の頻度の比較

	韓国 (ヨンセイ大学, '96-99) n=299		アメリカ(ノースカロ ライナ大学, '96-99) n=99	
	n	%	n	%
下顎の後退術のみ	59	19.7	5	5.1
上顎の前方移動術のみ	2	0.7	32	32.2
上下顎同時手術	238	79.6	62	62.6

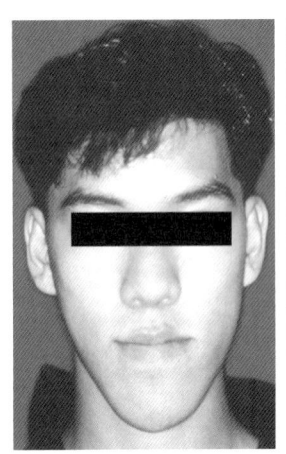

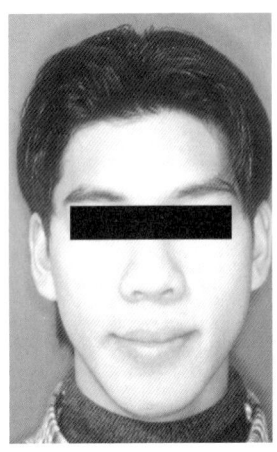

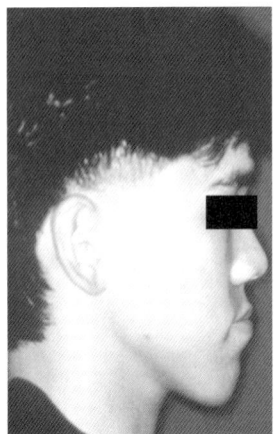

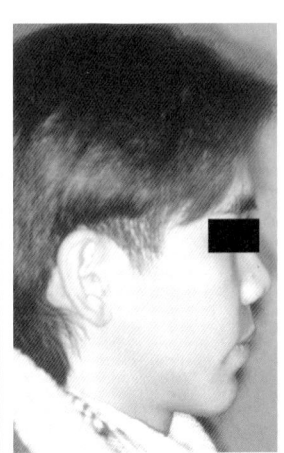

図2 a 〜 d

の骨格性Ⅲ級患者の場合，上顎骨が標準的で下顎骨が長い患者が47.7％と最も多く，上顎骨が短く下顎骨が長い患者は13.5％であった(表1)．骨格的な特徴は人種間で異なるので，手術による治療はそれぞれの患者の骨格的特徴を考慮して計画されなければならない．この人種間の骨格パターンの違いは，骨格性Ⅲ級患者に行う手術の種類について調べた研究にもあらわれている．韓国ヨンセイ大学で手術を行った299人と米国UNCで手術を行った99人のⅢ級外科矯正患者を比較したとき，どちらの大学でも上下顎骨の手術が実施されているものが大半であったが，下顎のみの手術を行った比率が，ヨンセイ大学の19.7％に対してUNCでは5.1％であった．一方，上顎のみの手術を行った比率は，ヨンセイ大学の0.7％に対して，UNCでは32.2％であった[5]（表2）．

手術の適応となったⅢ級患者では上下顎同時手術を行うことが最も一般的であるが，その際，鼻翼基底部を含む鼻の形態や二重あごなど，軟組織の美しさに影響を及ぼす要素についても考慮しなければならない[6,7]．

図2：本症例（Lee DW）は，下顎前突とロングフェイスを呈する患者で，上顎骨後方部の圧下，下顎骨の後方移動，オトガイ切除術を行った．側貌と歯列は改善されたが，鼻翼が広くなり，鼻尖はわずかに上を向いた．

図3a～d

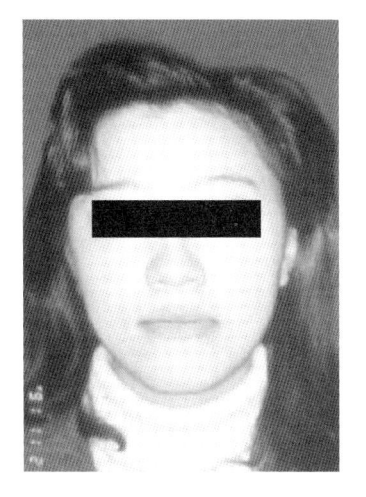

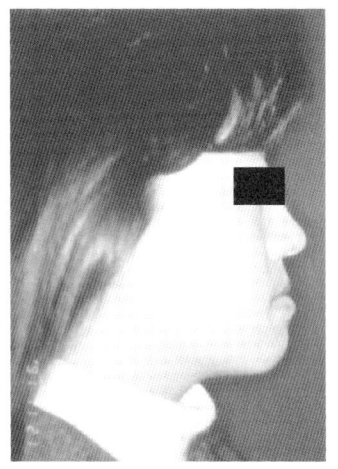

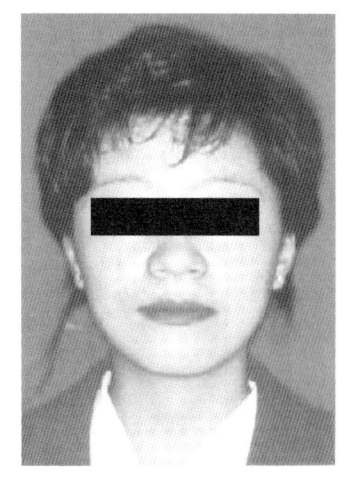

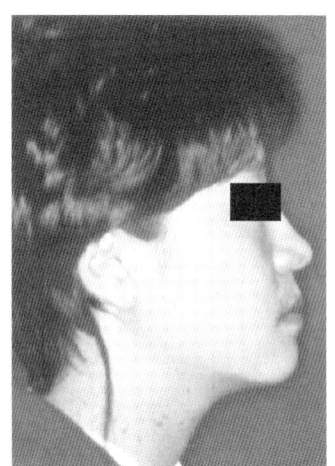

図3：本症例（Park JY）にも，下顎前突を改善するために，上下顎同時手術が行われた．歯性の不正，咬合および前突した下顎は改善されたが，鼻の変化は美容上，好ましいものではなかった．一方，図4に示した患者（Jang JS）は下顎のみの手術を行い，鼻に著明な変化は認められなかった．

手術の適応となった患者の治療計画では，骨格性の特徴と手術後の安定性だけではなく，鼻やオトガイから首にかけての美しさについても考慮しなければならない[9]．

さまざまな手術法で治療された症例

症例1 （図5）

前歯部開咬と下顎前突を主訴とした23歳の女性．本症例は，陥凹型の側貌，前歯部反対咬合，開咬という典型的な骨格性Ⅲ級の特徴を呈していた．上顎歯列のアーチレングスディスクレパンシーは－7.5mm，下顎歯列は－2.0mmであった．側面位頭部レントゲン規格写真分析所見では，ANB角は－3.5°，Wits appraisalは－17mmで前下顔面高は大きい値であった．上顎中切歯の歯軸傾斜は標準

図4a～d

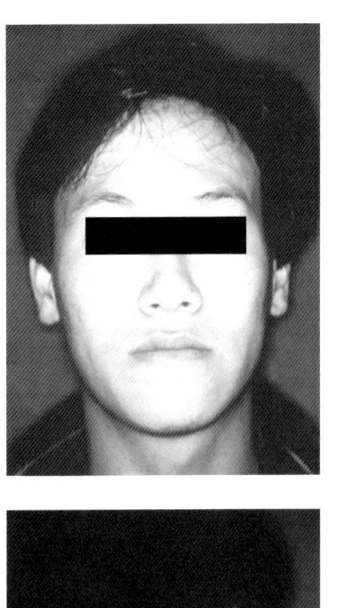

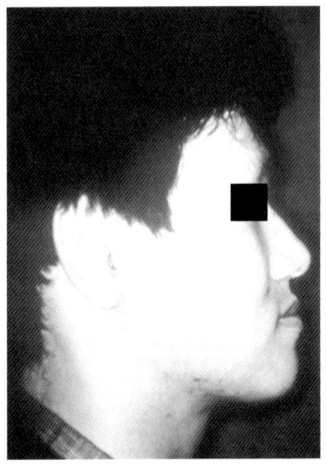

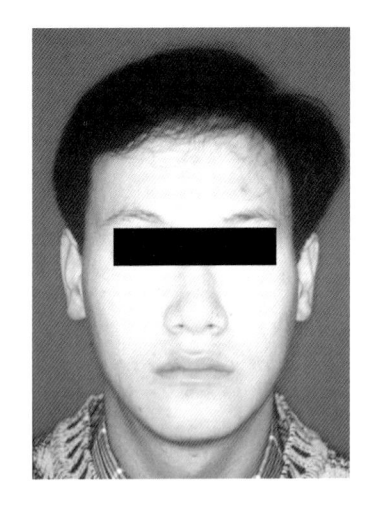

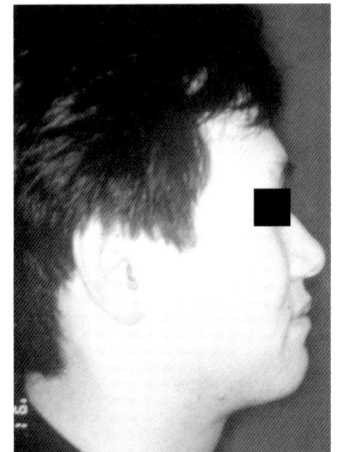

的で，下顎中切歯の歯軸傾斜は歯槽性に代償されており，IMPAは76.5°であった．垂直的には放散型の骨格型であった．

〈治療〉

術前矯正治療では，上顎第一小臼歯を抜去し，PNSの圧下の量を考慮して，上顎中切歯の歯軸はわずかに唇側に傾斜させた．上顎第二大臼歯を頬側に拡大し，代償性に舌側傾斜した下顎切歯を唇側に傾斜させるとともに，下顎歯列を狭くした．上顎骨は，ANSを3.0mm，PNSを5.0mm圧下した．下顎をオートローテーションさせることで前顔面高は減少し，前突した下顎骨はIVROによって後方に移動させた．二重あごを改善するために，オトガイ部を4.0mm前方へ移動した．

〈治療成績〉

前歯部開咬と反対咬合は改善され良好な咬合関係が得られた．前顔面高は減少した．手術前に十分なトークコントロールをしなかったため，上顎中切歯はわずかに直立した．保定後4年経過しているが，咬合関係は安定していた．

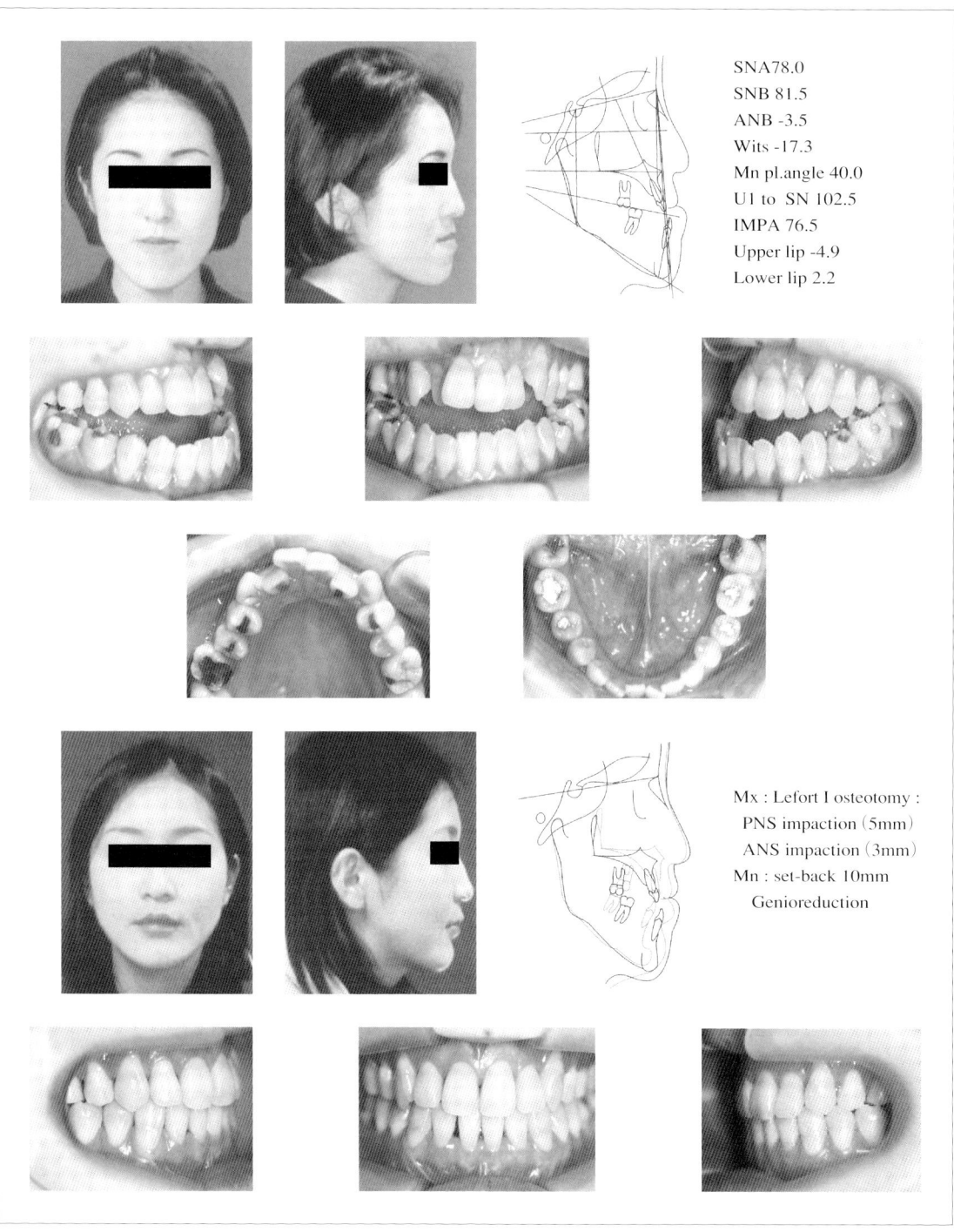

セッション 5. 成長の一時変異と骨格性の問題

SNA 78.0
SNB 81.5
ANB -3.5
Wits -17.3
Mn pl.angle 40.0
U1 to SN 102.5
IMPA 76.5
Upper lip -4.9
Lower lip 2.2

Mx : Lefort I osteotomy :
 PNS impaction (5mm)
 ANS impaction (3mm)
Mn : set-back 10mm
 Genioreduction

図5　症例1：KKM.

症例2 （図6）

本症例は，下顎前突を主訴として来院した17歳の女性で，以前に矯正治療を受けたことがあった．前下顔面高が大きく，オトガイはわずかに左へ偏位していた．鼻翼基底部はかなり広かった．側面観では，陥凹型の側貌で，鼻は前上方に向いていた．口腔内所見では下顎歯列の正中は1.0mm左側に偏位しており，臼歯部交叉咬合が認められた．下顎第一小臼歯はカムフラージュ治療のために抜去されていた．側面位頭部レントゲン規格写真分析所見によれば，前後的には上顎骨が後退し下顎骨は前突していた．垂直的には前下顔面高がきわめて大きい値であった．

〈治療〉

術前矯正治療では，上顎切歯を後方牽引し，代償性に舌側傾斜した下顎切歯を唇側傾斜させ，第一小臼歯の部分に空隙を集めた．手術の方法は，下顎第一小臼歯部の空隙を外科的に閉じるか，補綴的に治療するかで異なる．空隙をインプラントあるいは他の補綴治療によって解決しようとすると，さらに費用がかかるばかりでなく，下顎骨の後方移動量が大きくなる．その結果，上顎骨の前方移動が必要となる．本症例では，鼻翼基底部がすでに広いことを考えると，上顎骨の前方移動術は美容の点から好ましくない．そこで，下顎第一小臼歯の空隙閉鎖と臼歯関係の改善は外科的に行った．さらに，前下顔面高を短くするためにオトガイ切除術を行った．

〈治療成績〉

下顎第一小臼歯部の空隙を閉鎖するために，下顎前歯部では歯槽骨骨切り術を行い，IVROにて下顎骨の後方移動のみを行った．オトガイ切除術によって，前下顔面高は減少した．上唇のわずかな後退を除いて，上顔面に大きな変化は認められなかった．側貌は垂直高径の減少とともに改善されたが，オトガイより下の軟組織は若干増加した．手術後，安定した咬合関係が得られた．

症例3 （図7）

前歯部の反対咬合と下顎歯列の空隙を主訴とする38歳の女性．本症例は，陥凹型の側貌を呈し，スマイル時に下顎前歯は見えるが，上顎前歯がほとんど見えないため，年齢よりも老けた印象を与えた．下顎歯列の正中は1mm右側に偏位していた．側面位頭部レントゲン規格写真分析所見によれば，前後的には下顎骨が前突しており，上顎骨はわずかに後退していた．垂直的には収束型の骨格型で，前下顔面高はわずかに短かった．パノラマレントゲン写真上で歯槽骨のわずかな吸収が認められた．

〈治療〉

矯正治療の前にまず歯周治療を行い，継続的に歯周組織のメンテナンスを行った．下顎前歯を唇側に傾斜することで得られた空隙を両側犬歯の遠心部に集めて，補綴治療を行った．下顎前歯部の空隙閉鎖に対して，歯槽骨骨切り術も考慮したが，歯周組織の状態が悪かったため，この手術法は治療の選択肢から除外した．スマイル時に，上顎前歯があまりみえなかったので，上顎骨に対しては，PNSの圧下とANSの下方移動を行った．下顎骨は上顎骨に合わせて後方に移動した．上顎骨に対してLeFortⅠ型骨切り術でPNSの圧下とANSの下方移動を行い，下顎骨はIVROにより後方に移動した．

〈治療成績〉

ナゾラビアル・アングルおよび前下顔面高は増加した．鼻翼縫合によって鼻翼基底部が広がらずに好ましい側貌が得られた．ANSを下方へ移動することによってスマイル時に上顎前歯が多く見えるようになり，美的に改善された．装置撤去後，補綴治療を行った．

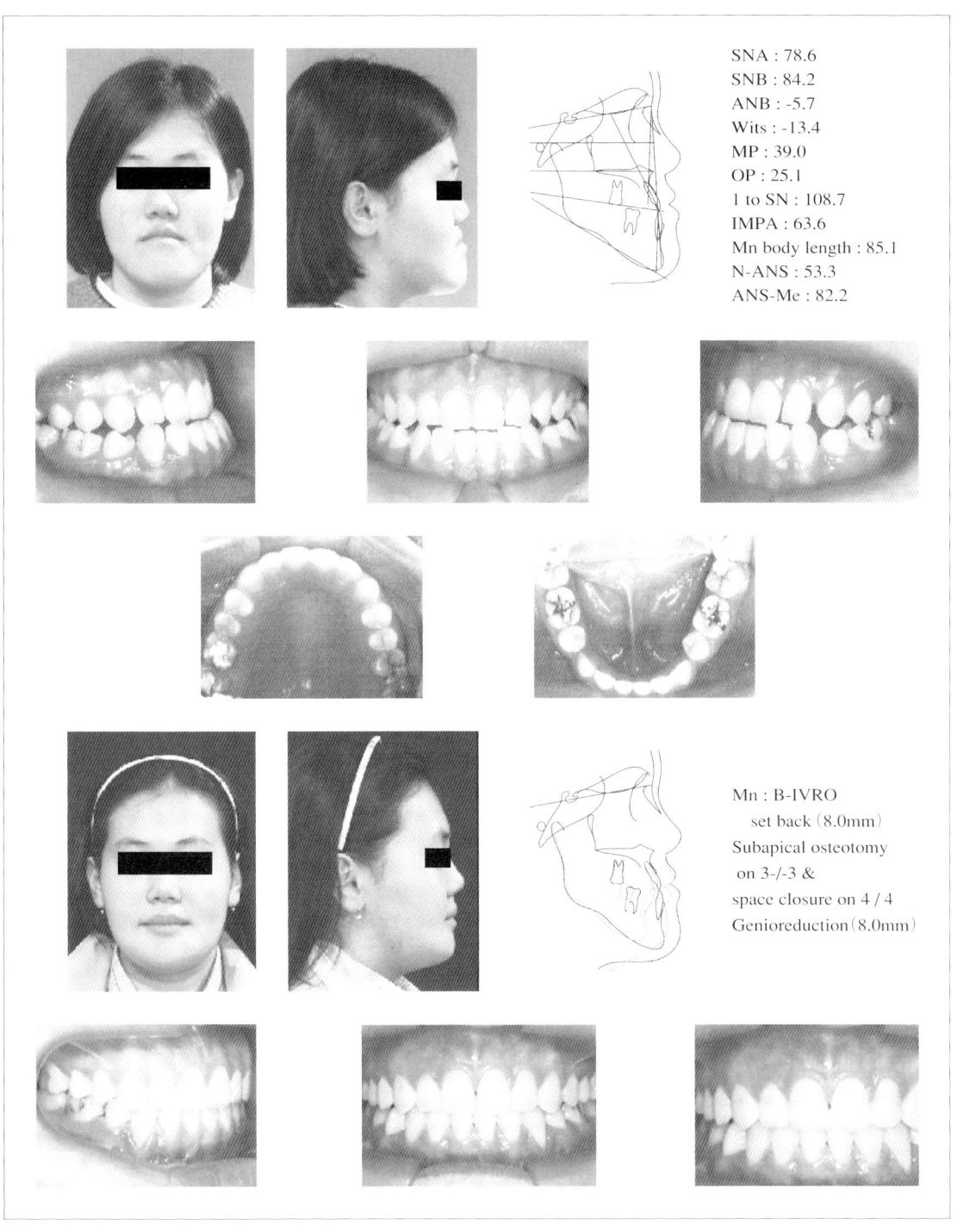

SNA : 78.6
SNB : 84.2
ANB : -5.7
Wits : -13.4
MP : 39.0
OP : 25.1
1 to SN : 108.7
IMPA : 63.6
Mn body length : 85.1
N-ANS : 53.3
ANS-Me : 82.2

Mn : B-IVRO
  set back (8.0mm)
Subapical osteotomy
  on 3-/-3 &
space closure on 4 / 4
Genioreduction (8.0mm)

図6　症例2：PSJ.

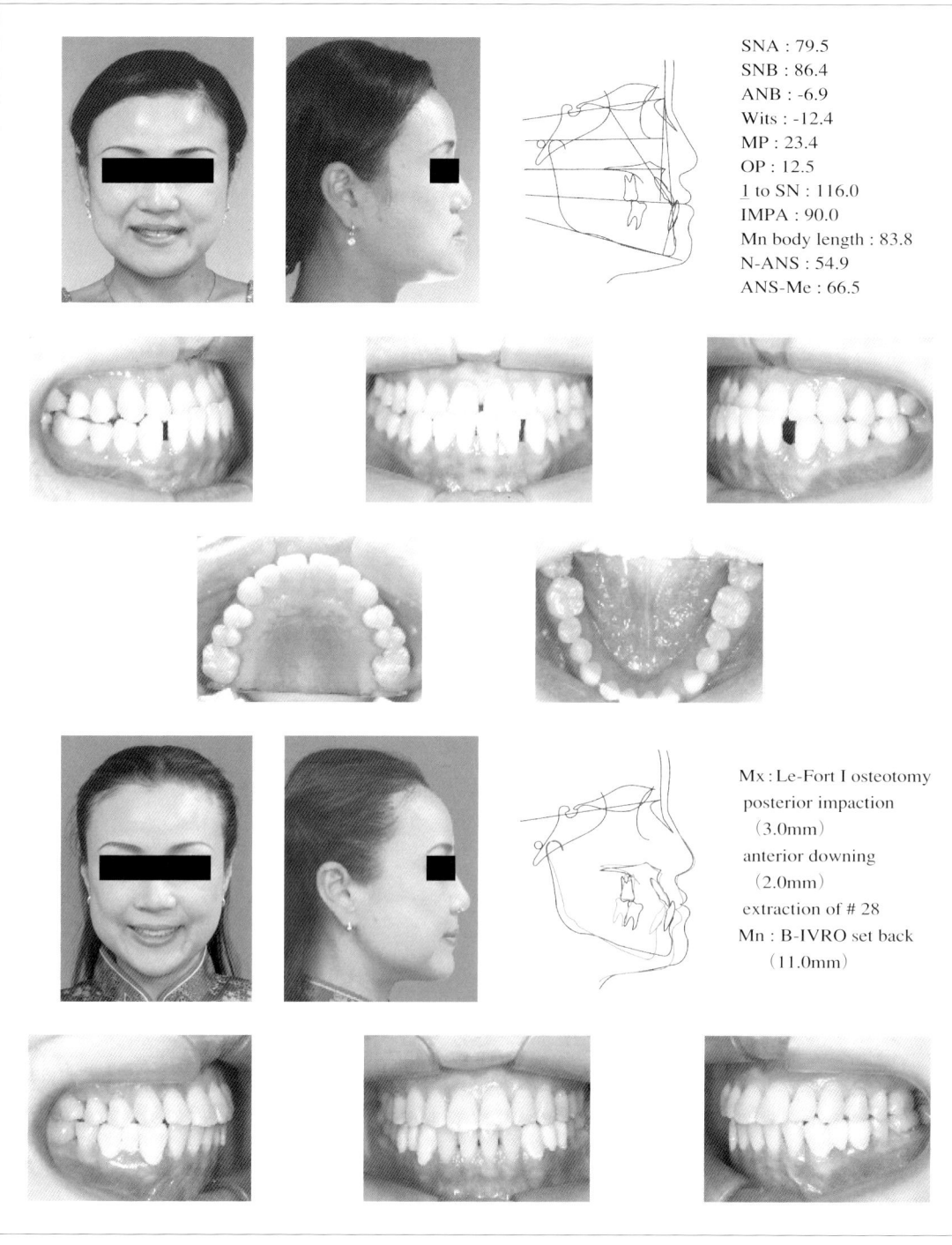

第Ⅱ部　シンポジウム "Orthodontics 2001"

SNA : 79.5
SNB : 86.4
ANB : -6.9
Wits : -12.4
MP : 23.4
OP : 12.5
1 to SN : 116.0
IMPA : 90.0
Mn body length : 83.8
N-ANS : 54.9
ANS-Me : 66.5

Mx : Le-Fort I osteotomy
　posterior impaction
　　(3.0mm)
　anterior downing
　　(2.0mm)
　extraction of # 28
Mn : B-IVRO set back
　　(11.0mm)

図7　症例3：LEB.

症例4 （図8）

下顎前突と前歯部反対咬合を主訴とする22歳の男性．重度のAngle Ⅲ級と前歯部反対咬合を示したが，アーチレングスディスクレパンシーは認められなかった．下顎右側第一大臼歯に大きなう蝕が認められ，左側第一大臼歯は修復することができないほど歯冠が崩壊していた．下顎第三大臼歯の萌出方向に問題はなかった．側面位頭部レントゲン規格写真分析所見によれば，上顎骨の位置は標準的で，下顎骨は前突しており，ANB角は－2.0°であった．上顎切歯の歯軸は標準的であったが，下顎切歯の歯軸は代償性に舌側に傾斜しており，IMPAは79.5°であった．垂直的には，放散型の骨格型であった．

〈治療〉

代償性に舌側に傾斜した下顎切歯の歯軸を改善したのち，2つの治療法を検討した．最初の選択肢は，上顎骨を圧下して，下顎骨を後方に移動し，下顎両側第一大臼歯の補綴治療を行う．もうひとつの選択肢は，下顎両側第一大臼歯を抜去し，下顎骨体骨切り術によって下顎骨前後径を短くし，第一，第二大臼歯の代わりに，第二，第三大臼歯を使う方法である．本症例では，後者の治療法を選択した．

〈治療成績〉

11.0mmの下顎骨の後方移動を伴う下顎骨体骨切り術およびオトガイ前方移動術によって，満足できる結果が得られた．術後矯正治療で残っている空隙を閉じることで，第一，第二大臼歯の代わりに，第二，第三大臼歯を用いた良好な咬合が得られた．パノラマレントゲン写真所見では，残念ながら骨切り部に歯槽骨の垂直的な吸収が認められた．

症例5 （図9）

右側に口唇裂・口蓋裂を伴い，陥凹型の側貌をもつ18歳の女性．上顎右側側切歯と上顎左側犬歯が先天欠如しており，同部に交叉咬合が認められた．側面位頭部レントゲン規格写真分析所見によれば，上顎骨前後径が短く，下顎骨前後径は標準的であった．垂直的な問題は認められなかった．

〈治療〉

短い上顎骨をもつ口唇裂・口蓋裂患者は，一般的に上顎骨の前方移動術の適応である．しかし，組織の弾性の欠如，上唇の瘢痕組織の存在，破裂している上顎骨，鼻咽腔閉鎖機能の問題などのために，上顎骨の前方移動はむずかしいだけでなく，術後の安定性に疑問がある．仮骨延長術は，後戻りの傾向が低く鼻咽腔閉鎖機能の問題を引き起こさないという点で従来の手術よりすぐれており，口唇裂・口蓋裂を伴う患者に対して有効である．そこで，本症例では，LefortⅠ型骨切り術を施行後，Zurichの小児用上顎骨延長装置を用いた．仮骨延長術の延長方向と下顎骨や咬合の変化を正確に予測するために，3D-CTを撮影した．その予測結果をこの患者で再現できるように，3D-CTデータをもとに3D光造形モデルを作成した．7日間の待機期間の後，スクリューを回し始め，1日あたり0.5mmを2回，合計で14mm回して，10週間固定した．固定の間，患者は開口障害，間歇的な疼痛，浮腫を示した．

〈治療成績〉

上顎骨は8.0mm前方へ移動し，良好な側貌と咬合が得られた．鼻尖は上顎骨とともに前方へ移動し，鼻翼基底部はわずかに広くなった．歯が先天欠如した部分には補綴治療を行う予定である．

骨格性Ⅲ級患者に上下顎同時手術が最もよく行われる第一の理由は，下顎骨の後方移動の量が多すぎた場合，美容上問題となる二重あごになるとともに首とオトガイの角度が大

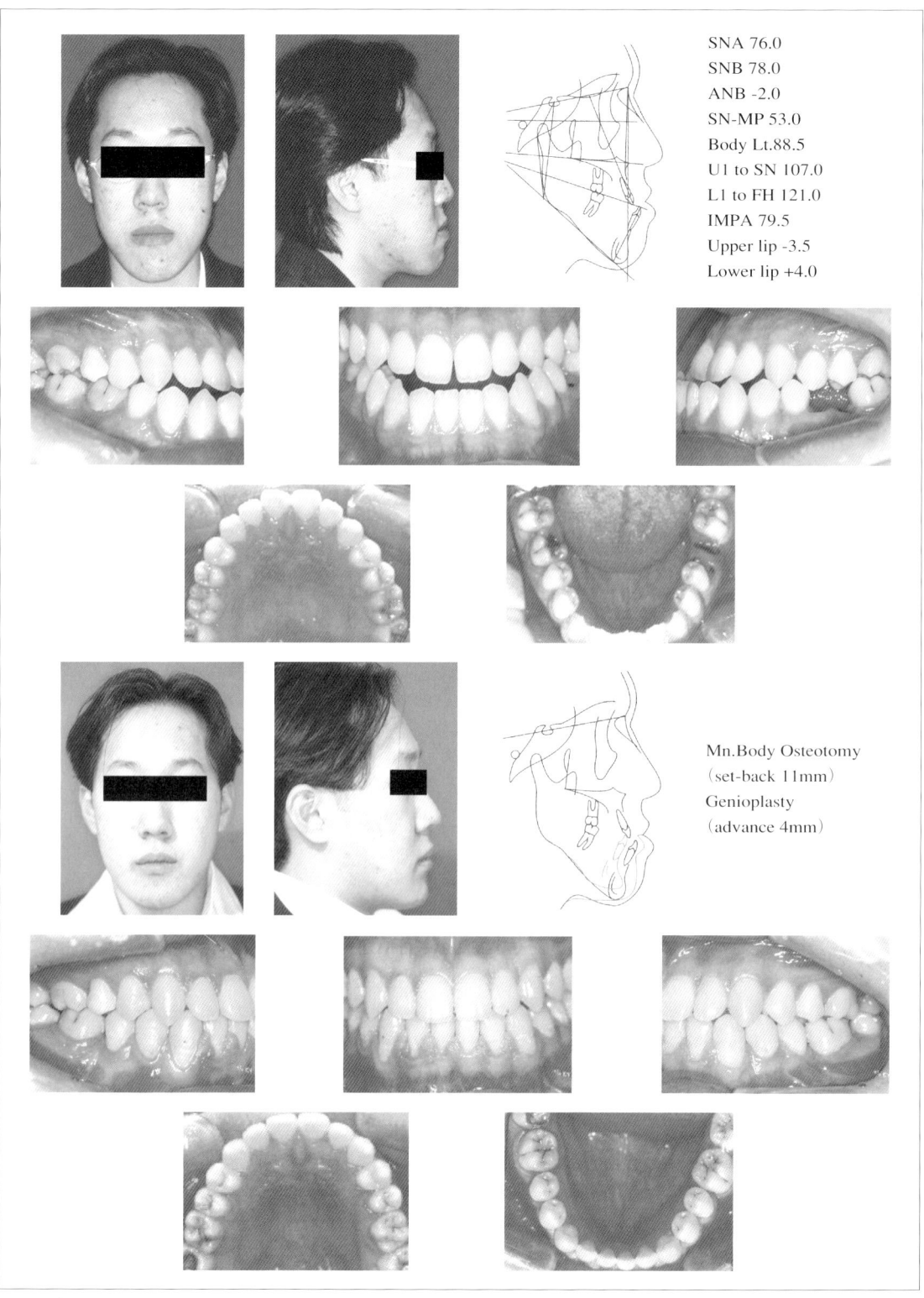

SNA 76.0
SNB 78.0
ANB -2.0
SN-MP 53.0
Body Lt.88.5
U1 to SN 107.0
L1 to FH 121.0
IMPA 79.5
Upper lip -3.5
Lower lip +4.0

Mn.Body Osteotomy
 (set-back 11mm)
Genioplasty
 (advance 4mm)

図8 症例4：CSH．

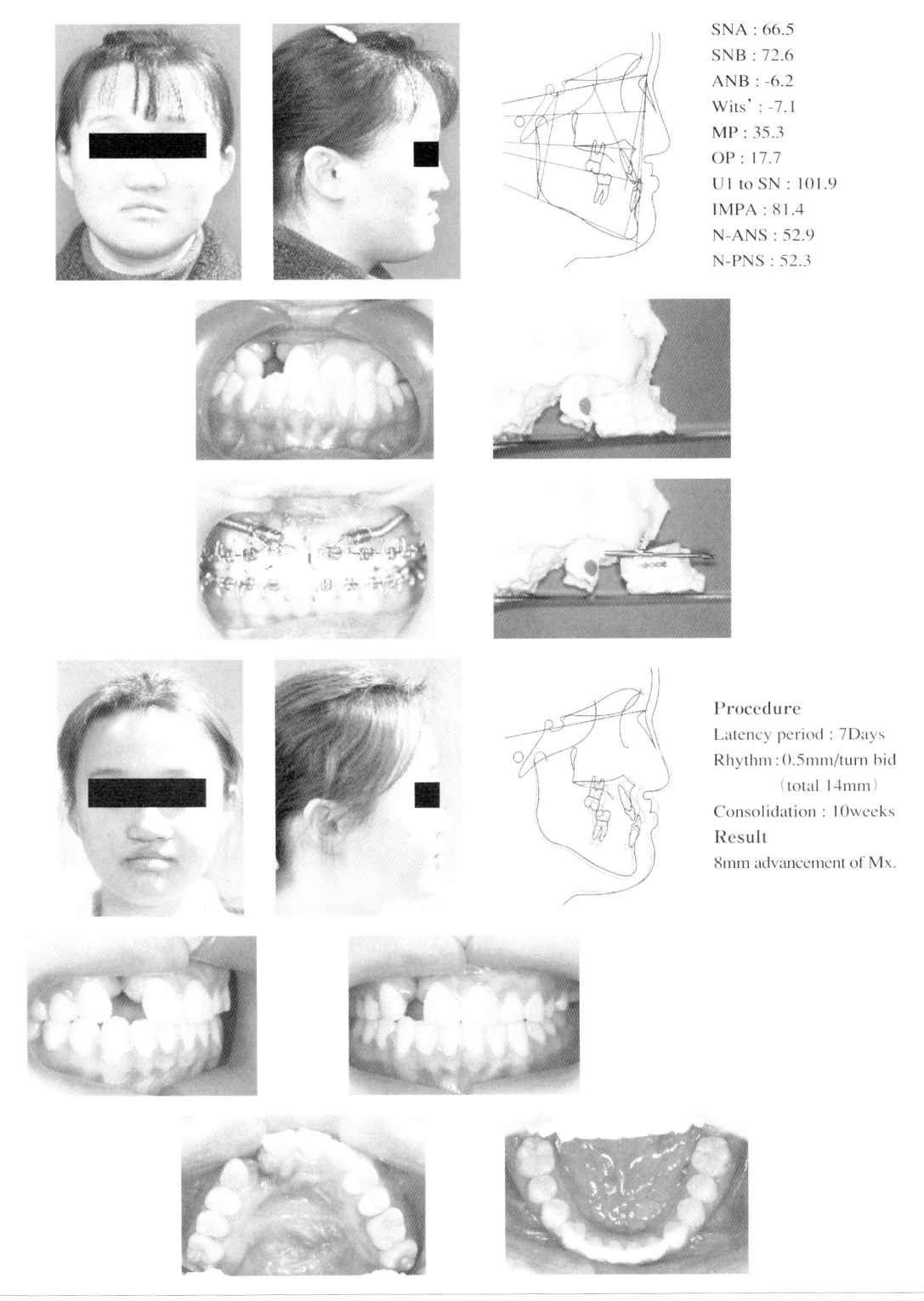

セッション5．成長の一時変異と骨格性の問題

SNA : 66.5
SNB : 72.6
ANB : -6.2
Wits' : -7.1
MP : 35.3
OP : 17.7
U1 to SN : 101.9
IMPA : 81.4
N-ANS : 52.9
N-PNS : 52.3

Procedure
Latency period : 7Days
Rhythm : 0.5mm/turn bid
　　　　(total 14mm)
Consolidation : 10weeks
Result
8mm advancement of Mx.

図9　症例5：KYJ.

きくなるからである．したがって，重度の前後的なディスクレパンシーを改善するためには下顎骨を後方へ移動すると同時に上顎骨を前方へ移動する必要がある．第二の理由は，開咬とロングフェイスを呈する骨格性Ⅲ級患者では，上顎骨を圧下して，下顎骨をオートローテーションさせるとともに後方移動させ，下顎骨の長さとともに前顔面高を短くする必要があるからである．第三の理由は，上下顎同時手術は上顎骨あるいは下顎骨単独の手術より術後の安定性がすぐれているからである．しかし，鼻翼基底部が広がったり，鼻尖が上を向くなどの副作用があることも忘れてはならない[5]．したがって，治療計画を立てる際には手術後の軟組織にあらわれる変化を予測・評価し，必要であれば二次的な軟組織の手術も考慮する必要がある[6,7]．

最適な治療結果を得るためには，治療計画を立てる際に，それぞれの患者の骨格的な特徴，歯周組織の状態，軟組織の変化予測などを考慮したうえで，治療計画に従った適切な矯正歯科治療と外科手術が行われなければならない．

文献

1. Baik HS, Kim KH, and Park Y : The distributions and trends in malocclusion patients, *Kor J Orthod* 25 : 87-100, 1995.

2. Yu HS, Ryu YK, and Lee JY : A study on the distribution and trends in malocclusion patients from department of orthodontics, Yonsei Univ, *Kor J Orthod* 29 : 267-76, 1999.

3. Sugawara J, Asano T, Endo N, and Mitani H : Long-term effects of chin cap therapy on skeletal profile in mandibular prognathism, *Am J Orthod Dentofac Orthop* 98 : 127-33, 1990.

4. Ellis E III and McNamara Jr. JA : Components of Adult Class III malocclusion, *J Oral Maxillofac Surg* 42 : 295-305, 1984.

5. Baik HS, Han HK, Kim DJ and Proffit WR : Cephalometric characteristics of Korean Class III surgical patients and their relationship to plans for surgical treatment, *Int J Adult Orthodon Orthognath Surg* 15 : 119-128, 2000.

6. Ronchl P and Chiapasco M : Simultaneous rhinoplasty and maxillomandibular osteotomies, *Int J Adult Orthodon Orthognath Surg* 13 : 153-61, 1998

7. McFarlane RB, Frydman WL, McCabe SB and Mamandras, AM : Identification of nasal morphologic features that indicate susceptibility to nasal tip deflection with the LeFort I osteotomy, *Am J Orthod Dentofac Orthop* 107 : 259-67, 1995

8. Molina F, Oritz Monasterio F, de la Paz Aguilar M, Barrera J. Maxillary distraction. Aesthetic and functional benefits in cleft lip and palate and prognathic patients during mixed dentition, *Plast Reconstr Surg* 101 : 951-63, 1998

9. Bailey LJ, Proffit WR, and White RP : Trends in surgical treatment of Class III skeletal relationship, *Int J Adult Orthod Orthognath Surg* 10 : 108-18, 1995

顎顔面の仮骨延長術と従来の外科手術との比較
―最新の展望―

William R. Proffit　　　　　　　　　　　　　　　　　　　訳）酒井暁子／髙田健治

　要旨：仮骨延長術（DO）は，骨切り術後に両骨片を徐々に分離することによって新しい骨の形成が誘導されるという外科技術であり，手足の形成異常を治す手段として，Ilizarovによって考案された．この10年で，この方法は頭蓋顔面の先天異常や顎変形症に適用できるということが明らかになってきている．先天的に低形成の下顎骨を延ばすために仮骨延長術を行ったという1992年のMcCarthyによる最初の報告以来，数多くの出版物によって顎顔面部の問題にDOを適用した例が紹介されており，頭蓋顔面の仮骨延長術に関する2冊の本が出版されている．現在多くの臨床家は，劣成長の顎骨を延長もしくは拡大するために，従来の外科手術よりもむしろDOに高い関心を寄せている．ここで従来の外科手術は，すでに長所と限界を知られた技術と見なされている一方，顎顔面のDOは適応症を模索している技術ということができる．今DOの役割を評価する最善の方法は，DOが従来の治療方法の限界を克服するためにどのように使われ得るかをよく考えることであり，それがこの論文の目的である．

外科手術の発達

　前突した下顎骨を外科的に短くすることは，19世紀の終わりまでにはすでに行われていた．しかし，すべての実用的な目的に対して現在の外科手術は，下顎骨の両側矢状分割術と上顎骨のLe Fort I型骨切り術の導入をもって，1960年代の初めに始まった．両手術は，顎骨の過成長だけでなく劣成長にも適用された．1970年代までには，かなり正確に上下顎骨を同時に再配置することが可能になった．1980年代には強固な内部固定法（RIF）が導入されるようになり，もはや上下顎骨を術後治癒の間，完全に固定する必要がなくなったため，多くの患者はそれまでより快適に術後を過ごせるようになり，術後の安定性が増した．最近では，コンピュータイメージングが応用されることによって，よりよい治療計画の立案が可能となり，手術術式が洗練されることで治療成績はより向上し，より安定するようになった．そして，顎顔面部の問題に対し，仮骨延長術が初めて適用されるようになった．

　外科術式の適用結果に関するさまざまなデータが，多くの外科矯正チームによって報告されている．興味深いことは，いろいろな意味で現在外科手術は，より多くの情報を利用できるので，歯科矯正治療のみよりもよい結果をもたらすと理解されていることであ

Kenan Professor, Orthodontics, University of North Carolina, Chapel Hill, NC 27599-7450, USA

外科的矯正歯科治療
安定性に関するヒエラルキー

増加 ↑	上顎骨の上方への再配置 下顎骨の前方移動* オトガイ移動術（どんな方向でも）	「極めて安定」
安定している治療結果が予測できる	上顎骨の前方移動 上顎骨の非対称移動	「安定」
	上顎骨の上方への再配置＋下顎骨の前方移動 上顎骨の前方移動＋下顎骨の後方移動 下顎骨の非対称移動	RIFを用いる場合に限り「安定」
↓ 減少	下顎骨の後方移動 上顎骨の下方移動 上顎骨の拡大	「不確実」

＊ショートフェイスまたは標準的な顔面高の患者に限る．

図1 ノースカロライナ大学で行われた外科的矯正治療症例のデータベースに基づいて作成された，外科手術における安定性と治療結果の予測に関するヒエラルキー．ここで，「極めて安定」とは，臨床的に意味を持つ程度の術後変化が認められない症例が90％以上を占める術式と定義した．「安定」とは，臨床的に意味を持つ程度の術後変化が認められない症例が80％以上で，大きな後戻りがほとんど認められない術式と定義した．「不確実」とは，中程度の後戻りがかなり多く認められ，大きな後戻りも認められる術式と定義した（Proffit, Contemporary Orthodontics, 3rd ed.から引用）．

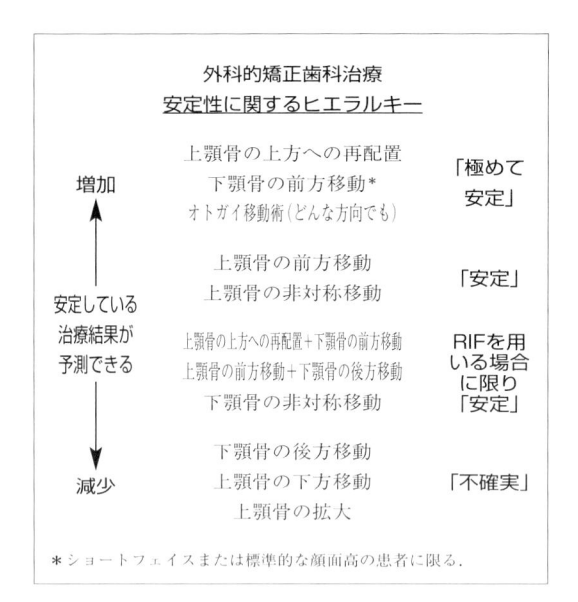

る．National Institute of Dental and Craniofacial Researchから23年間にわたり研究資金の援助を受けることにより，外科的矯正治療についての最もまとまったデータセットが，ノースカロライナ大学で作成された．これらのデータから，さまざまな手術術式について治療結果の予測と安定性という面からヒエラルキーをつくることが可能である（*図1*）．ヒエラルキーの作成にあたり，われわれは術直後の位置から臨床的に意味を持つほどに顎骨の位置の変化が認められない（2 mm以下）症例が90％以上を占める術式を「極めて安定」であると定義した．臨床的に意味を持つほどの術後の変化が認められない症例が80％，中程度の後戻り（2～4 mm）が認められる症例が20％で，4 mm以上の後戻りがほとんど認められない術式を「安定」と定義した．中程度の後戻りが50％以上の症例に認められ，4 mm以上の後戻りもかなり多く認められる術式を「不確実」と定義した．

このヒエラルキーから，重症の骨格性II級不正咬合に対する重要な術式，つまり上顎骨の上方への再配置（圧下）と下顎骨の前方移動は「極めて安定」で結果が予測可能である．上顎骨の前方移動（下方への移動は伴わない）は「安定」で，もしRIFが行われるなら，骨格性II級またはIII級不正咬合に対する上下顎骨手術も「安定」である．下顎骨の後退，上顎骨の下方移動そして上顎骨の側方拡大は，結果が「不確実」である．顎顔面の仮骨延長術の適応症を考える背景として，好成績の外科術式の限界と「不確実な」術式の問題点を再検討してみることにする．

安定して予測可能な外科術式の限界

a．上顎骨の上方への再配置（圧下）

上顎骨の圧下はロングフェイス（骨格性開咬）の問題を治療する重要な術式であり，これによって下顎骨は上前方へ回転するため間接的に下顎骨の劣成長も改善する．上顎骨の圧下はたとえRIFを行わなくても，最も安定した結果が得られる手術である．大きな問題は，上顎骨の圧下により容貌が損なわれることである．移動量が1 cmかそれ以上の場合でさえ，かなり安定しているが，容貌は上顎骨の2～3 mm以上の上方への移動で損なわ

れる．口唇の下に見える切歯の量が減ることによって患者は実年齢より老けて見える．同様に，鼻唇溝が深く強調されたり，顔の皮膚がたるむことによっても老けて見える．そして，これらの軟組織の変化はすべて，上顎骨を過度に上方に移動することによってつくり出される．

したがって，現代では，注意深く圧下量を制限する傾向があり，骨格性開咬の治療では，上顎骨後方部は圧下され，前方部は下方に回転される．こうすることで，口唇の下に見える切歯の量を維持し，開咬を治すために短くする必要のある顔面高の量を減らすことができる．上顎骨の圧下は，ロングフェイス/開咬問題の治療に対する極めて成功率の高い術式である．

b．下顎骨の前方移動

下顎骨の前方移動には2つの制約がある．第一の制約は，下顎骨が前方移動されるにしたがって，その回転様式が術後の安定性に強い影響を及ぼすことである．過蓋咬合を治すや前顔面高を増加させるために下顎骨を回転させると，下顎下縁平面角が増加しオトガイが前下方へ移動するので，術後の安定性はかなり高い．下顎下縁平面を回転させることなく下顎骨を前方に移動させた場合もまた術後の安定性は高い．前歯部開咬を治すために下顎骨を回転させると，オトガイが前上方に移動し，下顎下縁平面角が減少するため，術後の安定性は低い．なぜなら，この回転によって下顎枝が延長され，下顎挙上筋がこれに適応できないからである．こうした好ましくないタイプの下顎骨の回転はノースカロライナ大学では行われていない．下顎骨の前方移動が極めて安定であるとしたのは，顔面高を増加または維持するため使用された結果によるものであり，顔面高を短くするために使用された結果によるものではないことに留意

してほしい．

第二の制約は，下顎骨が前方移動され得る距離である．オトガイの前方移動量がある限界点を越えて増加するにつれて，術後の安定性は減少し始め，予後が予測しにくくなる．正確には個人によってその限界点は，組織の伸展性や顔の大きさがさまざまであるようにおそらくさまざまであるが，一般的な基準として，8〜10mm以上の前方移動を行うと安定性が悪い．

c．上顎骨の前方移動

上顎骨の前方移動もまた，2つの制限，つまり量と方向に制約がある．下顎骨の場合と同様に，ある距離を越えての上顎骨の前進は，軟組織の抵抗性が増すために安定性が低下する．そしてその距離の限界はほぼ下顎骨と同様である．口唇圧が高いほど，移動に対する抵抗性は大きく，これは，口唇形成術を受けている口唇口蓋裂患者の上顎骨劣成長に対する治療において顕著に現れる．口唇形成術を行うと，上顎骨の前方移動が難しくなる．

上顎骨の前方移動と同時に圧下を行うと，安定性は高くなる．骨格性Ⅲ級患者では，上顎骨の劣成長は，垂直および矢状方向において認められることが多い．そのため，上顎骨は前方に加えて下方に移動することが望ましいが，上顎骨の下方移動は不確実である．

d．上下顎骨の手術

骨格性Ⅱ級患者に対して，上顎骨を圧下し，下顎骨を前方移動させることはロングフェイスと下顎骨劣成長の問題を治すために効果的な方法である．下顎骨だけでなく，上顎骨を手術することは重度の骨格性Ⅱ級患者の約3分の1に必要とされる．このことは単に，上顎骨の過成長によってⅡ級の上下顎関係が強調されることを反映しているに過ぎないが，上顎骨の過成長はほとんどの場合，水平よりむしろ垂直方向に現れる．下顎骨を前方へ回

転させるときには,軟組織の緊張は増加しない.そのため,下顎骨を前方移動するだけではなく,同時に上顎骨を圧下してオトガイの前方移動量を多くできるという利点もある.骨格性Ⅲ級患者に対しては,上顎骨の前方移動とともに下顎骨を後退させることが現在最もよく行われている術式である.というのも,その術式を用いることで最高の術後安定性と容貌の改善が得られるからである.

上下顎骨の手術はRIFを行うとさらに安定性と予測性が増すことを示すデータがある.ノースカロライナ大学においてRIFを用いて骨格性Ⅱ級に対する上下顎骨の手術を行った患者では,その90%が臨床的に優れた成績を収めているが,RIFを用いなかった場合,60%のみが好成績を収め,20%に開咬への後戻り傾向が見られた.骨格性Ⅱ級患者の場合ほど多くのデータはないが,同様なことが骨格性Ⅲ級患者への上下顎手術の結果にも見られる.上下顎骨の手術は,RIFをその術式に加えることで,安定した術後を示すカテゴリーに入れることができる.

結果が不確実な外科術式の問題点
a. 上顎骨の下方移動

上顎骨の下方移動は簡単であるが,その位置に上顎骨を留めておくことは難しい.上顎骨は下方移動された後,元の位置に戻ろうとする傾向が強い.上顎骨を強固に固定しておくために,多くの場合,骨プレートが用いられるが,RIFは垂直的な後戻りを防ぐことはできない.咬合力によって上顎骨は元の位置に戻される傾向があるようで,上方への少量の後戻りが起こっても,挙上筋はすぐにこの新しい位置に適応する.もし十分な骨性治癒が終了するまで上顎骨を下方移動された位置に固定することが可能であるなら,上顎骨の下方移動は「安定」である.

それを実現する方法は3つある.第一の方法は,頬骨弓に固定された非常に強固なバーで骨を固定することである.これが効果的であることを示唆するデータは限られているが,患者がこれに耐えるのは難しい.第二の方法は,合成のハイドロキシアパタイトのような強固な介在物(人工骨)を使うことである.これらの介在物は安定性を増すのに効果があるために,外科センターの中には広く使用しているところもあるが,介在物の長期の安定性が憂慮されるため(ノースカロライナ大学を含めて)他の施設では使用しないようにしている.ハイドロキシアパタイトを介在させることで上顎骨の下方移動後の安定性が増し,短期間の後戻り傾向を大いに克服することができることは間違いない.

第三の方法は,上顎骨の下方移動時に下顎骨の手術を同時に行うことである.これには2つの利点がある.まず上顎骨を後方ではなく前下方に動くように回転させると,翼突下顎筋(内・外側翼突筋)を伸展させる原因となる下顎骨の後下方への移動量をなくしたり,最小限に抑えたりできる.上顎骨を回転するとき,同時に下顎枝の手術を行うことで,後方部での咬合を維持することができる.次に,下顎骨の切断部が治癒する間に咬合力が減少するため,強い咬合力が加わる前に上顎骨の治癒が促進される.したがって上下顎骨手術は確かに上顎骨の下方移動術の安定性を改善する.こういう意味でも,外科処置が必要な骨格性Ⅲ級患者では3分の2以上に対して上下顎骨の手術が行われている.

b. 下顎骨の後方移動

最も長期間にわたって採用されてきた外科手術の術式がまだ不確実だと考えられているに違いないことは興味深いが,下顎骨後退術の後にはほぼ半数の患者に2mm以上のオトガイ部の前方移動(スプリント除去からの前方

図2 1980年代にノースカロライナ大学において下顎骨後退術のみを行った24人の患者のトレースをコンピュータで合成して作成されたトレース．平均して手術中，下顎角はオトガイの後退量の約半分，後方に押され，下顎枝の傾斜が減少したことに注意すること（細い点線）．術後に見られる平均的な変化は，下顎枝が術前の傾斜まで前に出ることで，このとき下顎角とオトガイは前進する（太い点線）．下顎骨後退術中，下顎枝の傾斜が変化しないよう注意することが，術後の安定性にとって重要である．このような技術的な問題に起因する後戻りは，1990年代初期に認識されて以来，大いに克服されてきている．

移動に加えて）が見られ，4 mm以上の後戻りが見られることもある．これは大いに外科手術時の技術的な問題であろう．下顎枝骨切り術が下顎骨を短くするために使われるとオトガイ部を後退させるが，下顎角は変化させないことが重要である．もし手術中に下顎枝が後方に押されるなら（これを防ぐことは困難だが），筋肉の機能が回復されると，下顎枝の位置は元に戻る．その結果として，オトガイは前進する（図2）．この状況では，RIFは治癒する間に下顎枝のいかなる動きも妨げるため，後戻り傾向を際立たせる．

この問題を克服する方法は2つある．第一は，術中下顎枝の位置が変化しないように注意することで，第二は，下顎骨後退術のみの治療を減らすことである．現在ノースカロライナ大学では，外科処置が必要な骨格性Ⅲ級患者の約5％以下に下顎骨後退術のみを行っているに過ぎない．というのは，下顎骨後退術と同時に上顎骨の前方移動を行うことでより美しい容貌と術後の安定が得られることがわかっているからである．骨格性Ⅲ級の手術において，下顎骨のみの再配置を行うよりも，上下顎骨手術でこれを行うほうが下顎骨の位置をコントロールしやすいということの現れである．

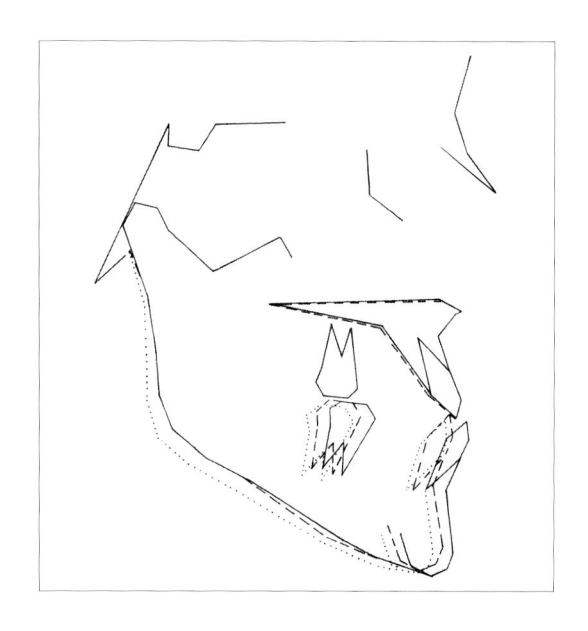

c．上顎骨の拡大

分割骨切り術（すなわち，2分割や3分割の上顎骨切り術）で上顎骨を拡大することは，それによって口蓋粘膜が引き伸ばされるため強い後戻り傾向を示す．矯正歯科医は正中口蓋縫合を開くことで上顎骨を拡大するときには，余分に拡大するようになった．外科的にも余分に拡大し，治癒が完了するまで強固に保定することが，後戻り傾向を防ぐために必要とされている．

外科手術を併用した上顎骨の急速拡大（SARPE）は，ジャックスクリュー装置のみを用いて縫合を開大するには年齢が高すぎる患者の上顎骨を拡大する場合に，より安定した方法であることが示唆されている．SARPEはとくに正中骨切り術が併用される場合には一種の仮骨延長術と見なせるので，ここでSARPEについて議論することは適切である．現在，SARPEに対する通例の外科的手法は上顎骨をダウンフラクチャーさせることなく，

ツーピースのLe Fort I 骨切り術に必要なすべての骨切開を入れることで行われている（元々のSARPEでは側方の皮質骨の骨切り術のみが用いられていたが）．それから，ジャックスクリューが従来の骨切り術と同様に（従来は2，3分で回転されたが），2，3日間にわたって分離させるために使われ，骨性治癒の起こっている間，保定装置として置いたままにされる．側方の安定性は，完全な骨切り術を行った場合よりもSARPEを用いた場合の方が高いことを示すデータがある．

したがって，もし高年齢の患者で上顎骨の側方拡大のみが必要とされるなら，SARPEは理にかなった選択である．問題は，狭窄した上顎骨は，側方に拡大されるだけでなく，垂直方向にも，かつ/または矢状方向にも動かす必要があることが多いという点である．水平方向の術後安定性を高めるには，最初に側方拡大のためにSARPEを，それから矢状および垂直方向の移動のためにLe Fort I 型のダウンフラクチャーをするという2つの外科術式を適用させるほうがよいのだろうか？この問題は最近，外科手術に関する論文で議論されているが，ノースカロライナ大学の見解は，安定性は高まることはないというものである．側方拡大の後，注意して保定されるなら，多分割同時手術でも同様に満足のいく結果が得られる．

仮骨延長術の原則

仮骨延長術における生物学的反応は，最近の出版物の中で，ある程度詳細に示されてきており，ここでは仮骨延長術の顎顔面への適用を考える背景として，簡単に再検討することにする．

Ilizarovの張力の法則によると，もし皮質骨骨切り術や骨切り術の後，両骨片を安定して牽引すると，術部に新しい骨の形成が起こることによって骨が延長される．新たにできる組織は，実際に再生骨のもとになる仮骨組織である．

基本術式のステップは，

- 骨切り術または皮質骨骨切り術を行い，両骨片を結合する拡大装置を設置する（骨切り術期）．ほとんどすべての顎顔面への適用においては，皮質骨骨切り術よりもむしろ骨切り術が利用される．
- 治癒過程の開始に要する期間（待機期間）．拡大は，軟らかい仮骨組織の形成が始まるまでは始めてはならない．通常待機期間は5〜7日である．
- 術部を広げる力を生み出すための装置の活性化（骨延長期）．治癒途上の術部が張力下に置かれると，同部での骨形成が増す（図3）．骨が延長するだけでなく，付随する軟組織が骨の変化に適応し，その大きさも増す．この過程は，延長による仮組織再生過程と呼ばれる．割合（1日あたりの延長量）と周期（装置を活性化する回数）の両方が重要である．拡大は一般的に，1日2回で1回あたり0.5mmの活性化もしくは，1日4回で1回あたり0.25mmの活性化の周期，つまり1日につき1mmの割合で行われる．
- 新しい骨が形成されてできた隙間を維持するために，装置を活性化せずにその部位に残しておく（硬化期）．この最後の期間では，最初に作られて張りめぐらされた未熟な骨の大規模なリモデリングがおこり，通常の層状構造が回復する．新しい骨が成熟するまでは延長された部位を強固に維持しておくことが重要である．次に述べる顎顔面の仮骨延長術では，最低6〜8週間の硬化期がもっとも推奨されている．延長部での完全な成熟には，6か月かそれ以上かかる．

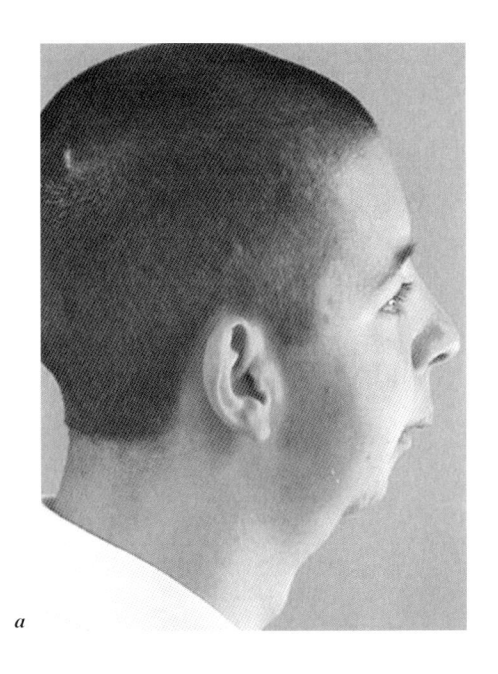

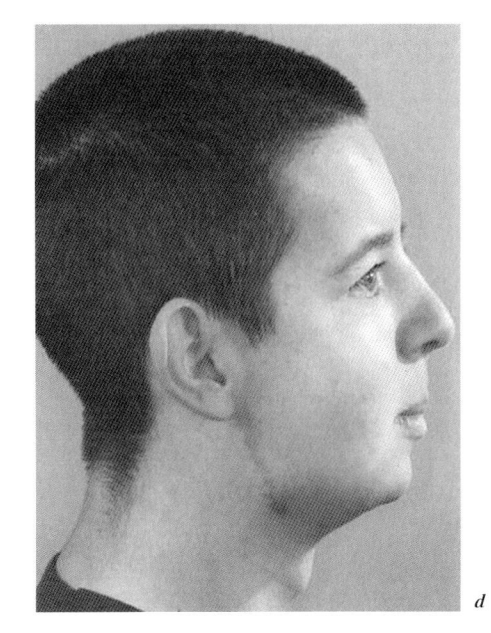

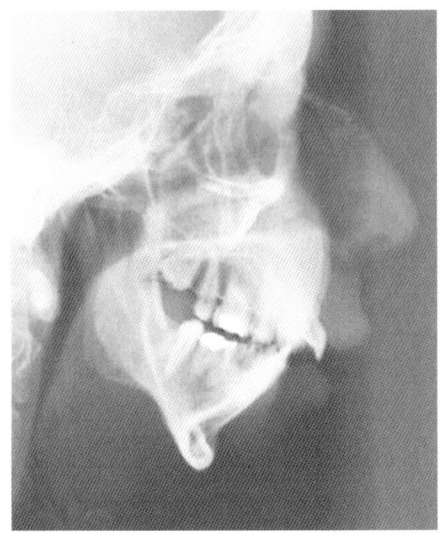

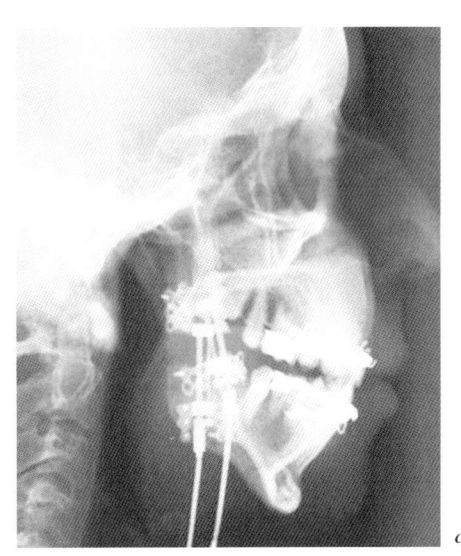

セッション 5. 成長の一時変異と骨格性の問題

図3a〜d 短い下顎枝を伴う，極めて重度の下顎骨の劣成長を改善するために用いられた仮骨延長術．患者は21歳の男性で咀嚼，会話および嚥下障害の既往がある．主訴は，日中の著明な傾眠と睡眠パターンを乱すいびきであった．
a：治療前の側貌．*b*：治療前の側貌セファロ写真．*c*：下顎枝に仮骨延長術を行った後の側貌セファロ写真．装置は，硬化期の間はその部位に残しておく．下顎枝は右側で15mm，左側で20mm延長された．気道が著しく広くなっていることに注意すること．術後すぐに，睡眠パターンといびきの改善が認められた．*d*：治療終了時の側貌．治療開始後8か月経過している（Dr. Charles Cragoのご好意による）．

205

延長術式完了後，延長された部位でのさらなる成長は通常は起こらないということを理解しておくことが重要である．したがって，仮骨延長術が成長期の子供に施行されると，延長部の組織の欠損のためではなく，同部の成長が隣接した正常な部位と同様にできないことから，再度遅れをとるために，骨の変形が再発しうる．このため多くの場合，早期に仮骨延長術を行った後にも，2次的な治療が必要となる．

顎顔面の仮骨延長術の適応症

顎顔面の仮骨延長術の明らかな適応症は，他の種類の治療（成長の一時変異治療，矯正的カムフラージュ，外科手術）よりも仮骨延長術が好結果を生み出す場合か，同様な結果を生み出すのにコスト面で有効であると判断した場合かのいずれかである．治療のコストは患者の負担と経済的因子の両方を含めて考慮される．

仮骨延長術は成長を誘導する技術であるため，その本来の適応症は上顎骨または下顎骨に劣成長が認められる場合に限られる．現在および近い将来は，仮骨延長術という治療に対する負担および経済的な費用はともに高い．それゆえに顎骨の仮骨延長術に対する適応症は，主として仮骨延長術だけが唯一著明な改善を生み出すことができる場合である．これらは，

・低年齢時に改善しておく必要のある，上顎骨または下顎骨の重度の劣成長：

例えば，Pierre Robin症候群の小児の下顎骨の劣成長は重度で，気管形成術が必要とされるが，それを行わないようにする唯一の方法が下顎骨の前方移動である．従来の外科手術は，年齢が若すぎるため適用できない．

・10〜15mm以上下顎骨を延長する必要のある重度の下顎骨の劣成長：

ほとんどの状況下での成長の一時変異治療は約5mmの差動成長を生み出すにすぎない．われわれは，8〜10mm以上の上顎骨または下顎骨の前方移動が必要とされる外科手術は困難であり，結果を予測できる可能性が低いことを知っている．15mmの外科的な下顎骨の前方移動は，手術方法の改善を行ったとしても，術後の変化を予測できるおおよその範囲を超えている．仮骨延長術は，必要であれば，2cmかそれ以上の前方移動が可能である．

・延長されなければならない短い下顎枝：

従来の外科処置では，翼突下顎筋の組織（内・外側翼突筋）が下顎枝の延長に適応しないため，下顎枝を延長するための（開咬を閉じるための下顎枝骨切り術による回転のような）下顎骨の移動は術後不安定である．仮骨延長術が新しい筋肉組織の形成を刺激する（組織の形成が生じる）なら，少なくとも理論的には，仮骨延長術はこの制限を克服する方法であり得る．しかしながら，新しい筋肉がどの程度形成されるかは不確かで，児童および青年期においては，延長術後の成長量が小さいために短い下顎枝の再発を導くおそれもあり得る．

・拡大されなければならない狭窄したV字型の下顎骨：

下顎骨の左右は，胎生期に癒合するため，幼児期でさえ，下顎骨弓を拡大するためのジャックスクリューは，歯の移動しか生み出さない．下顎骨を前方に拡大するための骨切り術と骨移植術は軟組織の制限があるため不確実である．下顎骨の正中で仮骨延長術を行うことは，少なくとも左右に隣接した組織の間に仮骨組織を形成するという意味でこの制限を克服することができる．

低年齢期での顎骨の劣成長

　幼年期に顎骨を延長することはまず，頭蓋顔面の症候群に重度に影響を受けた子供に適用される．この治療は，Pierre Robin症候群や関連した顎変形のように，重度の下顎骨の劣成長が引き起こす呼吸障害や睡眠時無呼吸を取り除くことに使われる．幼少期における重度の閉塞性無呼吸はほとんどの場合，即座に対処することが必要である．

　SmithとHarnish[1]は最近，この問題をもった新生児を下顎骨の仮骨延長術で治療した成功例を報告した．しかし，これらの子供たちが下顎骨の追加的成長を獲得するためのさらなる処置がどの程度必要とされるか，また，この治療法の最も標準的な形は未だ決定されていない．

青年期および成人における下顎骨の劣成長

　下顎骨を延長するための仮骨延長術の適応症は，重度の劣成長，10～15mm以上の前方移動が必要な症例，とくに短い下顎枝が問題の大部分である症例である．これは主として顎顔面の症候群をもった患者に見られるが，外傷の結果としても起こり得る．もし仮骨延長術が翼突下顎筋の組織を延長する可能性を持っているなら，下顎枝を延長するための従来の外科手術よりも安定した結果が得られるかもしれない．しかしこの効果を立証するだけの長期におよぶデータはない．下顎骨の劣成長が主として短い下顎骨体にある場合，骨移植に取って代わる手段として仮骨延長術が適用となる．

　年齢の高い患者で下顎骨を延長する場合の仮骨延長術の利点は，外科手術によって生み出されるよりも大きな移動量を生み出せる可能性があることにある．欠点は主に，新しい位置に正確に顎骨を位置づけることが難しいことにある．短い下顎骨は3次元方向にコントロールされながら前方移動される必要があるが，これを達成することはたいへん難しい．とくに口腔内に設置するために，あまりに小さな装置では困難である．装置が大きく目障りであればあるほど，硬化期間を最小限にとどめ，早期に装置を撤去したくなる．しかし，早期の撤去は常に後戻りの原因となる可能性がある．

　したがって，ある臨床家の批判にも関わらず，下顎骨を延長するための仮骨延長術は現在，重度に下顎骨が劣成長である子供に採用される成長の一時変異治療に代わる治療でもなければ，最も重度な症例以外のあらゆる高年齢の患者において，下顎骨の劣成長を治すための下顎枝骨切り術に代わる方法でもない．下顎骨の劣成長を有する大多数の患者の治療について，仮骨延長術のいずれの使用法も適当ではない．望まれる結果を生み出すのにむしろ効果的でない場合があり，経済的に高い費用と治療に対する大きな負担がもたらされる場合がある．仮骨延長術は，むしろある症候群の患者において重度の劣成長の問題を治す場合に唯一成功する方法であり，その後に2期治療が必要とされる場合でも，これは最もよい方法である．仮骨延長術の装置と技術の改善は下顎骨の劣成長に対する仮骨延長術の適用をかなり拡大するであろうが，おそらく他の治療法に取って代わるほどではないであろう．

重度の上顎骨の劣成長

　重度の上顎骨の劣成長を治すための中顔面仮骨延長術の適応症は，下顎骨の劣成長に対する適応症と同様，低年齢で，中顔面部を従来の外科処置の限界を超えて前方移動する必要があるほど重度の劣成長が認められる場合である．下顎骨の劣成長と同様に，そのような問題はほとんど，症候群や形成異常をもつ

子供たちに見られる．これらの子供たちに対しては，若い時期に頭蓋に装置を固定することで，上顎骨およびその関連構造をうまく前方に牽引することが可能である．早期の（仮骨延長術による）牽引後，その後の成長が新しくつくり出された位置関係をどの程度維持できるかは，未だ不明である．

　上顎骨の仮骨延長術の特別な適応症は，外科的に修復された唇顎口蓋裂の青年に見られる重度の劣成長であり，この場合，口唇が緊張し上顎骨の前方移動が困難になる．仮骨延長術によって，ゆっくりと骨を前方移動することと，硬化期に強固な保定を行うことで，口唇の変化まで生み出すことを可能にした．ほんの2，3人の患者が，このような方法で治療されたにすぎないため（重度の上顎骨の劣成長は現代の唇顎口蓋裂の手術後に見られることは珍しく，予期しない結果である），上顎骨の劣成長に対して，この方法がどの程度適用され得るか否かについては，未だわかっていない．

顎骨の幅の劣成長

　SARPEを用いた上顎骨の側方拡大は，特に正中骨切り術が拡大のための外科的な前処置であり，正中口蓋縫合自体を開く試みではないとき，仮骨延長術の一形態と見なすことができる．新しい骨は正中骨切り術部でつくられ，他の術部ではほとんどつくられないので，他の仮骨延長術でつくられる骨とかなりよく似ている．SARPEではジャックスクリューが活性化される前に待機期間はほとんどないかまったくないことが多いが（おそらく活性化が正中口蓋縫合を開くのに使われるために），仮骨延長術の原則からは，正中口蓋骨切り術部での拡大を始める前に数日待つほうがよい．こうすることで側方拡大が成功することは間違いない．すなわち，もし上顎骨の側方への

変化のみを望むなら，費用の面でもリスクの面でもかなり効果的な方法である．前述したように，上顎骨を3次元的に再配置する2段階手術の第一段階としてのSARPEは根拠が曖昧である．

　下顎骨の側方拡大に関しては，下顎骨の正中の癒合がたいへん早期に起こるため，整形外科的な観点からは不可能であり，軟組織の制約があるため，正中骨切り術をしてもとても難しい．しかし，癒合部での仮骨延長術によって側方拡大を行うことは可能である．下顎骨正中部の劣成長を有する稀な患者に対しては（図4），癒合部での仮骨延長術が唯一効果的な治療法として用いられる．

　下顎骨前方部を拡大する仮骨延長術は，小臼歯を抜去することなく切歯部の叢生を治療できるように，下顎犬歯部での安定した拡大を達成する方法となるであろうか？上顎骨へのSARPEの適用と下顎骨の癒合部への仮骨延長術の適用の組み合わせは，歯列弓の下方にある骨基底部を拡大するのに利用することができる．臨床家の中には現在，歯の叢生に対してこの方法を適用することを支持している人がいる．彼らは，この方法は他の方法より重度の叢生を抜歯することなく治療できると主張している．

　仮骨延長術の他の適応症と同様に，歯列弓拡大のための仮骨延長術も費用対効果によって評価されなければならない．経済的費用と治療の負担共に，従来の矯正歯科治療よりも明らかに大きいので，問題は矯正歯科治療のみで得られるよりもよい結果が得られるかどうかという点にある．この種の拡大は，安定性という観点から効果的であろうか？この点に関しては，この方法を支持するデータは何もない．仮骨延長術術部で新しい軟組織が骨上で形成されるが，頰部での軟組織の変化は起こらないように思われる．口角部で歯にか

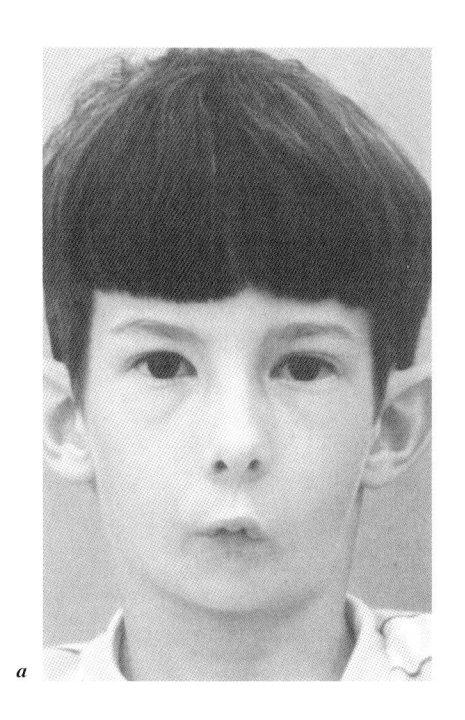

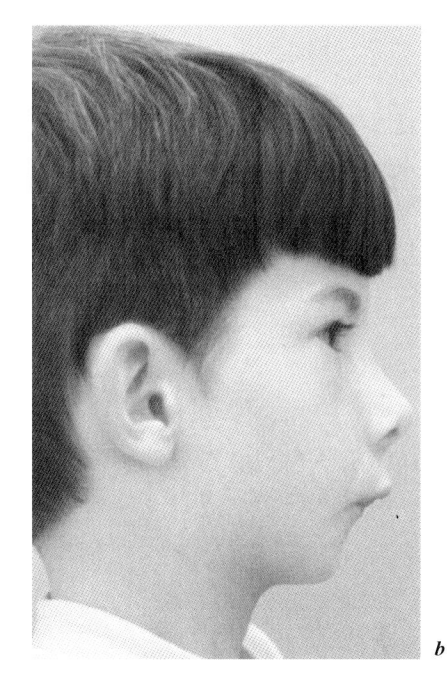

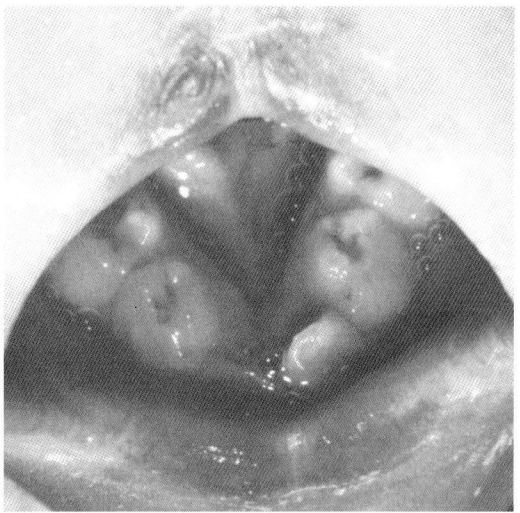

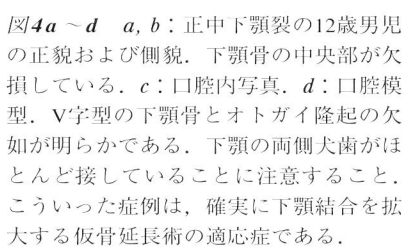

セッション5. 成長の一時変異と骨格性の問題

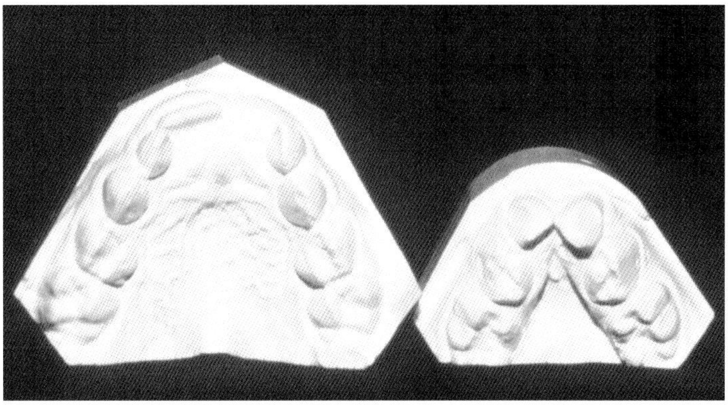

図4a～d　a, b：正中下顎裂の12歳男児の正貌および側貌．下顎骨の中央部が欠損している．c：口腔内写真．d：口腔模型．V字型の下顎骨とオトガイ隆起の欠如が明らかである．下顎の両側犬歯がほとんど接していることに注意すること．こういった症例は，確実に下顎結合を拡大する仮骨延長術の適応症である．

かる圧力が変化しない限り，犬歯部での拡大後の後戻り傾向は保定装置が除去されるとまず起こる．癒合部での仮骨延長術後，保定が持続されない場合何が起こるかについての報告はない．

癒合部の仮骨延長術を含めて顎骨の側方拡大は，常によりよい歯列と容貌の改善を生み出すのだろうか？限られた症例報告以外に，美的問題についての結果に関する報告はない．重度の叢生を治すための拡大では，より多くの空隙を生み出すための仮骨延長術でさえ，切歯は唇側に移動し，このことは容貌の改善に関して（よりよいまたはより悪い）顕著な効果をもたらす．

この点において癒合部でのDOは，癒合部での最も重度な側方のディスクレパンシー（不一致）をもった患者，つまり，たいていは骨格的な欠損に伴い下顎切歯の先天欠如をもった患者に適用されるべきだと言うのが正しい．切歯の叢生がおもな問題であるときに適用できるかどうかは，疑問である．

仮骨延長術で下顎切歯とその支持骨（歯槽骨）を唇側に移動することも可能である．この適応症は，ClassⅢの成長パターンや著しい過蓋咬合に対する代償的な変化である，重度に舌側に位置した切歯を有する症例である．この場合に仮骨延長術を適用することで予測される利点は，歯が唇側に移動されるとき歯根膜にかかる力がより小さいことであろう．このことは理にかなっているように思われるが，はっきりと実証されてはいない．永久保定が必要とされ，犬歯の後方に開いた空隙にインプラントを打つことも必要とされ，費用にみあう効果は不確定である．

結論

仮骨延長術は現在，劣成長という問題を解決する場合に，従来の外科手術の限界のうちのいくつかを克服する可能性を提起している．それらの限界とは第一に，下顎骨と上顎骨を前方移動できる距離と，外科処置が可能な年齢に関するものである．呼吸障害をもたらす重度の劣成長をもった若い子供たちに，仮骨延長術は唯一の効果的な治療法となり得る．年齢の高い子供たちや成人にとって，仮骨延長術は従来の治療よりも下顎骨や上顎骨をさらに前方に移動する方法であり，それゆえに，最も重度の劣成長の問題に適用される．しかし，重度でない劣成長に対して，仮骨延長術は現在，若い患者の成長の一時変異治療と，成人の従来の外科手術よりも効果が低く，有効でない（費用と治療の負担が大きく，リスクも大きい）という判断をしなければならない．SARPE/癒合部仮骨延長術を用いた側方拡大はとくに議論の余地がある分野である．これらの術式によって，年齢の高い患者の側方拡大が可能となり，叢生をもつ歯列弓が抜歯されることなく再排列され得ることは間違いない．その結果が容貌の美しさと術後の安定性に関して，従来からの矯正歯科治療よりもよいかどうかは，今のところ証明されていない．

文献

1. Ilizarov GA : The tension-stress effect on the genesis and growth of tissues : Part I, The influence of stability of fixation and soft-tissue preservation, *Clin Orthop* 238 : 249-280, 1989.
2. Ilizarov GA : Clinical application of the tension-stress effect for limb lengthening, *Clin Orthop* 250 : 8-26, 1990.
3. McCarthy JG, Schreiber JS, Karp NS et al : Lengthening the human mandible by gradual distraction, *Plast Reconstr Surg* 89 : 1-8, 1992.
4. McCarthy JG : Distraction of the craniofacial skeleton, New York, Springer, 1999.
5. Samchucov ML, Cope JB, Cherkashin AM : Craniofacial

distraction osteogenesis, St. Louis, Mosby, 2001.
6. Proffit WR, Turvey TA, Phillips C : Orthognathic surgery : a hierarchy of stability, *Int J Adult Orthodon Orthognath Surg* 11 : 191-204, 1996.
7. Bailey LJ, Proffit WR, White RP : Trends in surgical Class III treatment, *Int J Adult Orthodon Orthognath Surg* 10 : 108-118, 1995.
8. Silverstein K, Quinn PD : Surgically-assisted rapid palatal expansion for management of transverse maxillary deficiency, *J Oral Maxillofac Surg* 55 : 725-727, 1997.
9. Bailey LJ, White RP, Proffit WR, Turvey TA : Segmental LeFort I osteotomy to effect palatal expansion, *J Oral Maxillofac Surg* 55 : 728-731, 1997.
10. McCarthy JG, Grayson B, Williams JK et al : Distraction of the mandible : the NYU experience, in McCarthy JG : Distraction of the craniofacial skeleton, New York, Springer, 1999, pp. 80-100.
11. Smith K, Harnish M : Pediatric sleep apnea treated with distraction osteogenesis, in Samchukov ML et al (eds), Craniofacial distraction osteogenesis, St. Louis, Mosby, 2001, pp. 213-224.
12. Molina F : Maxillary distraction osteogenesis, in Samchukov et al (eds.), Craniofacial distraction osteogenesis, St. Louis, Mosby, 2001.
13. Crago CA, Proffit WR, Ruiz RL : Maxillofacial distraction osteogenesis, in Proffit WR, White RP Jr, Sarver DM, Contemporary Treatment of Dentofacial Deformity, St. Louis, Mosby, 2002.
14. Contasi G, Guerrero C, Rodriguez AM, Legan HL, Mandibular widening by distraction osteogenesis, *J Clin Orthod* 35 : 165-173, 2001.

スタッフ一覧

1 day セミナー

実行委員長　　川村　幸正

事務局長　　　垣内　康弘

シンポジウム

大会長　　　　和田　清聰

学術顧問　　　William R. Proffit
　　　　　　　高田　健治

事務局長　　　保田　好隆

スタッフ　　　秋田　涼子
　　　　　　　浅井　保彦
　　　　　　　足立　敏
　　　　　　　阿部　勝也
　　　　　　　稲岡　美津子
　　　　　　　大西　馨
　　　　　　　小田　佳朗
　　　　　　　垣内　邦昭
　　　　　　　垣内　康弘
　　　　　　　嘉ノ海　龍三
　　　　　　　北村　元一
　　　　　　　澤田　玲子
　　　　　　　三間　雄司
　　　　　　　清水　敏郎
　　　　　　　反橋　由佳
　　　　　　　泰間　恒明
　　　　　　　武内　健二郎
　　　　　　　武部　裕光
　　　　　　　龍田　宇内
　　　　　　　辰巳　光
　　　　　　　中川　浩一
　　　　　　　永田　裕保
　　　　　　　平木　建史
　　　　　　　堀坂　孝
　　　　　　　前田　早智子
　　　　　　　水野　武治
　　　　　　　三井　泰正
　　　　　　　保田　好秀
　　　　　　　柳　清仁
　　　　　　　山本　一郎
　　　　　　　山元　欣司
　　　　　　　領木　誠一
　　　　　　　（50音順）

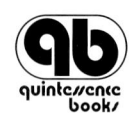

21世紀のオーソドンティックス
プロフィト・セミナー/シンポジウム 特別講演集

2003年5月10日　第1版第1刷発行

web page address　　http://www.quint-j.co.jp/
e-mail address : info@quint-j.co.jp

編 著 者	高田　健治
	William. R. Proffit
発 行 人	佐々木一高
発 行 所	クインテッセンス出版株式会社

東京都文京区本郷3丁目2番6号　〒113-0033
クイントハウスビル　電話(03)5842-2270(代表)
　　　　　　　　　　　　　(03)5842-2272(営業部)
　　　　　　　　　　　　　(03)5842-2279(書籍編集部)

印刷・製本　　サン美術印刷株式会社

Ⓒ2003　クインテッセンス出版株式会社　　禁無断転載・複写
Printed in Japan　　落丁本・乱丁本はお取り替えします
ISBN4-87417-767-0　C3047

定価はカバーに表示してあります